一流本科专业建设系列教材·药学专业

药事管理案例与学习指导

主　审　沈报春

主　编　李　璠　杨晓莉

副主编　翁稚颖　吴繁荣　宋沧桑　张文平

编　委　（按姓氏汉语拼音排序）

陈　纭（安徽医科大学）　　　　　　　　洪　亮（昆明医科大学）

金文彬（云南中医药大学）　　　　　　　李　璠（昆明医科大学）

马　波（云南省细胞工程中心有限公司）　潘　敏（大理州卫生健康委员会）

宋沧桑（昆明医科大学附属甘美医院）　　王　丽（云南白药集团股份有限公司）

翁稚颖（昆明医科大学）　　　　　　　　吴繁荣（安徽医科大学）

杨　雁（昆明医科大学海源学院）　　　　杨晓莉（大理大学）

尹子丽（云南中医药大学）　　　　　　　岳　睿（云南白药集团股份有限公司）

张　阳（昆明医科大学附属甘美医院）　　张丽珠（云南民族大学）

张文平（云南中医药大学）　　　　　　　张雪梅（昆明学院）

赵瑞敏（云南白药集团股份有限公司）

秘　书　罗绍忠（昆明医科大学）

黄荣卫（昆明市儿童医院）

科学出版社

北　京

内 容 简 介

　　本书包括"案例"及"习题"两个部分，内容结合《药事管理学》教材的常见章节编排便于配合使用，但又不同于传统的表现形式，根据教师和学生的需求大胆突破，利用自学和教学改革。编委来自教学、临床、企业一线，为本书的撰写提供了生动的素材和精辟的解析。本书根据最新版《药品管理法》等法规编写，对案例的分析采用事件发生时的法律条款，同时也增加了用现行法规的解读，体现教材的与时俱进。

　　本书融实用性、新颖性、时效性为一体，是"药事管理学"课程师生的首选，也是社会人员参加执业药师复习应考的良师益友。

图书在版编目（CIP）数据

药事管理案例与学习指导/李璠，杨晓莉主编. —北京：科学出版社，2022.3

一流本科专业建设系列教材·药学专业

ISBN 978-7-03-068675-6

Ⅰ. ①药… Ⅱ. ①李… ②杨… Ⅲ. ①药政管理-管理学-高等学校-教学参考资料 Ⅳ. ①R95

中国版本图书馆 CIP 数据核字（2021）第 075265 号

责任编辑：李　植／责任校对：宁辉彩
责任印制：徐晓晨／封面设计：陈　敬

科学出版社 出版
北京东黄城根北街 16 号
邮政编码：100717
http://www.sciencep.com
固安县铭成印刷有限公司 印刷
科学出版社发行　各地新华书店经销

*

2022 年 3 月第　一　版　开本：787×1092　1/16
2022 年 3 月第一次印刷　印张：15 1/4
字数：470 000

定价：59.80 元
（如有印装质量问题，我社负责调换）

目　录

第一部分　案例素材

第二部分　习　题　集

第一部分　案　例　素　材

第一章　绪　　论

案例1　药品全生命周期安全性管理的重要性——沙利度胺事件的思考

【教学目标】

知识目标：
1. 掌握与药品全生命周期安全性管理相关的法规。
2. 掌握药品不良反应监测和报告的内容。

技能目标：
1. 运用所学的法律、法规，从监管的角度、企业的角度分析药品全生命周期的安全性。
2. 能为监管方和企业提供制订药品不良反应监测的思路和方案。

情感目标：
1. 建立药品全生命周期安全性监管的意识，认识其意义及重要性。
2. 领会药事管理活动相关的法律、法规是随着社会发展和科技水平提高不断完善的。

【案例正文】

2012 年 8 月 31 日，在德国西部城市施托尔贝格，人们的眼睛紧紧盯着一座刚刚揭幕的铜像，眼睛里有抑制不住的悲伤。这是一座称为"生病的孩子"的铜像，铜像的左边是个孩子，四肢畸形，只能倚靠着一把椅子；而右边，则只有一把空空的椅子。铜像底座中间写着"纪念那些死去的和幸存的沙利度胺受害者"（图 1-1-1）。

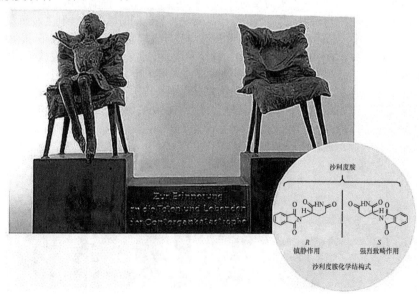

图 1-1-1　生病的孩子

"生病的孩子"铜像是以沙利度胺的化学结构式（两种手性分子，化学结构上呈镜像对称而又不能完全重合的分子）设计的。沙利度胺造成了1万多名孩子的畸形及不计其数的流产、死胎。曾经的沙利度胺生产商——格兰泰的首席执行官在揭幕仪式上说："对我们在近50年间没有找到与你们每一个人的联系方式，我们请求原谅！"现场，众多的沙利度胺受害者正在举行示威抗议。日本的沙利度胺受害人联合会失望地呐喊"为什么不及时停止销售药品？"在澳大利亚，没有人愿意接受格兰泰公司的道歉。确实，对于1.2万名受害者来说，这份道歉来得太晚。

沙利度胺——或许这个名字听起来还有些陌生，但它还有一个家喻户晓的名字——反应停，它引发了骇人听闻的沙利度胺事件（又称反应停事件、海豹胎事件）。

沙利度胺（酞咪哌啶酮，thalidomide）最早由德国格仑南苏制药厂开发，德国 Chemie Gruenethal 公司购买了沙利度胺的专利。1957年沙利度胺首次作为处方药主要用于控制妇女妊娠期精神紧张，防止孕妇恶心，有安眠作用，又称反应停。然而，1959 年在联邦德国出生了手脚异常的畸形婴儿——短肢畸胎（phocomelia），这引起了德国儿科医生伦兹（Lenz）博士和澳大利亚妇产科医生麦克布莱德（McBride）的关注。1961 年，欧洲和北美洲加拿大已经发现了 8000 多名短肢的婴儿。McBride 和 Lenz 首先把短肢婴儿与沙利度胺联系起来，他们认为沙利度胺是造成婴儿畸形的原因。1962 年，联邦德国政府组成特别调查委员会就此事件进行调查，经临床和药物流行病学的系统研究与分析，证实胎儿发生短肢畸形是由于孕妇在妊娠期间服用了沙利度胺。制药企业只得立即停止销售并回收全部产品。直到各国禁售沙利度胺 9 个月之后，这种畸胎的流行才得以终止。后续研究表明，受沙利度胺药物影响的孕妇生出的婴儿没有手臂和腿，手直接连在躯干上，形似海豹，被称为"海豹肢"，这样的畸形婴儿病死率达 50% 以上。据估计，仅在联邦德国沙利度胺造成大约 1 万名先天畸形婴儿，其中 5000 名存活，而全世界总的存活畸形婴儿有 1 万余名。

然而，在美国却只有极少数类似的事件发生，为什么美国的孕妇会那么幸运呢？其实当时美国梅瑞公司已经准备代理沙利度胺的销售，宣传该药物对于早期妊娠反应的疗效。该公司向美国食品药品监督管理局（FDA）提出申请，要求在美国境内销售沙利度胺，然而公司并没有相关的研究资料。在没有任何实验的情况下，该公司就向 1267 名医生发放了 250 万片沙利度胺试用。根据当时美国的法律，只要患者同意，医生就可以以"试验"为目的给患者使用未经批准的新药。对于销售药品的公司而言，通过赠送药品试用是一个非常好的宣传推销途径。

危险已经渐渐逼近美国民众，就在此时，历史戏剧般地发生了转折，这得感谢一位名为弗朗西丝·凯尔西（Frances Kelsey）的女英雄（图 1-1-2）！她是 FDA 当时负责审批沙利度胺的医生，根据该药可致神经炎及服药后一些患者感到手指刺痛的医学报告，她怀疑该药可能会对孕妇产生不良反应，进一步影响到胎儿的发育，所以一直极力反对沙利度胺在美国上市。梅瑞公司动用了各种手段威胁凯尔西医生，但是凯尔西医生顶住了压力，坚持自己的看法。与此同时，因为沙利度胺而发生"海豹肢"的婴儿陆续出现。在德国《周日世界报》报道沙利度胺导致婴儿畸形之后，《华盛顿邮报》刊发了《FDA 女英雄阻止恶性药品进入市场》的报道。经 FDA 统计发现，梅瑞公司通过免费发放药物的行为，在美国境内造成了 40 名"海豹肢"婴儿出生。如果沙利度胺在美国上市，至少会导致 1 万名畸形婴儿。FDA 立刻宣布召回已经流入市场的全部沙利度胺。美国总统肯尼迪肯定了 FDA 的做法，凯尔西医生也由此成为阻止沙利度胺进入美国的英雄。1962 年，她获得杰出联邦公民总统奖。2005 年，在 FDA 工作了45 年的凯尔西医生退休，2010 年 FDA 以她的名字设立了凯尔西奖，她成为美国妇女名人堂里的一员。

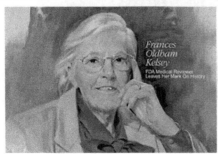
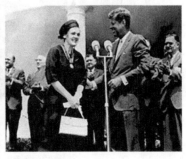

图 1-1-2　弗朗西丝·凯尔西

经过此事件后，美国政府决定改革药品的上市制度，1962 年 10 月美国国会两院一致通过了《科夫沃-哈里斯修正案》（Kefauver-Harris Amendment），旨在加强药品监管。制药公司须提供药品有效性证明，向 FDA 报告药品副作用，并请求患者参与临床研究，防止此类问题重现。这就明确要求新药上市前必须制订合理的药品试验计划，并在试验过程中遵循严格的科学原则。

沙利度胺事件被称为"20 世纪最严重的药害事件"，让世界各国都看到药品监管的重要性，药品的研发、生产、上市销售等环节都可能会对药品的安全性造成影响。因此，世界各国的监管部门纷纷向 FDA 学习药品监管的思路和方法，以确保上市药品安全可靠。

【涉及法规及知识点】

1.《中华人民共和国药品管理法》（以下简称《药品管理法》）**对上市前研究阶段的规定** 《药品管理法》（2019 年版）第十九条："开展药物临床试验，应当按照国务院药品监督管理部门的规定如实报送研制方法、质量指标、药理及毒理试验结果等有关数据、资料和样品，经国务院药品监督管理部门批准。"

2. 上市后持有人要开展不良反应管理涉及的条款 《药品管理法》（2019 年版）第三十条："药品上市许可持有人是指取得药品注册证书的企业或者药品研制机构等。药品上市许可持有人应当依照本法规定，对药品的非临床研究、临床试验、生产经营、上市后研究、不良反应监测及报告与处理等承担责任。其他从事药品研制、生产、经营、储存、运输、使用等活动的单位和个人依法承担相应责任。"

第八十条："药品上市许可持有人应当开展药品上市后不良反应监测，主动收集、跟踪分析疑似药品不良反应信息，对已识别风险的药品及时采取风险控制措施。"

3. 国际人用药品注册技术协调会（ICH） 1990 年 4 月由欧共体、美国和日本三方政府药品注册部门和制药工业协会共同发起成立，旨在药品注册技术领域协调建立关于药品质量、安全性和有效性等的共同国际技术标准和规范，从而减少药品研发和上市成本，推动创新药品及早用于治疗患者。2017 年 5 月，ICH 2017 年第一次会议在加拿大蒙特利尔召开，通过了中国国家食品药品监督管理总局的申请，总局成为 ICH 正式成员。近 20 年来，ICH 在全球范围内协调药品注册技术规范，推动药品注册技术要求的合理化和一致化。经过 20 多年的发展，ICH 发布的技术指南已经为全球主要国家药品监管机构接受和转化，成为药品注册领域的核心国际规则制订机制。

【分析】

1. 早期制药企业和监管部门对药品安全性的监管是一种什么样的状态？
2. 药品经过审批上市后还有必要对其安全性保持质疑和监测吗？

【启示】

1. 药品上市前是否应该有安全性的研究？
2. 药品上市后应该从哪些方面加强对药品的安全性监管？
3. 如何树立药品全生命周期安全性管理的理念？

【思考题】

1. 现在我国落实药品上市许可持有人制度，要求持有人对药品全生命周期的安全性进行监测和管理。结合上述案例，药品的持有人应该怎么做才能符合法规要求？
2. 在药品的整个生命周期中，如何确保药品的安全性得到有效管理？

（岳 睿）

本书《药品管理法》未注明年份的均为 2019 年版。

第二章　药品及药品管理制度

案例2　国家基本药物制度——以云南省基层医疗卫生机构为例

【教学目标】

知识目标：

1. 掌握我国基本药物制度的概念、主要目标及主要内容。
2. 熟悉国家基本药物制度的发展沿革及目录收载情况。

技能目标：

熟练掌握我国基本药物制度的主要内容，具备灵活运用基本医疗卫生政策指导实际工作开展的能力。

情感目标：

引导学生关注基层用药工作，理解实施和巩固完善国家基本药物制度的重要性。

【案例正文】

"看病贵、看病难"这些过去让百姓们唉声叹气的话题，如今随着新医改的推进，正在发生着巨大的改变。曾经，患者看完病拿着处方悄悄到医院外药房买药，因为医院的价格普遍偏高，后来细心的患者发现，医院的药品突然变便宜了，尤其在乡镇、社区还有村一级的医疗机构，同样品种往往比药店还便宜。这是什么原因呢？国家基本药物制度作为新医改的抓手，在解决广大人民群众"看病贵、看病难"的问题上做出了突出的贡献。

国家基本药物制度（National Essential Drugs System，NEDS）是世界卫生组织（WHO）1977年提出的较为成功的全球性卫生政策，其主要目标是提高药品可获得性、保证药品可负担性、促进药品合理使用，在世界范围已被广泛接受。我国于1979年参与NEDS，但早期政策并未真正落地。直到2009年4月，根据十七大报告的精神，中共中央国务院《关于深化医药卫生体制改革的意见》明确提出建立以NEDS为基础的药品供应保障体系，并把NEDS作为深化医药卫生体制改革五项重点工作之一。同年8月，国务院颁布了《关于建立国家基本药物制度的实施意见》，正式启动实施基本药物制度并推行"零差率"销售政策，逐步保证基本药物足额供应和合理使用。《关于建立国家基本药物制度的实施意见》明确提出基本药物是适应基本医疗卫生需求，剂型适宜，价格合理，能够保障供应，公众可公平获得的药品。国家基本药物制度是对基本药物的遴选、生产、流通、使用、定价、报销、监测评价等环节实施有效管理的制度，与公共卫生、医疗服务、医疗保障体系相衔接，成为我国新医改的"四梁"之一。2018年9月，《国务院办公厅关于完善国家基本药物制度的意见》（国办发〔2018〕88号）发布之后国家持续推进国家基本药物制度，从目录遴选、保障供应、配备使用、保证质量和降低负担等环节提出了进一步完善要求。基本药物目录是NEDS的核心，为覆盖更多临床主要疾病病种，更好地适应基本医疗卫生需求，我国不断对基本药物目录进行完善和更新，先后颁布了9版《国家基本药物目录》，如表1-2-1所示。目前最新版的2018版目录，不仅品种数量能够满足常见病、慢性病、应急抢救等临床需要，也补充了原先相对缺乏的儿童、妇女用药，为不同疾病患者提供了更多的用药选择，对保障患者用药权益起到了十分积极的意义。国家卫生健康委员会于2021年启动新版《国家基本药物目录》修订工作。

表 1-2-1 历版《国家基本药物目录》品种数量表

版本	制定年份	总品种数	西药品种数	中成药品种数
第 1 版	1982 年	278	278	0
第 2 版	1996 年	2398	699	1699
第 3 版	1998 年	2073	740	1333
第 4 版	2000 年	2019	770	1249
第 5 版	2002 年	1001	759	1242
第 6 版	2004 年	1033	773	1260
第 7 版	2009 年	307	205	102
第 8 版	2012 年	520	317	203
第 9 版	2018 年	685	417	268

　　自 2009 年深化医改以来，云南省为巩固完善国家基本药物制度，陆续出台了相关配套文件和政策。2010 年 5 月，云南省卫生厅等 8 部门发布《关于印发云南省贯彻落实国家基本药物制度实施意见（试行）的通知》（云卫发〔2010〕484 号），对基本药物及基本药物制度的概念、基本药物目录的遴选原则、基本药物的招标采购、配备使用、全程质量监管、实施步骤及制度实施的绩效评估等方面做出了解释及规定，制订了三步走的实施方案，即以昆明市、曲靖市、玉溪市的基层医疗卫生机构为试点，按不同比例使用基本药物；2011 年，全省所有政府办基层医疗卫生机构全部配备使用基本药物，并取消药品加成；2020 年，全面实施规范的、覆盖城乡的国家基本药物制度。随着国家"分级诊疗"及社区慢病管理等政策的实施，患者和上级医疗机构用药对接出现了困难，为此，云南省卫计委 2014 年开始允许政府办社区卫生服务中心、乡镇卫生院依据自身功能定位和服务能力，在坚持基本药物主导的前提下，选择配备使用不得超过基本药物品种数和销售额 20% 的非基本药物，2018 年，该比例再次调整至 45%。为贯彻落实《国务院办公厅关于完善国家基本药物制度的意见》（国办发〔2018〕88 号），2019 年 7 月 5 日，云南省人民政府办公厅发布了《云南省人民政府办公厅关于贯彻落实国家基本药物制度的实施意见》（云政办发〔2019〕65 号），要求全面执行《国家基本药物目录》（2018 年版），强化基本药物"突出基本、防治必需、保障供应、优先使用、保证质量、降低负担"的功能定位，从基本药物的生产、流通、使用、支付、监测等环节完善政策，全面带动药品供应保障体系建设，着力保障药品安全有效、价格合理、供应充分，促进上下级医疗机构用药衔接，推动供给侧结构性改革和产业转型升级。

　　以云南省 16 个州市 330 家基层医疗卫生机构为研究对象，选择代表性指标对基本药物制度实施情况进行评价分析。一是在基本药物配备方面，2013～2016 年云南省 16 个州市基层医疗卫生机构基本药物平均配备品种数分别为 229 种、238 种、245 种、250 种，虽然有的区域较偏远，配送时间长，也存在少数品种短缺现象，但基本能满足基层群众的普通疾病的需要；基本药物平均配备率为 92.71%、92.25%、92.98%、91.58%。除昆明市、保山市的基层医疗卫生机构 2016 年基本药物配备率较 2013 年有所上升外，其余州市均出现配备率下降的情况，配备率最低的是西双版纳州，仅 86.70%。按照当时的政策，不要求基层医疗机构基本药物的配备率达 100%，为实现上下级医院用药衔接只要求配备率达 80%。二是在基本药物使用方面，2013～2016 年，云南省 16 个州市基层医疗卫生机构基本药物平均使用金额占比分别为 92.8%、92.1%、91.2%、91.8%。其中，昆明市、保山市和西双版纳州的基层医疗卫生机构基本药物使用金额占比呈现不同程度的上升。截至 2016 年，云南省 16 个州市基层医疗卫生机构基本药物使用金额占比均达到了政府要求，基本药物价格总体偏低，依然是基层用药的首选。三是在医疗服务数量变化方面，2013～2016 年，云南省 16 个州市基层医疗卫生机构年平均诊疗量分别为 30 454 人、30 430 人、33 395 人、35 245 人，呈上升趋势，年平均增幅为 4.99%，总体呈现基层首诊，普通疾病下沉的趋势。

【涉及法规及知识点】

1. 基本医疗卫生制度 《中共中央国务院关于深化医药卫生体制改革的意见》(中发〔2009〕6 号)。基本医疗卫生制度主要由医药卫生四大体系、八项支撑组成。四大体系是指公共卫生服务体系、医疗服务体系、医疗保障体系和药品供应保障体系。其中,建立健全药品供应保障体系具体指建立国家基本药物制度,规范药品生产流通。加快建立以国家基本药物制度为基础的药品供应保障体系,保障人民群众安全用药。

2. 基本药物 《关于建立国家基本药物制度的实施意见》(卫药政发〔2009〕78 号)。基本药物是适应基本医疗卫生需求,剂型适宜,价格合理,能够保障供应,公众可公平获得的药品。

3. 基本药物制度 《关于建立国家基本药物制度的实施意见》(卫药政发〔2009〕78 号)。基本药物制度是指对基本药物的遴选、生产、流通、使用、定价、报销、监测评价等环节实施有效管理的制度,与公共卫生、医疗服务、医疗保障体系相衔接。《国务院办公厅关于完善国家基本药物制度的意见》(国办发〔2018〕88 号)从基本药物制度的遴选、生产、流通、使用、支付、监测等环节完善政策。明确了 5 个方面的主要举措:动态调整优化目录,满足主要临床需求;切实保障生产供应,完善采购配送机制;全面配备优先使用,明确各级医疗机构基本药物使用比例;降低群众药费负担,提高实际保障水平;提升质量安全水平,对基本药物实施全品种覆盖抽检。

【分析】

1. 国家从哪些方面不断完善基本药物制度?
2. 云南省地域特点有哪些?当地政府如何落实基本药物制度,助力医改难题?
3. 了解相关学者对基本药物制度实施效果的评价分析。

【启示】

1. 现阶段,国家基本药物制度在国家药物政策中处于什么样的地位?
2. 基本药物制度的实施发挥了哪些积极的促进作用?

【思考题】

1. 基本药物制度实施的主要目标是什么?基本药物功能定位是什么?
2. 基本药物目录管理采取的举措是什么?
3. 2018 年版的《国家基本药物目录》有哪些构成特点?

(李 璠)

案例 3 行政许可超期推定延续效力的思考——从许可证有效期说起

【教学目标】

知识目标:
1. 掌握药品监督过程中医疗器械经营许可证期限的判断依据、实效。
2. 掌握《中华人民共和国行政许可法》中涉及行政许可超期推定延续问题的认识。
3. 了解在药品监督过程中,基本法在药品监督领域的作用和意义。
技能目标:
1. 通过医疗器械经营许可实效及期限的判定,培养学生对药品生产、经营许可,医疗机构制剂许可等类似法律问题延伸性思考的能力。

2. 正确认识行政许可中的盲点，构建药品监督管理的思维理念。

情感目标：

1. 培养学生树立正确的职业道德认知，客观判断和评价药品监督的社会问题能力，建立正确的职业价值观。

2. 通过对案例的学习和思考，帮助学生正确认识我国法制体系存在的问题，增强学生学习药品法规的兴趣和责任，增强维权意识。

【案例正文】

药品是一种特殊的商品，既能治病救人亦能害人。当今社会药害事件频频发生，无论在药品研发、生产、流通环节还是在监管环节，都有不法分子乘虚而入扰乱市场秩序，侵害老百姓合法用药权益。此外，社会环境日益复杂多变，药品制假造假手段隐秘，普通消费者缺乏用药常识，导致药害事件频发、危害大、难辨识，严重影响社会安定和人民健康。药品行政许可是药品监督管理部门依法对药品进行事前监督的必要手段，可维护正常的医药经济秩序，构建良好的监管环境，有利于国家对社会经济事务的宏观管理。药品行政许可是通过药品监督行政机关根据公民、法人、其他组织的申请，经依法审查，准予其从事药品生产、经营等特定活动的行为，是开展药品监管的有效途径。根据《药品管理法》《中华人民共和国食品卫生法》等各类法律、法规设定了60多项行政许可，如医疗器械经营许可等。

2013 年 6 月，某食品药品监督管理局在监督检查中发现，A 医疗机构于 2012 年 5 月与 B 企业签订了租赁三类医疗器械磁共振的合同。B 企业按合同规定于同年 6 月将磁共振运至 A 医疗机构并安装、调试、投入使用。该食品药品监督管理局向 A 医疗机构索取 B 企业的医疗器械经营企业许可证，B 企业向 A 医疗机构提供了医疗器械经营企业许可证，但该许可证显示发证日期为 2012 年 11 月 20 日，许可期限为"自 2010 年 11 月 19 日至 2015 年 11 月 18 日"。经查，该许可证信息与审批部门许可信息相符。本案中，B 企业于 2010 年 11 月向药品管理部门提出医疗器械经营企业许可证的申请，管理部门给予受理，但一直未批准，直到 2012 年 11 月 B 企业才获得许可证。

本案中，B 企业于 2012 年 5 月与医疗机构签订租赁合同，6 月向 A 医疗机构履行租赁合同。但此时，B 企业尚未取得医疗器械经营企业许可证。2012 年 11 月 20 日，B 企业取得许可证，但该许可证上的有效期"自 2010 年 11 月 19 日至 2015 年 11 月 18 日"，有效期的起始日期比获批时间早了近两年，这样的医疗器械经营企业许可证是否有效？为什么会出现这样的情况呢？

【涉及法规及知识点】

1. 医疗器械经营监督管理责任　2000 年 1 月 4 日发布的《医疗器械监督管理条例》（国务院令第 276 号）第二十条："开办第一类医疗器械经营企业，应当向省、自治区、直辖市人民政府药品监督管理部门备案。开办第二类、第三类医疗器械经营企业，应当经省、自治区、直辖市人民政府药品监督管理部门审查批准，并发给《医疗器械生产企业许可证》。"

《医疗器械经营监督管理办法》（2017 修正），第三条："国家食品药品监督管理总局负责全国医疗器械经营监督管理工作。县级以上食品药品监督管理部门负责本行政区域的医疗器械经营监督管理工作。上级食品药品监督管理部门负责指导和监督下级食品药品监督管理部门开展医疗器械经营监督管理工作。"第四条："按照医疗器械风险程度，医疗器械经营实施分类管理。经营第一类医疗器械不需许可和备案，经营第二类医疗器械实行备案管理，经营第三类医疗器械实行许可管理。"

《医疗器械监督管理条例》（国务院令第 276 号）、《医疗器械经营监督管理办法》（2017 修订）均规定经营三类医疗器械实行许可证管理。

2. 行政许可相关责任　《中华人民共和国行政许可法》（主席令第 7 号）（以下简称《行政许可法》）于 2003 年 8 月 27 日第十届全国人民代表大会常务委员会第四次会议通过，第八条："公民、法人或者其他组织依法取得的行政许可受法律保护，行政机关不得擅自改变已经生效的行政许可。行政许可所依据的法律、法规、规章修改或者废止，或者准予行政许可所依据的客观情况发生重大变化的，为了公共利益的需要，行政机关可以依法变更或者撤回已经生效的行政许可。由此给公民、法人或者其他组织造成财产损失的，行政机关应当依法给予补偿。"第五十条："被许可人需要延续依法取得的行政许可的有效期的，应当在该行政许可有效期届满三十日前向作出行政许可决定的行政机关提出申请。但是，法律、法规、规章另有规定的，依照其规定。行政机关应当根据被许可人的申请，在该行政许可有效期届满前作出是否准予延续的决定；逾期未作决定的，视为准予延续。"

【分析】

1. 许可证的许可期早于发证日期，许可证是否有效？
2. 如何规定行政许可的办理期限？
3. 为何会出现行政许可超期推定的情况？

【启示】

1. 我国行政许可制度发挥的积极作用有哪些？
2. 我国行政许可制度存在的不足有哪些？
3. 药品监督管理部门施行行政许可的项目有哪些？

【思考题】

1. 如果你在办理药品经营许可证时，遇到行政机关迟迟不回应的情况，你会如何处理？
2. 谈谈药品行政许可在药品监督管理中的作用。

（杨晓莉）

第三章　药学技术人员管理

案例4　执业药师职业资格制度——基于药师"挂证"乱象的案例分析

【教学目标】

知识目标：

1. 掌握执业药师的职责，药师职业道德原则。

2. 熟悉中国执业药师执业道德准则，医疗机构药学技术人员的行为规范。

技能目标：

应用药学职业道德规范来指导、调节和约束自己的行为。

情感目标：

培养学生树立正确的职业道德观。

【案例正文】

"挂证"即证书挂靠，是指个人将自己的资质证书挂靠给别的企业，以获取相应报酬。"挂证"的最大问题在于将专业资质交给了不专业的人，由此可能产生不负责任的行为。医药领域这类问题很典型，"挂证不在岗，见证不见人"，执业药师虚挂兼职现象在药品流通监管领域存在已久。《执业药师职业资格制度规定》第二十条："执业药师负责处方的审核及调配，提供用药咨询与信息，指导合理用药，开展治疗药物监测及药品疗效评价等临床药学工作。"药店是百姓获取健康服务的重要场所，那么药店中具备药物知识及药事服务能力的执业药师，其职责履行意义重大，可谓"镇守"百姓用药安全关口的"大将"。此关失守，其结果必然是药品被乱卖滥用，直接威胁公众健康。尽管国家对执业药师在岗履职有明确规定，但"挂证"现象仍屡禁不止。客观原因是《"十三五"国家药品安全规划》要求我国执业药师的配备标准是4人/万人，所有零售药店的主要管理者被强制性要求须具备执业药师资格、营业时有执业药师指导合理用药。近年，我国执业药师注册数量持续增加，2013年仅10.8万人，2017年增至40.8万人，截至2019年11月底，全国执业药师注册人数为512 950人，每万人口执业药师人数为3.7人。注册于药品零售企业的执业药师462 606人，占注册总数的90.2%。但执业药师数量各省分布不均衡，地区间差异较大，即便按照1∶1的比例进行配置，执业药师数量在一些省份地区还存在较大缺口。因此产生的牟利空间，导致一些执业药师在一处工作，在另一处"挂证"，如此可以多赚一份钱；而省去正式聘用，企业也可以大幅节约成本。

2014年4月，黄某在担任云南省某医院药剂科主任期间，在未经领导审批同意、未向主管部门报备的情况下，私自将其本人的执业药师资格证书借给某药业临沧分公司注册"挂证"。自2014年4月至2018年5月（共50个月），黄某每个月向该公司收取"挂证"费人民币1200元，共计人民币60 000元。2018年食品药品监督管理局到公司进行例行的现场检查，发现了其"挂证"问题。黄某在案发后主动上缴了全部违纪所得。依据《执业药师职业资格制度规定》第二十五条，黄某的违法违规行为作为个人诚信信息及时记入全国执业药师注册管理信息系统。依据上述规定第二十八条，由发证部门撤销黄某执业药师注册证，某药业临沧分公司租借执业药师注册证，按照相关法律法规给予处罚。黄某作为医院药剂科主任，未自觉遵守医疗机构从业人员基本行为规范和药学技术人员的行为规范，没有树立正确的职业道德观，人不在岗，影响公众用药安全，使得老百姓得不到真正的药品知识普及和专业服务，这是药学技术人员的失职，2018年12月15日，当地监察委员会给予黄某政务记过处分。事件发生后，黄某认真学习相关制度规定，进行深刻自我检讨，并在自我检查书中这样写道"由于本人对执业药师管理规范理解不全面，私自将自己的执业药师资格证书借给公司注册使用并收取挂证费。我的行为给单位造成了不良的影响，对此我深表歉意。本人将认真思考总结，做好本职工作，用心弥补因自身行为对单位整体形象造成的损害"。

2019 年 3 月 15 日晚，中央广播电视总台的"3·15 晚会"曝光了重庆市 20 多家药品零售企业执业药师"挂证"、不凭处方销售处方药等问题，一石激起千层浪，引来整个药品零售行业的大整顿。随即国家药品监督管理局按照药品监管"四个最严"要求，在全国范围内严厉打击执业药师"挂证"行为：凡是存在"挂证"行为、不能在岗服务的执业药师，应立即改正或于 2019 年 4 月 30 日前主动申请注销执业药师注册证。5 月 1 日后凡检查发现存在"挂证"行为的执业药师，撤销其执业药师注册证，在全国执业药师注册管理信息系统进行记录，并予以公示；在上述不良信息记录撤销前，不能再次注册执业。凡检查发现药品零售企业存在"挂证"执业药师的，按严重违反《药品经营质量管理规范》（GSP）情形，撤销其药品经营质量管理规范认证证书。到 2020 年 3 月 5 日，大批违规销售处方药、执业药师"挂证"的药店被曝光，大量存在"挂证"行为的执业药师受到处罚。据不完全统计，目前，已有 34 名执业药师因存在"挂证"行为被撤销执业药师注册证。

《执业药师职业资格制度规定》第十七条："执业药师应当遵守执业标准和业务规范，以保障和促进公众用药安全有效为基本准则。"《中国执业药师职业道德准则适用指导》第十三条："执业药师应当遵守药品管理法律、法规，恪守中国执业药师职业道德准则，依法独立执业，认真履行职责，科学指导用药，确保药品质量和药学服务质量，保证公众用药安全、有效、经济、适当。"这些规定都提出了执业药师行为的核心准则：遵纪守法，恪尽职守，将患者及公众的身体健康和生命安全放在首位，不辱提供药品和药学服务的使命。药师"挂证"的违规行为，造成恶劣社会影响，不仅说明药师自身职业道德素养有欠缺，而且极大地损害了执业药师的职业声誉。

【涉及法规及知识点】

1.《执业药师职业资格制度规定》（国药监人〔2019〕12 号）　第二十条："执业药师负责处方的审核及调配，提供用药咨询与信息，指导合理用药，开展治疗药物监测及药品疗效评价等临床药学工作。"第二十八条："……严禁《执业药师注册证》挂靠，持证人注册单位与实际工作单位不符的，由发证部门撤销《执业药师注册证》，并作为个人不良信息由负责药品监督管理的部门记入全国执业药师注册管理信息系统。买卖、租借《执业药师注册证》的单位，按照相关法律法规给予处罚。"

2.《中国执业药师职业道德准则适用指导》（2009 年 6 月修订）　第十六条："执业药师不得将自己的《执业药师资格证书》、《执业药师注册证》、徽记、胸卡交于其他人或机构使用；不得在药品零售企业、医疗机构只挂名而不现场执业；不得同意或授意他人使用自己的名义向公众推销药品或提供药学服务。"第十七条："执业药师应当在职在岗，不得同时在两个或两个以上执业范围和执业地区执业。"

3.《医疗机构从业人员行为规范》（正卫办发〔2012〕45 号）　第二条："本规范适用于各级各类医疗机构内所有从业人员，包括……（四）药学技术人员。指依法经过资格认定，在医疗机构从事药学工作的药师及技术人员。……"第五条："遵纪守法，依法执业。自觉遵守国家法律法规，遵守医疗卫生行业规章和纪律，严格执行所在医疗机构各项制度规定。"第八条："廉洁自律，恪守医德。弘扬高尚医德，严格自律，不索取和非法收受患者财物，不利用执业之便谋取不正当利益；不收受医疗器械、药品、试剂等生产、经营企业或人员以各种名义、形式给予的回扣、提成，……"第三十四条："认真履行处方调剂职责，坚持查对制度，按照操作规程调剂处方药品，不对处方所列药品擅自更改或代用。"第三十五条："严格履行处方合法性和用药适宜性审核职责。对用药不适宜的处方，及时告知处方医师确认或者重新开具；对严重不合理用药或者用药错误的，拒绝调剂。"

【分析】

1. 本案中黄某的行为涉及哪几点违规？
2. 本案中黄某的行为违背哪些药师职业道德基本准则？

【启示】

1. 零售药房是患者获取药品的主要来源之一，执业药师是保证药品质量、用药安全的专业人员。药店营业时应有执业药师指导合理用药，保证患者能够获得可靠的药学服务。虽然国家规定禁止执业药师资格证书挂靠，但药师"挂证"现象仍时有发生，请思考其中有哪些原因。
2. 除了加强执业药师职业道德建设，还应该从哪些方面改善现在药师紧缺的现状？

【思考题】

1. 如果你是一名医院药师，有朋友邀请你帮助经营一家药店，只需要借挂执业药师注册证，你会同意吗？为什么？
2. 简述中国执业药师道德准则的主要内容。

（翁稚颖）

案例 5 药品回扣与淡化的职业道德

【教学目标】

知识目标：
1. 掌握药品购销中商业贿赂的相关概念及法律责任。
2. 结合实际案例熟悉医药卫生行业从业人员的职业道德。

技能目标：
1. 强化药师职业道德认知。
2. 强化对营销行为中行受贿的法律认定。

情感目标：
1. 增强学生知法守法的理念，加深对相关法律的理解。
2. 思考如何更好地使患者受益于好药，培养学生的事业心，强调职业道德的重要性。

【案例正文】

随着市场经济竞争的日益激烈，市场经济的利益主体越来越多样化，商业贿赂的现象也越发凸显。在医疗卫生行业和药品购销环节中该现象也十分严重，收受药品回扣案件涉及人员范围广、涉案金额巨大且回扣的形式多种多样。药品回扣指在药品销售过程中，药品相关企业用现金、实物等方式采用账外暗中给付手段退给药品购买单位一定比例价款的行为。按照是否采取账外暗中的方式，回扣分为两种，法律上称为明扣、暗扣。明扣是合理的，指卖方给予买方折扣的多少有具体的数字和规定，明示公开且计入账，这是《反不正当竞争法》允许的。暗扣是违法的，它从法律定性上来说是商业贿赂的典型行为方式。药品回扣就是这种狭义上的回扣，即暗扣。

2013 年 7 月，公安机关通报某公司行贿事件，涉嫌严重商业贿赂等经济犯罪的案情令人震惊，同时也将"直接行贿""赞助项目"等行业潜规则一并拎出，令其全球制药巨头的"光环"黯然失色。该公司是全球最大的以研发为基础的制药、生物及卫生保健公司之一，总部位于英国，分支机构遍布世界 100 多个国家，主要研发中心位于英国、美国、西班牙、比利时和中国，在全球建有约 70 家生产基地，是在华规模最大的跨国制药企业之一。根据媒体报道，该公司遭匿名举报，称其销售人员在华贿赂医生。随后，北京、上海和长沙警方联合突击调查该公司三地办公室，并将相关高管带走协助调查。2013 年 6 月 28 日，"长沙警事"新浪官方微博证实，该公司有关高管人员涉嫌经济犯罪，正在接受调查。2013 年 7 月 11 日该公司部分高管被公安机关立案侦查。随后根据公安部的通告，已查明作为大型跨国药企，近年来该公司在华经营期间，为达到打开药品销售渠道、提高药品售价等目的，利用旅行社等渠道，采取直接行贿或赞助项目等形式，向个别政府部门官员、少数医药行业协会和基金会、医院领导、医生等大肆行贿。同时，该公司还存在采用虚开增值税专用发票、通过旅行社开具假发票或虚开普通发票套取现金等方式实施违法犯罪活动。涉案人员中有公司法务、人事、市场和营销的高管及医药代表。2014 年 9 月 19 日，因该案涉及人员多，持续时间长，涉案数额巨大，犯罪情节恶劣，B 市中级人民法院对该公司处以罚金人民币 30 亿元，这是迄今中国开出最大罚单。该公司多名中国区高管被告被判有期徒刑 2~4 年。当年该公司主营业务在华暴跌六成。而且，该公司是在美国证券交易会登记并在纽约证券交易所上市的公司，依据《美国海外反腐败法》，2016 年 9 月该公司在中国行贿被美国证监会（SEC）处以 2000 万美元的罚款。本案件绝非个案，某些世界知名医药企业也都因类似事件遭受过严重的法律和经济处罚。

【涉及法规及知识点】

1.《药品管理法》（2019 年版）　第八十八条："禁止药品上市许可持有人、药品生产企业、药品经营企业和医疗机构在药品购销中给予、收受回扣或者其他不正当利益。禁止药品上市许可持有人、药品生产企业、药品经营企业或者代理人以任何名义给予使用其药品的医疗机构的负责人、药品采购人员、医师、药师等有关人员财物或者其他不正当利益。禁止医疗机构的负责人、药品采购人员、医师、药师等有关人员以任何名义收受药品上市许可持有人、药品生产企业、药品经营企业或者代理人给予的财物或者其他不正当利益。"

药品回扣行为已经涉及犯罪的，应按照《中华人民共和国刑法》（以下简称《刑法》）作犯罪处理。例如，国家工作人员在涉及经济往来的活动中收受回扣，归为私人所有的，依《刑法》第三百八十五条规定，按受贿论处；国有单位不在法定财务账上明示，收受回扣的行为，按照《刑法》第三百八十七条规定，构成单位受贿罪；同时，《刑法》第三百八十九条规定在经济往来中给予国家工作人员回扣的，以行贿罪论处。

2. 药学职业道德准则　药学职业道德准则是在药学职业社会化的长期过程中逐渐形成，并还在不断发展。2006 年中国执业药师协会发布了我国首个《药学职业道德准则》，2009 年 6 月修订为《中国执业药师职业道德准则适用指导》，其适用于中国境内的执业药师，包括依法暂时代为履行执业药师职责的其他药学技术人员。

（1）救死扶伤，不辱使命。第四条："执业药师应以维护患者和公众的生命安全和健康利益为最高行为准则，以自己的专业知识、技能和良知，尽心尽职尽责为患者及公众服务。"

（2）进德修业，珍视声誉。第三十七条："执业药师应当遵守行业竞争规范，公平竞争，自觉维护执业秩序，维护执业药师的职业荣誉和社会形象。执业药师不得有下列行为：以贬低同行的专业能力和水平等方式招揽业务；以提供或承诺提供回扣等方式承揽业务；利用新闻媒介或其他手段提供虚假信息或夸大自己的专业能力；在胸卡上印有各种学术、学历、职称、社会职务及所获荣誉等；私自收取回扣、礼物等不正当收入。"

3. 执业医师职业相关法规　《最高人民法院、最高人民检察院关于办理商业贿赂刑事案件适用法律若干问题的意见》："四、……医疗机构中的医务人员，利用开处方的职务便利，以各种名义非法收受药品、医疗器械、医用卫生材料等医药产品销售方财物，为医药产品销售方牟取利益，数额较大的，依照刑法第一百六十三条的规定，以非国家工作人员受贿罪定罪处罚。"

《中华人民共和国执业医师法》第二十七条："医师不得利用职务之便，索取、非法收受患者财物或牟取其他不正当利益，收受回扣即属不当得利。"

第三十七条："医师在执业活动中，违反本法规定，有下列行为之一的，由县级以上人民政府卫生行政部门给予警告或者责令暂停六个月以上一年以下执业活动；情节严重的，吊销其执业证书；构成犯罪的依法追究刑事责任……（十）利用职务之便，索取、非法收受患者财物或者牟取其他不正当利益的……"

【分析】

1. 此案中如何判定药品回扣与商业贿赂？

2. 此案涉及的法律责任依据是什么？

3. 此案中体现出医药人员的职业道德规范约束力不足，请从职业道德和法律法规的区别分析为什么？并请查阅相关政策、文献，了解政府就此推行了哪些措施。

【启示】

1. 对于药品营销行为中普遍存在的药品回扣问题，请从法制建设上分析该案带来的思考。

2. 对于药品营销行为中普遍存在的药品回扣问题，请从职业道德意识的培养上分析该案带来的思考。

3. 药品回扣的危害有哪些？请查阅文献了解治理这种乱象的策略有哪些。

【思考题】

1. 在《药品管理法》（2019 年版）中，涉及药品回扣的法律责任有哪些？如何理解药事法律的效力？

2. 我们应当如何在未来工作中坚守职业道德？

（翁稚颖）

第四章 药事立法与药品管理法

案例 6 海外代购药品合法了吗？——"药侠"现象引发的讨论

【教学目标】

知识目标：

1. 掌握《药品管理法》（2019 年版）中假劣药概念及法律责任。
2. 熟悉 2015 年版及 2019 年版两版《药品管理法》中假劣药及进口药品相关条例的变化。

技能目标：

灵活运用 2015 年版及 2019 年版《药品管理法》中假劣药、进口药的相关条款对比分析本案例中的现象和问题。

情感目标：

1. 培养学生树立药品是特殊商品，必须在相关法律规定范围内活动的理念。
2.《药品管理法》（2019 年版）以人民健康为中心，切实保障公众的用药安全和合法权益，体现了时代的进步。

【案例正文】

在 2018 年的国产电影中，最大的赢家莫过于《我不是药神》，不仅票房回报高达 30 多亿人民币，赚得盆满钵满，还获得第十五届精神文明建设"五个一工程"优秀作品奖，其产生的经济价值、社会影响力巨大，不少问题引起了国家相关部门的关注及大众的深思。海外代购药品被推向公众视野。

海外代购是指由代购商或经常出入境的个人帮其他消费者在境外购买商品并从中获得利润的行为。通常情况下，人们通过互联网、电视等途径了解到世界各地各具特色或者价廉物美的商品，但往往因为时间、空间或者政策等因素制约不能购买到，故委托一些机构、个人或团体代办，达到购买所需商品的目的。在我国，海外代购非常火爆，其中药品占有相当大的比重。一方面是因为部分群众迷信舶来品，盲目认为"国外的药品价格便宜，质量安全，疗效好"；另一方面是因为有些药品在国外已经上市，但在我国还没有销售，而患者病情需要，不得不到国外购买。普通商品按照《海关法》《电商法》办理手续、缴纳相关费用，海外代购并不违法，但药品是特殊商品，还有相应的管理法规。近年来，海外代购药品被处罚的案例不少，大多数人甚至到被处罚时才知道这是违法行为。

影片《我不是药神》的主人翁原型是陆勇。2002 年，江苏人陆勇被查出患有白血病，需要服用抗癌药甲磺酸伊马替尼，药费每年高达几十万，被称为"天价进口药"。他无意中发现印度有疗效接近的仿制药，但价格只是原研药的几十分之一，于是他开始从印度购买药品，同时也帮助病友们采购，被称为印度抗癌药"代购第一人"。2014 年 7 月，警方以"妨害信用卡管理"和"销售假药"罪名将其逮捕。经过大量的取证，2015 年 1 月，沅江市检察院向法院请求撤回对陆勇的起诉，原因是陆勇帮助上千名病友购买药物，中间未收取任何利益，为患者解了燃眉之急，并非常规概念上的"代购"，1 月 29 日，陆勇获释。

不久前，又有一名"药侠"重现江湖，翟某通过 QQ 群给病友代购德国抗癌药物 PD-1 利尤单抗注射液和 E7080 仑伐替尼胶囊，于 2018 年 7 月 24 日，因涉嫌销售假药罪被刑事拘留。但是与陆勇不同，翟某在购药链条中获取了利益，他虽曾罹患肝癌，但从未吃过自己分发给病友的药品。2018 年 2 月，在未取得药品经营许可证的情况下，翟某和郭某（另案处理）二人商议决定，由郭某利用境外渠道购买 OPDIVO、KEYTRUDA、LENVIMA 等抗癌药品，通过国际航班乘务人员私自带入境内转交被告人翟某，之后由翟某负责通过 QQ、微信等渠道向癌症患者销售。2018 年 2～7 月，他与郭某共同非法经营药品数额共计 470 余万元。和电影《我不是药神》情节类似，境外已上市药品是不是假药的争议、病友的 100 多封求情信等，曾让翟某案备受关注。据报道，翟某案判决下达时间为 2019 年 10 月 17 日，被拘时的"涉嫌销售假药"变更为"非法经营罪"，被判处有期徒刑 3 年，缓刑 3 年，并处罚金人民币 3 万元。

2019 年 12 月 1 日新版《药品管理法》正式实施，其中关于假劣药、进口药品的部分条款有所调整，通过此次案例学习将能更加深刻地理解这些内容。

【涉及法规及知识点】（表 1-6-1）

表 1-6-1　新旧《药品管理法》对比

旧版《药品管理法》（2015 年版）	新版《药品管理法》（2019 年版）
第三十八条　禁止进口疗效不确、不良反应大或者因其他原因危害人体健康的药品。	第六十七条　禁止进口疗效不确切、不良反应大或者因其他原因危害人体健康的药品。
第三十九条　药品进口，须经国务院药品监督管理部门组织审查，经审查确认符合质量标准、安全有效的，方可批准进口，并发给进口药品注册证书。	第六十五条　医疗机构因临床急需进口少量药品的，经国务院药品监督管理部门或者国务院授权的省、自治区、直辖市人民政府批准，可以进口。进口的药品应当在指定医疗机构内用于特定医疗目的。
医疗单位临床急需或者个人自用进口的少量药品，按照国家有关规定办理进口手续。	个人自用携带入境少量药品，按照国家有关规定办理。
第四十八条　禁止生产（包括配制，下同）、销售假药。	第九十八条　禁止生产（包括配制，下同）、销售、使用假药、劣药。
有下列情形之一的，为假药：	有下列情形之一的，为假药：
（一）药品所含成分与国家药品标准规定的成分不符的；	（一）药品所含成分与国家药品标准规定的成分不符。
（二）以非药品冒充药品或者以他种药品冒充此种药品的。	（二）以非药品冒充药品或者以他种药品冒充此种药品。
有下列情形之一的药品，按假药论处：	（三）变质的药品。
（一）国务院药品监督管理部门规定禁止使用的。	（四）药品所标明的适应证或者功能主治超出规定范围。
（二）依照本法必须批准而未经批准生产、进口，或者依照本法必须检验而未经检验即销售的。	
（三）变质的。	
（四）被污染的。	
（五）使用依照本法必须取得批准文号而未取得批准文号的原料药生产的。	
（六）所标明的适应证或者功能主治超出规定范围的。	
第七十二条　未取得《药品生产许可证》、《药品经营许可证》或者《医疗机构制剂许可证》生产药品、经营药品的，依法予以取缔，没收违法生产、销售的药品和违法所得，并处违法生产、销售的药品（包括已售出的和未售出的药品，下同）货值金额两倍以上五倍以下的罚款；构成犯罪的，依法追究刑事责任。	第一百一十五条　未取得药品生产许可证、药品经营许可证或者医疗机构制剂许可证生产、销售药品的，责令关闭，没收违法生产、销售的药品和违法所得，并处违法生产、销售的药品（包括已售出和未售出的药品，下同）货值金额十五倍以上三十倍以下的罚款；货值金额不足十万元的，按十万元计算。
	第一百二十四条　未经批准进口少量境外已合法上市的药品，情节较轻的，可以依法减轻或者免予处罚。

【分析】

1. 按照《药品管理法》（2015 年版）判定陆勇案和翟某案中涉及的药品是否为假药？
2. 翟某案判处罪名更改的缘由是什么？
3. 翟某案为何只判处有期徒刑 3 年，缓刑 3 年，处罚金人民币 3 万元？
4. 以《药品管理法》（2019 年版）分析该案例。

【启示】

1. 陆勇案和翟某案的执行从哪些方面体现了法制的进步？

2. 如何看待海外代购药品？

3.《药品管理法》(2019 年版)体现了什么样的立法宗旨？药学学生应当怎样来辩证思考相关案例？

【思考题】

1. 2019 年以前，为什么将未经审批进口的药品界定为假药？

2. 未经审批的进口药品存在哪些风险？

3. 在《药品管理法》(2019 年版)中，为何删除了旧法关于"按假药论处""按劣药论处"的规定？假劣药的范围是扩大了还是缩小了？为什么？

(李 璠)

案例 7 药品监管中的法律效力——从中药饮片中的干燥剂说起

【教学目标】

知识目标：

1. 掌握药品注册管理中涉及药包材、干燥剂等方面的法规知识。

2. 熟悉《药品管理法》、《中华人民共和国药品管理法实施条例》、《直接接触药品的包装材料和容器管理办法》等相关法规。

3. 掌握司法问题中上位法与下位法、一般法与特殊法的关系。

技能目标：

1. 通过案件的分析和思考，帮助学生正确认识法律或法规之间存在必然矛盾的问题，也帮助学生学习解决问题的思路、方法。

2. 学会分析并学会运用法律的思维逻辑分析和解决现实问题。

情感目标：

1. 帮助学生正确认识司法实践中法律之间固有的矛盾问题。

2. 树立正确的职业道德认知，客观判断和评价药品监督的社会问题，建立正确的职业价值观。

【案例正文】

2015 年 6 月，某食品药品监督管理局执法人员在中药饮片专项检查中发现，A 连锁药房销售的塑料易拉罐装甘草等系列中药饮片内有干燥剂,因药用瓶和药用干燥剂为直接接触药品的包装材料，且已经纳入《实施注册管理的药包材产品目录》，该批中药饮片是 B 饮片公司 2015 年 1 月生产的。执法人员向 A 连锁药房索取用于甘草等中药饮片包装的塑料易拉罐和干燥剂的药包材注册证，后经连锁公司通过与 B 饮片公司联系，提供了塑料易拉罐符合食品级包装材料标准的证明，以及干燥剂生产企业的营业执照、税务登记证、组织机构代码证，同时还提供了干燥剂生产企业委托深圳市某检测公司出具的干燥剂检测报告。经与塑料易拉罐和干燥剂生产企业所在地食品药品监督管理部门协查，塑料易拉罐和干燥剂均未取得药包材注册证，药品监督管理部门对 A 连锁公司销售的甘草等中药饮片予以查扣，并按劣药论处。

但 B 饮片生产企业认为：国家食品药品监督管理总局 2014 年 6 月 27 日发布第三十二号公告(《药品生产质量管理规范》(2010 年修订) 中药饮片等 3 个附件的公告，该公告自 2014 年 7 月 1 日正式实施)，《附件 1 中药饮片》第三十四条："直接接触中药饮片的包装材料应至少符合食品包装材料标准。"B 饮片公司生产甘草等系列中药饮片使用的塑料易拉罐虽然没有取得药包材注册证，但提供有塑料易拉罐符合食品包装材料标准的证明，因此用于包装甘草等系列中药饮片应该是合法的。同时，B 饮片公司生产甘草等系列中药饮片使用的干燥剂虽然没有取得药包材注册证，也没有提供符合食品包装材料标准的证明，但因干燥剂不在食品包装材料和容器的目录中，国家目前尚无干燥剂的标准，同时该干燥剂按照《食品安全国家标准　食品微生物学检验　菌落总数测定》（GB 4789.2-2010）和《食品安全国家标准　食品微生物学检验　大肠菌群计数》（GB 4789.3-2010）进行了检测，且市场流通的很多知名企业生产的食品中都使用有干燥剂，因此认为干燥剂是符合食品安全标准的，用于包装甘草等系列中药饮片也是合法的。因此，B 饮片公司认为生产的甘草等系列中药饮片合格，不能以劣药论处。

【涉及法规及知识点】

1. 《药品管理法》相关条款　2015 年 4 月 24 日十二届全国人大常委会第十四次会议修版《药品管理法》第五十二条："……药品生产企业不得使用未经批准的直接接触药品的包装材料和容器。"第四十九条："……有下列情形之一的药品，按劣药论处：……（四）直接接触药品的包装材料和容器未经批准的……"

2. 《中华人民共和国药品管理法实施条例》相关条款　《中华人民共和国药品管理法实施条例》（以下简称《药品管理法实施条例》）第四十三条："……直接接触药品的包装材料和容器的管理办法、产品目录和药用要求与标准，由国务院药品监督管理部门组织制定并公布。"第四十四条："生产中药饮片，应当选用与药品性质相适应的包装材料和容器；包装不符合规定的中药饮片，不得销售。中药饮片包装必须印有或者贴有标签。"（《药品管理法实施条例》2002 年 8 月 4 日中华人民共和国国务院令第 360 号公布，根据 2016 年 2 月 6 日国务院令第 666 号《国务院关于修改部分行政法规的决定》第一次修订，根据 2019 年 3 月 22 日中华人民共和国国务院令第 709 号《国务院关于修改部分行政法规的决定》第二次修订。）

3. 其他法规相关规定　2004 年国家食品药品监督管理局令第 13 号《直接接触药品的包装材料和容器管理办法》第三条："国家食品药品监督管理局制定注册药包材产品目录，并对目录中的产品实行注册管理。"《直接接触药品的包装材料和容器管理办法》附件 1《实施注册管理的药包材产品目录》包括药用瓶和药用干燥剂，必须取得药包材注册证才能用于药品包装。

国家食品药品监督管理总局 2014 年 6 月 27 日发布第 32 号公告，即《药品生产质量管理规范》（2010 年修订）中药饮片等 3 个附件的公告，该公告自 2014 年 7 月 1 日正式实施。《附件 1 中药饮片》第三十四条："直接接触中药饮片的包装材料应至少符合食品包装材料标准。"

【分析】

1. 包装材料及干燥剂是否需要取得药包材注册证？
2. 我国药品管理法律、规范的效力层次是什么样的？

【启示】

1. 我国药用干燥剂的标准是什么？
2. 如何正确看待法律之间的冲突？

【思考题】

1. 列举在药事司法实践中下位法与上位法有冲突的案例，并谈谈你的看法。
2. 有人认为干燥剂不直接作用于人体，只要保证药品在储存和运输过程中的干燥作用，达到食品标准就行了，谈谈你对以上观点的看法？

（杨晓莉）

案例 8　药品上市许可持有人制度——以上海试点为例

【教学目标】

知识目标:

1. 掌握药品上市许可持有人制度相关概念、主要内容。

2. 熟悉药品上市许可持有人制度的优势。

技能目标:

1. 尝试解读《药品管理法》(2019 年版)中药品上市许可持有人制度的条文内涵、适用范围。

2. 应用现行《药品管理法》相关法律条文解决药品研制和生产中实际问题。

情感目标:

树立药品研发中鼓励药物创新、提升药品质量的理念。

【案例正文】

随着我国经济和医药产业的发展,国际医药行业竞争激烈,广大人民对药品质量和标准要求越来越高,高质量药品需求不断增长,我国药品注册与生产许可"捆绑"管理模式的缺点日益显现,旧模式下的药品注册管理无法满足当前发展,改革药品注册和管理制度,鼓励创新和科技成果转化,优化医药资源配置方式,提升药品安全和质量,成为社会和人民的迫切需求。

药品上市许可持有人(marketing authorization holder,MAH)制度是指具有药品技术的研发机构和科研人员等主体经过提出药品上市许可申请从而取得药品上市许可批件,并对药品质量在其整个生命周期内负有主要责任的制度。

2015 年 8 月,国务院印发《关于改革药品医疗器械审评审批制度的意见》(国发〔2015〕44 号),提出了我国拟开展 MAH 制度试点的设想。2015 年 11 月,全国人大第十七次常委会会议通过《关于授权国务院在部分地区开展药品上市许可持有人制度试点和有关问题的决定》,明确授权北京、上海等 10 省(市)开展 MAH 制度试点。国家是综合考虑药品产业发展分布状况、经济发展状况及近年来地区申请药品注册申请等各方面的因素来选取 MAH 制度试点省(市)。

2016 年 5 月 26 日,国务院办公厅印发的《药品上市许可持有人制度试点方案》明确了药品注册申请人和 MAH 应承担的法律责任和义务,药品注册申请人和 MAH 应对药品申请中提交的所有资料的真实性和准确性负责。药品注册申请人获得药品的上市许可后,可委托不同的生产企业生产药品,药品的安全性、有效性和质量可控性由 MAH 负责。无论其是否将药品委托给其他企业生产,发生药品不良事件后,MAH 都要承担相应的民事、行政、刑事责任,然后依据合同约定对生产企业进行追责。MAH 应定期分析、评估药品的安全性信息,撰写"定期安全性更新报告",发布与药品安全相关的警戒信息,保障药品质量和患者用药安全。

全国人大明确授权试点后,上海市迅速推行了相应的配套改革举措。2016 年 8 月,上海市发布《上海市开展药品上市许可持有人制度试点工作实施方案》,方案对标医药行业研发国际标准,明确提出了上海市政府和相关部门必须加强 MAH 试点实施的组织指导,提前介入研发领域开展相关服务,采取相关配套监管措施和风险防控措施,突出上海试点模式亮点。

自 2017 年 8 月国家食品药品监督管理总局下发《关于推进药品上市许可持有人制度试点工作有关事项的通知》(食药监药化管〔2017〕68 号)后,上海市食品药品监督管理局立即对接,组织再动员再部署,召集相关试点单位进行座谈,遴选了 10 家申报主体作为试点对象重点推进,指导其根据相关要求建立专门的组织机构和管理团队,制订覆盖药品全生命周期的质量管理制度、应急处置方案、风险救济和商业保险等保障措施,并根据试点品种具体情况与受托企业签订了委托生产等质量协议,全面落实 MAH 的主体责任。同时实施精准帮扶,由专人对接美洛昔康片的试点申请,提前介入提供服务,提供全程督促指导。2018 年 1 月,上海某医药产业发展有限公司作为集团上市许可持有人申报的美洛昔康片获得国家食品药品监管管理总局批准,成为本市首个上市许可持有人和生产企业相分离的上市品种，其全资子公司上海某药业有限公司作为受托生产企业。

截至 2018 年 5 月，上海市共提交了 102 件 MAH 试点的药品注册申请，涉及 39 家申请单位 59 个药品品种，其中，有 32 个品种具有国内外自主知识产权、用于治疗肿瘤等重大疾病、尚未在国内外上市的"全球"1 类新药；39 家申请单位覆盖了 MAH 试点要求的全部 5 种持有人类型，其中超过 70% 为药品研发机构；持有人选择委托外包合同加工（contract manufacture organization，CMO）生产方式占 78%，选择的 CMO 公司主要为江苏、浙江两省的超大型医药生产企业。此外，MAH 对上海市医药产业的发展也起到强大的助推作用，2017 年，上海生物医药产业的经济规模总量达 3046 亿元，医药制造业主营业务收入首次突破千亿元大关，达到 1093 亿元。从上市许可持有人制度试点可以看出，随着上市许可持有人制度的全国推行，我国新药上市将迎来难得机遇期。

【涉及法规及知识点】

1. MAH 制度　通常指拥有药品技术的药品研发机构、科研人员、药品生产企业等主体，通过提出药品上市许可申请并获得药品上市许可批件，并对药品质量在其整个生命周期内承担主要责任的制度。

2. MAH　《药品管理法》（2019 年版）第三十条："药品上市许可持有人是指取得药品注册证书的企业或者药品研制机构等。"

3. MAH 技术转让　《药品管理法》（2019 年版）第四十条："经国务院药品监督管理部门批准，药品上市许可持有人可以转让药品上市许可。受让方应当具备保障药品安全性、有效性和质量可控性的质量管理、风险防控和责任赔偿等能力，履行药品上市许可持有人义务。"

4. MAH 质量责任　《药品管理法》（2019 年版）第三十条："……药品上市许可持有人应当依照本法规定，对药品的非临床研究、临床试验、生产经营、上市后研究、不良反应监测及报告与处理等承担责任。"

5. MAH 上市后义务　《药品管理法》（2019 年版）第七十七条："药品上市许可持有人应当制订药品上市后风险管理计划，主动开展药品上市后研究，对药品的安全性、有效性和质量可控性进行进一步确认，加强对已上市药品的持续管理。"第八十三条："药品上市许可持有人应当对已上市药品的安全性、有效性和质量可控性定期开展上市后评价。必要时，国务院药品监督管理部门可以责令药品上市许可持有人开展上市后评价或者直接组织开展上市后评价。经评价，对疗效不确切、不良反应大或者因其他原因危害人体健康的药品，应当注销药品注册证书。"

【分析】

1. 浅议 MAH 制度对研发机构和生产企业的益处。
2. 根据案例，简述 MAH 试点前后药品研发主体资格变化及安全责任落实相关措施。

【启示】

1. 简述 MAH 制度在我国的试点的意义。
2. 《药品管理法》（2019 年版）中 MAH 制度的相关规定、优势及问题。

【思考题】

1. MAH 实施过程中可能存在的问题有哪些？
2. 根据《药品管理法》（2019 年版）中 MAH 相关规定，如何在后期管理法实施细则、新版药品注册管理办法中细化？

（吴繁荣）

案例 9　药品委托生产质量问题谁之过——由"治病"的维 C 银翘片说起

【教学目标】

知识目标：
1. 掌握药品委托生产、药品召回的定义和意义。
2. 熟悉药品委托生产的管理要求。
3. 了解药品委托生产的责任要求。

技能目标：
1. 培养学生在未来工作中能够合理地分析和运用药品委托生产、药品召回的法律知识。
2. 培养学生在未来工作中初步具备药品委托生产、药品召回管理的能力。

情感目标：
1. 培养学生形成学习的主动性，从委托生产中学习团队精神。
2. 培养学生树立法制观念，认识法律、法规的重要性。
3. 培养学生具备严谨的态度和高度的责任心。

【案例正文】

2014 年《药品委托生产监督管理规定》中药品委托生产是指药品生产企业在因技术改造暂不具备生产条件和能力或产能不足暂不能保障市场供应的情况下，将其持有药品批准文号的药品委托其他药品生产企业全部生产的行为。此前，药品委托生产，又名药品委托加工，是指合法取得国家药品批准文号的企业委托其他药品生产企业生产该药品品种的行为。药品委托加工可以帮助企业在发展过程中降低成本，解决产能不足的问题，同时充分利用社会药品产能盈余资源，但是，药品委托加工存在较高的质量风险。

2013 年 3 月 26 日，中央电视台报道广东 A 制药公司涉嫌提供由山银花枝叶提取的干膏给广西 B 药业公司生产维 C 银翘片。用山银花非法定部位入药，且在保存过程中用工业硫黄蒸熏，导致原药残留大量的砷、汞等有害物质。一石激起千层浪，舆论哗然。随后，媒体曝光的 A 制药公司和 B 药业公司被依法查处。

事件回顾：3 月 26 日，中央电视台曝光 A 制药公司购买山银花枝叶替代山银花花冠，且山银花经过工业硫黄熏蒸，有剧毒砷、汞残留，涉及 B 药业公司。3 月 28 日，广西壮族自治区食品药品监督管理局通报，B 药业公司已全厂停产配合检查，仓库中的维 C 银翘片已被就地封存，暂停销售。3 月 29 日，B 药业公司低调发布消息召回所有维 C 银翘片。食品药品监管部门要求药品经营使用单位停止销售和使用该产品并协助做好召回工作，做到 100%召回，以确保公众用药安全。4 月 7 日，经广东有关部门彻查，涉嫌蓄意造假"维 C 银翘片"的 A 制药公司违规情节十分严重，涉嫌使用山银花的非药用部位投料生产维 C 银翘片干膏，吊销药品生产许可证，有关当事人或被追究刑事责任。广西壮族自治区食品药品监督管理局高度重视，迅速行动，在国家食品药品监督管理总局的督导下，全面组织开展调查核查工作。由广西壮族自治区食品药品监督管理局和南宁市食品药品监督管理局组成的联合调查组，深入 B 药业公司对该企业生产维 C 银翘片的原料来源、生产工艺、原料及产品库存、销售流向等情况开展现场核查，就地封存原料及产品，抽检库存产品。在初步掌握违规事实的基础上，南宁市食品药品监督管理局决定对该企业开展立案调查。经查，该企业生产维 C 银翘片所用干膏系委托 A 制药公司生产，B 药业公司自 2011 年起，委托 A 制药公司加工维 C 银翘片干膏用于生产，其产出的维 C 银翘片主要销往广西壮族自治区和广东省。A 制药公司违反委托合同，涉嫌使用山银花的非药用部位投料生产维 C 银翘片干膏，伪造生产记录和有关单据以达到规避监管的目的，手段隐蔽、影响恶劣，给公众用药安全带来隐患；并且在干膏生产过程中，没有对每一批干膏都进行生产全过程的质量监控和技术指导，违反《药品生产质量管理规范》（GMP）的规定。4 月 9 日，广西壮族自治区食品药品监督管理局宣布，责令 B 药业公司停产整顿，停止生产销售，下架已上市的产品，并收回其片剂 GMP 认证证书。经食品药品检验机构对该企业维 C 银翘片库存和已上市产品进行检验，重金属砷、汞、铅、镉、铜及二氧化硫的含量，均低于国家药典委员会公示的限量规定。经药品不良反应监测，未收到 B 药业公司生产的维 C 银翘片严重不良反应报告。4 月 9 日，B 药业公司发布情况通告，称维 C 银翘片抽检结果符合《中华人民共和国药典》（以下简称《中国药典》）标准，重金属项目检测也符合规定。对因此事给消费者造成的影响，深表歉意。

【涉及法规及知识点】

1. 《药品管理法》（2019 年版）：第三十二条："药品上市许可持有人可以自行生产药品，也可以委托药品生产企业生产。"第四十五条："生产药品所需的原料、辅料，应当符合药用要求、药品生产质量管理规范的有关要求。生产药品，应当按照规定对供应原料、辅料等的供应商进行审核，保证购进、使用的原料、辅料等符合前款规定要求。"

2. 2017 年 11 月 7 日，国家食品药品监督管理总局局务会议《关于修改部分规章的决定》修正《药品生产监督管理办法》中第四章关于药品委托生产的管理的规定如下。第二十四条："药品委托生产的委托方应当是取得该药品批准文号的药品生产企业。"第二十五条："药品委托生产的受托方应当是持有与生产该药品的生产条件相适应的《药品生产质量管理规范》认证证书的药品生产企业。"第二十六条："委托方负责委托生产药品的质量和销售。委托方应当对受托方的生产条件、生产技术水平和质量管理状况进行详细考查，应当向受托方提供委托生产药品的技术和质量文件，对生产全过程进行指导和监督。受托方应当按照《药品生产质量管理规范》进行生产，并按照规定保存所有受托生产文件和记录。"第二十七条："委托生产药品的双方应当签署合同，内容应当包括双方的权利与义务，并具体规定双方在药品委托生产技术、质量控制等方面的权利与义务，且应当符合国家有关药品管理的法律法规。"第二十八条："药品委托生产申请，由委托双方所在地省、自治区、直辖市食品药品监督管理部门负责受理和审批。疫苗制品、血液制品以及国家食品药品监督管理总局规定的其他药品不得委托生产。麻醉药品、精神药品、医疗用毒性药品、放射性药品、药品类易制毒化学品的委托生产按照有关法律法规规定办理。"2020 年市场监督管理总局以总局 28 号令发布了《药品生产监督管理办法》，新的规章办法于 2020 年 7 月 1 日开始施行。其中第四十二条对药品上市许可持有人委托生产药品的，做了详细规定。

3. 2014 年 10 月 1 日起实施的《药品委托生产监督管理规定》规定委托生产是对现有药品生产的补充，是解决市场供应不足，满足临床用药需求的暂时性措施。只有在因技术改造暂不具备生产条件和能力或产能不足暂不能保障市场供应的情况下，药品生产企业方可申请委托生产。

4. GMP（2010 版）第一百零二条："药品生产所用的原辅料、与药品直接接触的包装材料应当符合相应的质量标准。"第一百六十四条："物料和成品应当有经批准的现行质量标准；必要时，中间产品或待包装产品也应当有质量标准。"第一百六十八条："每种药品的每个生产批量均应当有经企业批准的工艺规程，不同药品规格的每种包装形式均应当有各自的包装操作要求。工艺规程的制定应当以注册批准的工艺为依据。"第一百六十九条："工艺规程不得任意更改。如需更改，应当按照相关的操作规程修订、审核、批准。"

5. 国家食品药品监督管理局依据《药品管理法》《药品管理法实施条例》及《国务院关于加强食品等安全监督管理的特别规定》于 2007 年 12 月 10 日发布了《药品召回管理办法》。该办法共 5 章 40 条，适用于中华人民共和国境内销售的药品的召回及其监督管理。

【分析】

1. 药品的委托方和受托方应如何依法保证药品质量？

2. 近年国家关于药品委托生产的立法有哪些？

【启示】

1. 药监部门应如何加强对委托生产药品的监督与管理？

2. 药品生产企业的委托方与受托方应如何建立药品委托生产管理体系?

3. MAH 制度下药品受托生产企业的机遇与挑战有哪些?

【思考题】

1. 请思考药品委托生产的利与弊。

2. 新形势下国家药监部门应如何加强中药制剂委托生产的监督和管理?

3. MAH 制度确立后,我国也将迎来全面的药品委托生产时代,上市许可持有人制度下非生产企业的药品委托生产质量管理有效举措有哪些?

（张文平）

第五章 药品注册管理

案例 10 药品注册体系的改革——电影《我不是药神》折射的药品管理问题

【教学目标】

知识目标：
1. 掌握药品注册的概念。
2. 了解药品注册体系的改革重点及方向。

技能目标：
1. 能运用所学的药品注册知识，区分新药和仿制药注册申请的重点。
2. 通过案例学习能按药品注册体系改革的重点及方向开展今后的课题研究工作。

情感目标：
培养学生树立重视药品注册的理念，积极投身到新药研发的工作中。

【案例正文】

一段时间以来，医药行业乱象丛生，如药品尤其是治疗癌症、心脑血管、糖尿病的药品价格长期居高不下，创新药研发举步维艰，仿制药质量及疗效与原研药难以一致，药品注册审批速度缓慢造成积压严重，药品不以临床价值为标准片面追求经济效益，严重影响人民群众的身体健康。

2018 年，一部发人深思的影片《我不是药神》在全国放映。影片讲述了穷困潦倒的印度神油店老板程勇因印度仿制药价格低廉，身处生存危机又面临危重患者求助的万般无奈之下，从印度偷运仿制特效药甲磺酸伊马替尼，意外咸鱼翻身，平价特效药救人无数，让他一跃封为"药神"。然而，因违反《药品管理法》的规定，一场伦理、道德、法律的厮杀在所难免。

面对医药行业的种种乱象、问题，2015 年伊始，国家食品药品监督管理总局吹响了号角，全面整顿药监管理体系，尤其是注册体系。《我不是药神》则是众多乱象和问题的真实写照，案例中甲磺酸伊马替尼由瑞士某公司研发，首先于 2001 年 5 月 10 日获美国食品药品监督管理局（FDA）批准上市，之后于 2001 年 11 月 7 日获欧洲药物管理局（EMA）批准上市，并于 2002 年在中国批准进口上市。该药用于治疗慢性粒细胞白血病（CML）、胃肠道间质瘤（GIST）及其他恶性肿瘤。因我国不是原创，药品第一轮的定价权丢失。该药品的专利保护期于 2013 年 4 月在中国到期，长达 11 年的时间，我国没有做出比原研药更好的药品，第二轮机会亦丧失，该药在几乎无竞争的情况下在国内销量一路飘红，且药价奇高。更令人费解的是，当该药专利到期仿制合法化后，并未出现所谓的专利悬崖现象，其仍然占据医院临床的首选位置，究其根源在于国内的仿制药在质量和疗效上难以达到原研药的水平。由此该品种仿制药在国内最后一轮的机会也被无情剥夺，我国的仿制药水平亟待提高。综上，我国不是原研国，需要进口，进口产生了关税，提高了药价。我国的仿制药水平没有达到与原研药质量和疗效的一致性，缺乏竞争力，才导致了原研药市场的独占性，药价居高不下。正是因为这些，"程勇"们不得已为购买低价的印度仿制药铤而走险，这从侧面反映了药品的管理制度尤其是注册管理制度不能解释出现的问题。《我不是药神》中的情况绝不是个案，面对存在的诸多问题，国家从鼓励创新、提高仿制药的质量、加快审批速度、完善审评审批体系、带量采购、医保议价、提供政策配套（医保、关税等）等方面进行药品管理制度，尤其是注册制度的改革。2020 年 7 月 1 日，新的《药品注册管理办法》开始实施。

药品注册是指药品注册申请人依照法定程序和相关要求提出药物临床试验、药品上市许可、再注册等申请及补充申请，药品监督管理部门基于法律法规和现有科学认知进行安全性、有效性和质量可控性等审查，决定是否同意其申请的活动。2015 年以来，国家主要从两个方面对注册体系及制度进行了改革。一方面，切实加强自身能力建设，提高审评审批队伍建设，解决审评审批问题，简化药品审批程序，全面提高药品审评审批质量及标准，解决注册申请积压问题，严格实现审评审批时限制，建立健全沟通交流、专家咨询等机制，全面推行临床备案制及默示许可制，加入 ICH 与国际标准全面接轨，接受境外临床试验数据，缩短临床时间，同时实行原辅包与药品制剂关联审评审批。2018 年底，国家药品监督管理局药品审评中心实现中药、化药、生物制品各类注册申请按时限审评审批率超过 90%（一般为 8~10 个月），基本完成了国务院《关于改革药品医疗器械审评审批制度的意见》中确定的 2018 年实现按规定时限审批的工作目标。全年完成审评审批的注册申请共 9796 件，其中完成需技术审评的注册申请 7988 件，完成直接行政审批的注册申请 1808 件。2018 年底排队等待审评审批的注册申请已由 2015 年 9 月高峰时的近 22 000 件降至 3440 件。另一方面国家鼓励新药创新，提高仿制药质量和疗效，对新药和仿制药重新定义，明确了其临床价值的重要性，给予了相关配套政策支持，主要包括新药从注册分类上由"全球新"取代"中国新"，明确新药为境内外均未上市的创新药或改良型新药；支持以临床价值为导向，对新药的审评审批，在物质基础原创性和新颖性基础上，强调临床价值的要求，其中改良型新药要求比改良前具有明显的临床优势；特别明确对临床急需的短缺药、防治重大传染病和罕见病等新药、儿童用药等实行优先审评审批，加快上市，以满足公众能用得上、买得上好药的需求；同时对于严重危及生命且尚无有效治疗手段的疾病及公共卫生方面急需的药品，药物临床试验已有数据显示疗效并能预测其临床价值的，可以附条件批准，以提高临床急需药品的可及性，缩短临床试验时间，以满足临床需求。这一系列政策为 2020 年初暴发的新冠肺炎疫情预期治疗用药瑞德西韦的临床试验快速有效开展、核酸检测试剂盒及法匹拉韦的快速审批上市等提供了有力的政策支持。在支持新药临床应用中，提出系列新政，如完善医疗保险药品目录动态调整机制，探索建立医疗保险药品支付标准谈判机制，及时按规定将新药纳入基本医疗保险支付范围，支持新药研发。对于仿制药，须开展一致性评价，与原研药的质量和疗效一致，通过一致性评价的品种可进入带量采购、医保议价等市场准入门槛。

【涉及法规及知识点】

1.《药品注册管理办法》（2020 年版） 第三条："药品注册，是指药品注册申请人依照法定程序和相关要求提出药物临床试验、药品上市许可、再注册等申请以及补充申请，药品监督管理部门基于法律法规和现有科学认知进行安全性、有效性和质量可控性等审查，决定是否同意其申请的活动。"第七条："药品注册管理遵循公开、公平、公正原则，以临床价值为导向，鼓励研究和创制新药，积极推动仿制药发展。国家药品监督管理局持续推进审评审批制度改革，优化审评审批程序，提高审评审批效率，建立以审评为主导，检验、核查、监测与评价等为支撑的药品注册管理体系。"第十三条："国家药品监督管理局建立药品加快上市注册制度，支持以临床价值为导向的药物创新。对符合条件的药品注册申请，申请人可以申请适用突破性治疗药物、附条件批准、优先审评审批及特别审批程序。在药品研制和注册过程中，药品监督管理部门及其专业技术机构给予必要的技术指导、沟通交流、优先配置资源、缩短审评时限等政策和技术支持。"第十七条："药品审评中心等专业技术机构根据工作需要建立专家咨询制度，成立专家咨询委员会，在审评、核查、检验、通用名称核准等过程中就重大问题听取专家意见，充分发挥专家的技术支撑作用。"第六十三条："药物临床试验期间，符合以下情形的药品，可以申请附条件批准：（一）治疗严重危及生命且尚无有效治疗手段的疾病的药品，药物临床试验已有数据证实疗效并能预测其临床价值的。（二）公共卫生方面急需的药品，药物临床试验已有数据显示疗效并能预测其临床价值的。（三）应对重大突发公共卫生事件急需的疫苗或者国家卫生健康委员会认定急需的其他疫苗，经评估获益大于风险的。"第六十八条："药品上市许可申请时，以下具有明显临床价值的药品，可以申请适用优先审评审批程序：（一）临床急需的短缺药品、防治重大传染病和罕见病等疾病的创新药和改良型新药。（二）符合儿童生理特征的儿童用药品新品种、剂型和规格。（三）疾病预防、控制急需的疫苗和创新疫苗。

（四）纳入突破性治疗药物程序的药品。（五）符合附条件批准的药品。（六）国家药品监督管理局规定其他优先审评审批的情形。"

2.《药品管理法》（2019 年版） 第十六条："国家支持以临床价值为导向、对人的疾病具有明确或者特殊疗效的药物创新，鼓励具有新的治疗机理、治疗严重危及生命的疾病或者罕见病、对人体具有多靶向系统性调节干预功能等的新药研制，推动药品技术进步。"第十九条："开展药物临床试验，应当按照国务院药品监督管理部门的规定如实报送研制方法、质量指标、药理及毒理试验结果等有关数据、资料和样品，经国务院药品监督管理部门批准。国务院药品监督管理部门应当自受理临床试验申请之日起六十个工作日内决定是否同意并通知临床试验申办者，逾期未通知的，视为同意。其中，开展生物等效性试验的，报国务院药品监督管理部门备案。"第二十六条："对治疗严重危及生命且尚无有效治疗手段的疾病以及公共卫生方面急需的药品，药物临床试验已有数据显示疗效并能预测其临床价值的，可以附条件批准，并在药品注册证书中载明相关事项。"第二十七条："国务院药品监督管理部门应当完善药品审评审批工作制度，加强能力建设，建立健全沟通交流、专家咨询等机制，优化审评审批流程，提高审评审批效率。"

3. 2016 年 3 月 4 日《关于发布化学药品注册分类改革工作方案的公告》 相关注册管理要求：对新药的审评审批，在物质基础原创性和新颖性基础上，强调临床价值的要求，其中改良型新药要求比改良前具有明显的临床优势。对仿制药的审评审批，强调与原研药品质量和疗效的一致。

【分析】

1. 新药研发滞后的主要原因有哪些？
2. 仿制药发展停滞的主要原因有哪些？
3. 药品注册体系主要存在哪些弊端？

【启示】

1. 我国药品注册体系改革的重要举措有哪些？
2. 我国药品注册体系改革后的变化有哪些？方向如何？

【思考题】

1. 简要叙述药品注册体系前期存在的主要问题。
2. 从药品注册角度谈谈今后课题或研究工作的重点关注。

（尹子丽）

案例 11　药品注册现场核查变化——从"7·22 临床核查风暴"事件谈起

【教学目标】

知识目标：
1. 掌握药品注册现场核查的概念及核心理念。
2. 掌握药品注册现场核查的变化。
技能目标：
1. 能运用所学的药品注册现场核查知识，分析药品注册现场的问题。
2. 通过案例学习能按注册现场核查的法规及变化把关今后的课题或项目研究工作。
情感目标：
培养学生重视药品注册现场核查工作，牢固树立严谨、真实、完整、规范的核查理念。

【案例正文】

药品注册现场核查是指药品监督管理部门按照药品注册管理的有关要求,组织对国家集中受理的药品注册申请在境内完成的临床前研究、临床试验和批量生产过程等进行实地检查,确认申报资料真实、准确、完整,研制和生产过程合规,数据可溯源的过程,以及必要时的延伸检查和抽样检验。药品注册现场检查包括研制现场核查和生产现场核查,旨在从药学、药理毒理、临床试验及批量生产过程等方面进行核查,对药品注册申请的研制和批量生产情况进行综合评定。申请药品注册,应当提供真实、充分、可靠的数据、资料和样品,证明药品的安全性、有效性和质量可控性。

临床试验注册现场核查属于药品研制现场核查的一部分,真实、规范、完整的临床试验是药品安全性和有效性的基础保障。

2015年7月22日,国家食品药品监督管理总局发布《关于开展药物临床试验数据自查核查工作的公告》(2015年第117号),对临床试验现场进行核查(涉及1622个品种),开启临床现场核查风暴,此后又陆续发布了26个公告。2015年11月10日发布的《药物临床试验数据现场核查要点》(2015年第228号公告)包含20个方面,共计63个条目的内容,涉及临床试验条件与合规性、临床试验部分(以研究数据的真实完整性为关注点)、数据库部分(以数据库的真实性为重点,确保原始数据、统计分析和总结报告与锁定的数据库一致性)等。

临床试验现场核查工作坚持自查纠错从宽、被查处理从严、严惩故意造假、允许规范补正的原则。国家食品药品监督管理总局严惩临床试验数据造假行为,采取最严谨的标准、最严格的监管、最严厉的处罚、最严肃的问责,以确保广大人民群众饮食用药安全,对涉案企业采取"3年内不受理其申请""吊销药物临床试验机构资格""列入黑名单"等惩戒,涉嫌数据造假的11个临床试验机构及合同研究组织(CRO)予以立案调查。

临床试验注册现场核查发现的问题不仅存在于临床试验。在药品的研制现场、生产现场核查中,真实性、规范性和完整性问题同样存在。从2015年开始,为加强药品注册现场核查力度,全面提升核查质量,国家食品药品监督管理总局对药品注册现场核查体系进行了大刀阔斧的改革,以临床试验现场核查发现的问题为突破口,延伸扩展,并于2019年5月17日发布《药品注册现场检查管理规定(征求意见稿)》,2020年正式颁布《药品注册管理办法》。国家一方面从改革临床试验管理、优化临床试验审批程序出发改革整个注册现场核查体系,加快审评审批程序,严肃查处数据造假、不完整、不准确、研究不规范行为;另一方面着力于加强自身队伍建设,强化核查队伍,实行核查人员考核上岗,不能胜任者须及时调整,并对其审查、核查等工作的真实性承担法律责任。如发现失职、渎职、造假的,将立案问责。国家药品检查机构组建检查组,检查组实行组长负责制,检查组应当在检查结束时形成检查报告,经全体人员签字,对检验报告负责。针对部分省、市药监部门出现的地方保护主义,核查走过场时有发生,国家食品药品监督管理总局将原由省、市级药监部门受理、国家食品药品监督管理总局审评审批的药品注册申请,调整为国家食品药品监督管理总局集中审理,包括新药临床试验申请、新药生产(含新药证书)申请、仿制药申请、国家食品药品监督管理总局审评的补充申请。集中受理实施后,由国家食品药品监督管理总局审核查验中心统一组织全国药品注册核查资源实施现场核查。此外,国家多次发文明确严查药品注册现场核查工作,涉及的申报资料须真实、准确、完整,研制和生产过程须合规,数据须可溯源,以及必要时可开展延伸检查和抽样检验。申请人应当履行药品研制的主体责任,对申报资料的真实性、准确性、完整性、合规性负责,如存在报送虚假研制方法、质量标准、药理及毒理学试验数据、临床试验结果等情况,对其药品、医疗器械注册申请不予批准,已批准的予以撤销;对直接责任人依法从严处罚,对出具虚假试验结果的研究机构取消相关试验资格,处罚结果向社会公布,涉嫌犯罪的移交司法机关。

【涉及法规及知识点】

1.《药品注册管理办法》(2020年版) 第八条:"从事药物研制和药品注册活动,应当遵守有关法律、法规、规章、标准和规范;参照相关技术指导原则,采用其他评价方法和技术的,应当证明其科学性、适用性;应当保证全过程信息真实、准确、完整和可追溯。"第四十五条:"药品注册核查，是指为核实申报资料的真实性、一致性以及药品上市商业化生产条件，检查药品研制的合规性、数据可靠性等，对研制现场和生产现场开展的核查活动，以及必要时对药品注册申请所涉及的化学原料药、辅料及直接接触药品的包装材料和容器生产企业、供应商或者其他受托机构开展的延伸检查活动。"

2.《药品注册现场检查管理规定（征求意见稿）》 第二条："药品注册现场检查是指药品监督管理部门按照药品注册管理的有关要求，组织对国家集中受理的药品注册申请在境内完成的临床前研究、临床试验和批量生产过程等进行实地检查，确认申报资料真实、准确、完整，研制和生产过程合规，数据可溯源的过程，以及必要时的延伸检查和抽样检验。"第四条："申请人应当履行药品研制的主体责任，对申报资料的真实性、准确性、完整性、合规性负责，保证数据的真实、完整、可溯源性，并协调好相关单位（包括生产企业，研发机构，药物临床试验机构，原料药、药用辅料、药包材等生产场地，供应商或者其他合同机构）积极配合监督、检查和问询。相关单位及个人应当配合现场检查，并提供记录、数据、信息等相关资料，不得以任何理由拖延、阻碍、逃避或者拒绝检查。"第八条："国家药品检查机构随机确定2名以上具备检查员资格的人员组成检查组，检查组实行组长负责制。根据申请注册的药品具体情况，可以增加相关领域专家参与检查。国家药品检查机构可根据需要通知被检查单位所在省、自治区、直辖市药品监督管理部门视情况选派1名药品监督管理人员作为观察员协助检查工作。"第十四条："检查组应当在检查结束时形成检查报告，经全体人员签字确认，在检查结束后将检查报告及相关资料提交国家药品检查机构审核。检查报告应具备准确性、公正性、完整性和逻辑性等基本要素，关注数据可靠性。检查报告应当对国家药品审评机构提出的需要重点核实的疑问进行专述，并附相应的证据支持。"

3.《药品管理法》（2019年版） 第二十四条："申请药品注册，应当提供真实、充分、可靠的数据、资料和样品，证明药品的安全性、有效性和质量可控性。"

4.《关于改革药品医疗器械审评审批制度的意见》 "二、主要任务（十三）严肃查处注册申请弄虚作假行为。加强临床试验全过程监管，确保临床试验数据真实可靠。申请人、研究机构在注册申请中，如存在报送虚假研制方法、质量标准、药理及毒理试验数据、临床试验结果等情况，对其药品医疗器械注册申请不予批准，已批准的予以撤销；对直接责任人依法从严处罚，对出具虚假试验结果的研究机构取消相关试验资格，处罚结果向社会公布。"

5.《总局关于调整药品注册受理工作的公告》 "一、调整范围　凡依据现行法律、法规和规章，由国家食品药品监督管理总局审评审批、备案的注册申请均由国家食品药品监督管理总局受理，包括新药临床试验申请、新药生产（含新药证书）申请、仿制药申请，国家食品药品监督管理总局审批的补充申请等；由省级食品药品监督管理部门审批、备案的药品注册申请仍由省级食品药品监督管理部门受理……六、现场核查及注册检验　集中受理实施后，国家食品药品监督管理总局新受理的药品注册申请，根据药品技术审评中的需求，由国家食品药品监督管理总局食品药品审核查验中心统一组织全国药品注册检查资源实施现场核查……"

【分析】

药品注册现场核查中存在的主要问题有哪些？

【启示】

1. 药品注册现场核查体系的变化有哪些？
2. 企业、研究机构等如何应对药品注册现场核查体系的变化？

【思考题】

1. 简要叙述药品注册现场核查存在的主要问题。
2. 应药品注册现场核查体系的变化，如何开展日后的项目或课题研究工作？

（尹子丽）

第六章 药品上市后再评价与监测管理

案例 12 传统中成药制剂上市后的安全性管理——对"鸿茅药酒"事件的反思

【教学目标】

知识目标：

1. 掌握《药品管理法》（2019 年版）有关上市许可持有人对药品安全性管理的要求。

2. 药品上市后安全性的监测和报告的内容。

技能目标：

1. 运用所学的法律、法规，从监管的角度、企业的角度分析中国传统中成药制剂上市后的安全性。

2. 通过案例学习，运用所学知识在实际工作中可以通过分析药品上市后不良反应的情况，对药品安全性有合理的评价。

情感目标：

通过案例的学习，帮助学生了解《药品管理法》（2019 年版）中上市许可持有人的责任，增强风险意识，通过案例举一反三，系统性地思考，建立对传统中成药制剂安全性风险管理的理念。

【案例正文】

2017 年 12 月，医生谭某在"美篇"发表了《中国神酒"鸿毛药酒"，来自天堂的毒药》。2018 年 1 月 5 日，凉城警方从"美篇"所隶属的南京某网络科技有限公司，调取了谭某的注册信息，经调查后称：谭某行为为传播虚假信息，误导广大读者和患者，严重损害公司信誉及产品销量。同月 10 日，谭某被凉城县公安局刑事拘留；25 日，经凉城县人民检察院批准，谭某被执行逮捕。3 月 13 日，凉城县公安局做出起诉意见书。之后，内蒙古鸿茅国药医药有限责任公司以严重诽谤鸿茅药酒声誉为由，将谭某告上法庭。4 月 17 日，内蒙古自治区人民检察院通报"谭某损害鸿茅药酒商品声誉案"：案件事实不清、证据不足，自治区人民检察院指令凉城县人民检察院将该案退回公安机关补充侦查并变更强制措施。同日，撰文的广州医生谭某取保候审离开凉城县看守所。

2018 年 4~5 月，为了回应社会关切，药监部门按照 GMP 对内蒙古鸿茅国药医药有限责任公司进行了多次飞行检查，结果均符合相关规定；5 月 8~10 日，山西医科大学司法鉴定中心对送检的三个批次鸿茅药酒，进行了毒性成分分析并出具鉴定意见，检验结果显示：三个批次的鸿茅药酒均未检出有毒物质。6~7 月，广州、南京两市药检所也分别抽取流通环节不同批次的鸿茅药酒进行全项检验，也未检出有毒物质。

鸿茅药酒生产企业内蒙古鸿茅国药医药有限责任公司公开声明，鸿茅药酒组方中的制附子、制半夏、制天南星都是炮制品，按照药品说明书要求的日服用量，折算成药材剂量，上述药材日用量均在《中国药典》规定的安全用量范围之内。因此，按照药品说明书的用法用量使用鸿茅药酒是安全的。而且，鸿茅药酒组方中制附子和制半夏同用在中成药制剂中具有普遍性。该公司针对鸿茅药酒的安全性主动开展过毒性试验、主要药效学研究和临床试验，研究和试验结论证明鸿茅药酒是安全有效的。该公司始终严格按照 GMP 的要求进行全面管理，保证产品质量稳定。在历次产品监督抽检中，未出现产品不合格情况。

这个案例的本质是质疑中药制剂的安全性，可能会对特殊人群有一定的影响。谭某在网络发表文章后引发了媒体的炒作和公众的关注，引起了监管部门、执法部门的介入，一直到 2018 年 5 月 17 日，谭某发布道歉声明，随后内蒙古鸿茅国药医药有限责任公司在微博上发表了声明，决定接受谭某本人所做的致歉声明，并向凉城县公安局撤回报案，从凉城县人民法院撤回侵权诉讼。可见，社会舆论对企业的影响是深远的，但产品的质量是企业获得长足发展的制胜法宝。

【涉及法规及知识点】

1. 上市前的研究阶段，涉及《药品管理法》的条款　第十九条："开展药物临床试验，应当按照国务院药品监督管理部门的规定如实报送研制方法、质量指标、药理及毒理试验结果等有关数据、资料和样品，经国务院药品监督管理部门批准。"

2. 上市后持有人要开展不良反应管理，涉及《药品管理法》的条款　第三十条："……药品上市许可持有人应当依照本法规定，对药品的非临床研究、临床试验、生产经营、上市后研究、不良反应监测及报告与处理等承担责任……药品上市许可持有人的法定代表人、主要负责人对药品质量全面负责。"第八十条："药品上市许可持有人应当开展药品上市后不良反应监测，主动收集、跟踪分析疑似药品不良反应信息，对已识别风险的药品及时采取风险控制措施。"

3.《中华人民共和国中医药法》　第二条："本法所称中医药是包括汉族和少数民族医药在内的我国各民族医药的统称，是反映中华民族对生命、健康和疾病的认识，具有悠久历史传统和独特理论及技术方法的医药学体系。"第二十七条："国家保护中药饮片传统炮制技术和工艺，支持应用传统工艺炮制中药饮片，鼓励运用现代科学技术开展中药饮片炮制技术研究。"

【分析】

1. 鸿茅药酒是"毒药"吗？

2. 鸿茅药酒是符合国家药品标准药品吗？

3. 鸿茅药酒安全吗？

【启示】

1. 上市许可持有人应该进行药品不良反应监测吗？

2. 如何确保药酒是安全的？

【思考题】

1. 结合本案例，您认为该企业有没有必要修订药品说明书？如果需要修订，按国家药监部门对说明书的要求，该药品的不良反应、注意事项应该增加什么内容？

2. 结合本案例中针对鸿茅药酒的安全性的质疑，请从药品安全性管理的角度，讨论中成药制剂安全性应该怎么管理。

（岳　睿）

第七章 特殊管理药品的管理

案例 13 麻醉药品规范化管理的重要性——以江苏徐州贩卖二氢埃托啡案件为例

【教学目标】

知识目标:
1. 掌握:麻醉药品的概念及其生产、经营、使用过程的相关管理规定。
2. 熟悉:我国生产使用的麻醉药品的品种。
3. 了解:麻醉药品购用管理规定。

技能目标:
1. 灵活运用所学知识解决麻醉药品管理方面的有关问题。
2. 能自觉遵守麻醉药品管理规定,履行药师的职责,保证麻醉药品使用安全。

情感目标:
1. 自觉遵守麻醉药品管理的法律法规。
2. 具有麻醉药品规范化管理的正确认识,能独立从事麻醉药品管理相关工作。

【案例正文】

麻醉药品是指具有依赖性潜力,连续使用、滥用或不合理使用易产生生理和精神依赖性,能成瘾癖的药品,如阿片、吗啡、哌替啶等。麻醉药品在临床治疗中具有不可替代的作用,但这类药品同时具有较强的药物依赖性,如果管理、使用不当将严重危害公众的身心健康及社会利益。

2018 年 4 月,徐州公安局鼓楼分局接到群众举报,在该市鼓楼区某医院里,存在大量开出麻醉药品二氢埃托啡舌下片的情况。根据群众提供的线索,鼓楼刑警大队对该院的相关医生进行调查。

调查显示,从 2016 年开始,来自河南濮阳的袁氏兄弟就开始组织相关人员到徐州作案。两人走访了徐州多家医院后,发现鼓楼区某医院管理松散,能轻易套购出目标药品。随后,兄弟俩在河南当地,以每天工资 200~300 元的价格,雇用多名癌症患者。在兄弟俩的安排下,这些患者以治疗癌症、缓解疼痛住院。在治疗中,患者以身体疼痛为由,要求医生大量开出二氢埃托啡舌下片。患者拿到药品后,再交给兄弟俩。仅在鼓楼区某医院里,5 名患者就累计开出了 2500 多片二氢埃托啡舌下片,经核查,部分处方中二氢埃托啡舌下片每日剂量明显超出处方限量规定。

该团伙从医院开出的二氢埃托啡舌下片价格在每片 4 元左右,进入袁氏兄弟等的销售网络后,药品又被卖到中间商手中,每片价格达到 200 多元,最高的卖出 400 多元一片。由于袁氏兄弟贩卖二氢埃托啡舌下片并非直接出售给吸毒人员,而是进入中间商环节,经过层层转手,最终卖到吸毒人员手中时,价格比这个还要高出很多倍。这种作案方式在河南当地俗称"套片",相比一般贩毒案件手法更隐蔽。

最终江苏徐州警察成功破获江苏首例贩卖麻醉药品二氢埃托啡舌下片案件,抓获以袁氏兄弟为首的各类涉案人员 10 余人,收缴未贩售的二氢埃托啡舌下片 558 片。

【涉及法规及知识点】

1. 麻醉药品管理规定 《医疗机构麻醉药品、第一类精神药品管理规定》(2005 年 11 月 14 日颁布)第三条:"医疗机构应当建立由分管负责人负责,医疗管理药学、护理、保卫等部门参加的麻醉、精神药品管理机构，指定专职人员负责麻醉药品、第一类精神药品日常管理工作。"第四条："医疗机构……建立麻醉药品、第一类精神药品使用专项检查制度，并定期组织检查，做好检查记录，及时纠正存在的问题和隐患。"第十二条："储存麻醉药品、第一类精神药品实行专人负责、专库（柜）加锁。对进出专库（柜）的麻醉药品、第一类精神药品建立专用账册，进出逐笔记录……做到账、物、批号相符。"第二十五条："对麻醉药品、第一类精神药品的购入、储存、发放、调配、使用实行批号管理和追踪，必要时可以及时查找或者追回。"

2. 麻醉药品处方管理规定　《处方管理办法》（2007 年 2 月 14 日颁布）第二十一条："门（急）诊癌症疼痛患者和中、重度慢性疼痛患者需长期使用麻醉药品和第一类精神药品的，首诊医师应当亲自诊查患者，建立相应的病历，要求其签署《知情同意书》。"第二十五条："为住院患者开具的麻醉药品和第一类精神药品处方应当逐日开具，每张处方为 1 日常用量。"第二十六条："对于需要特别加强管制的麻醉药品，盐酸二氢埃托啡处方为一次常用量，仅限于二级以上医院内使用。"《麻醉药品和精神药品管理条例》（2005 年 8 月 3 日颁布）第四十条："执业医师应当使用专用处方开具麻醉药品和精神药品，单张处方的最大用量应当符合国务院卫生主管部门的规定……对不符合本条例规定的，处方的调配人、核对人应当拒绝发药。"

3. 麻醉药品管理的法律责任　《麻醉药品和精神药品管理条例》（2005 年 8 月 3 日颁布）第七十三条："具有麻醉药品和第一类精神药品处方资格的执业医师，违反本条例的规定开具麻醉药品和第一类精神药品处方，或者未按照临床应用指导原则的要求使用麻醉药品和第一类精神药品的，由其所在医疗机构取消其麻醉药品和第一类精神药品处方资格；造成严重后果的，由原发证部门吊销其执业证书。"第八十二条："违反本条例的规定，致使麻醉药品和第一类精神药品流入非法渠道造成危害，构成犯罪的，依法追究刑事责任；尚不构成犯罪的，由县级以上公安机关处 5 万元以上 10 万元以下的罚款；有违法所得的，没收违法所得；情节严重的，处违法所得 2 倍以上 5 倍以下的罚款；由原发证部门吊销其药品生产、经营和使用许可证明文件。"《处方管理办法》（2007 年 2 月 14 日颁布）第五十八条："药师未按照规定调剂处方药品，情节严重的，由县级以上卫生行政部门责令改正、通报批评，给予警告；并由所在医疗机构或者其上级单位给予纪律处分。"

【分析】

1. 本案的麻醉药品在管理过程中存在哪些问题？
2. 本案的麻醉药品在使用过程中存在哪些问题？
3. 本案存在着哪些法律责任？

【启示】

1. 为什么要严格规范麻醉药品的使用？
2. 如何优化麻醉药品管理的流程？
3. 如何提高公众对麻醉药品的认识？

【思考题】

1. 为什么要对麻醉药品进行特殊管理？
2. 简述麻醉药品概念及列出至少 6 个品种。
3. 试对以下案例进行分析，医生行为是否得当？我们从中应该吸取什么教训？

2006 年 7 月，宋某利用其为医院内科主任，有权开具麻醉药品处方，以住院患者名义开具麻醉药品处方，并私自从护士办公室取出备用麻醉药品，先后多次将哌替啶等麻醉药品，提供和出售给吸毒人员陈某使用。

（张　阳）

案例 14 精神药品规范化管理——基于平和县贩卖复方磷酸可待因口服溶液事件的案例分析

【教学目标】

知识目标：

1. 掌握：精神药品管理规定的主要内容。

2. 熟悉：精神药品处方管理规定。

3. 了解：违反精神药品管理规定应承担的法律责任。

技能目标：

1. 熟练运用精神药品管理的相关规定和药品处方管理办法指导医疗实践工作。

2. 能自觉遵守精神药品管理规定，履行药师的职责，保证精神药品使用安全。

情感目标：

1. 树立精神药品规范化管理的正确认识。

2. 具备运用法律的基本知识和有关规定分析解决实际问题的能力，为今后从事精神药品管理工作奠定基础。

【案例正文】

精神药品是指直接作用于中枢神经系统，使之兴奋或抑制，连续使用能产生依赖性的药品，如地西泮、司可巴比妥、艾司唑仑等。精神药品使用不当会使人产生依赖性，一旦流入非法渠道，会给社会带来很大的危害。

含可待因的复方口服液体制剂是一种镇咳药，长期滥用易使人产生生理和心理上的依赖，甚至严重损害身体健康。2015 年 5 月 1 日，国家食品药品监督管理总局将含可待因复方口服液体制剂列入第二类精神药品管理。

从 2013 年开始，周某、陈某 2 人以咳嗽为由分别向福建省漳州市芗城区、龙海市、平和县、长泰县、漳浦县共 12 家诊所和药店的医务工作人员购买复方磷酸可待因口服溶液。两人除了自己服用外，还将该药卖给吸毒人员服用。

该药含有可待因成分，能作用于中枢神经系统，大量服用后会产生兴奋感和刺激感，长期使用则是一种变相的吸毒方式。2019 年 6 月 25 日，平和法院依法公开宣判此例非法贩卖复方磷酸可待因口服溶液的案件。

平和法院副院长沈蔚林在案件处理中这样说，复方磷酸可待因口服溶液可以作为镇咳药，在临床的常规用法用量为成人及 12 岁以上儿童，一次服用 10ml，一日三次，睡前服 20ml。但长期服用易成瘾，一旦成瘾，若不继续服药，会出现戒断症状，对人体具有很大的危害性，而且服用的量会越来越大。本案中的周某、陈某等是一次性服用某牌复方磷酸可待因口服溶液几十包，对他们的身体已经造成很大的危害。

最终，平和法院根据各被告人的犯罪事实、认罪悔罪表现，依法判处陈某、周某等 14 名被告人有期徒刑 2 年 3 个月至 5 年 2 个月不等，共处罚金人民币 6000 元至 6 万元不等，并扣押在案的全部复方磷酸可待因口服溶液。

【涉及法规及知识点】

1. 精神药品管理规定 《药品管理法》（2019 年版）第一百一十二条："国务院对麻醉药品、精神药品、医疗用毒性药品、放射性药品、药品类易制毒化学品等有其他特殊管理规定的，依照其规定。"《麻醉药品和精神药品管理条例》（2005 年 8 月 3 日颁布）第三条："……精神药品分为第一类精神药品和第二类精神药品。"第三十二条："第二类精神药品零售企业应当凭执业医师出具的处方，按规定剂量销售第二类精神药品，并将处方保存 2 年备查；禁止超剂量或者无处方销售第二类精神药品；不得向未成年人销售第二类精神药品。"

2. 精神药品处方管理规定　《处方管理办法》（2007 年 2 月 14 日颁布）第二十三条："……第二类精神药品一般每张处方不得超过 7 日常用量。"第三十二条："药师应当凭医师处方调剂处方药品，非经医师处方不得调剂。"第五十条："第二类精神药品处方保存期限为 2 年。"

3. 精神药品管理的法律责任　《麻醉药品和精神药品管理条例》（2005 年 8 月 3 日颁布）第七十条："第二类精神药品零售企业违反本条例的规定储存、销售或者销毁第二类精神药品的，由药品监督管理部门责令限期改正，给予警告，并没收违法所得和违法销售的药品；逾期不改正的，责令停业，并处 5000 元以上 2 万元以下的罚款；情节严重的，取消其第二类精神药品零售资格。"第七十三条："……执业医师未按照临床应用指导原则的要求使用第二类精神药品或者未使用专用处方开具第二类精神药品，造成严重后果的，由原发证部门吊销其执业证书。"第八十二条："违反本条例的规定，致使麻醉药品和精神药品流入非法渠道造成危害，构成犯罪的，依法追究刑事责任；尚不构成犯罪的，由县级以上公安机关处 5 万元以上 10 万元以下的罚款；有违法所得的，没收违法所得；情节严重的，处违法所得 2 倍以上 5 倍以下的罚款；由原发证部门吊销其药品生产、经营和使用许可证明文件。"《处方管理办法》（2007 年 2 月 14 日颁布）第五十七条："医师出现下列情形之一的，按照《执业医师法》第三十七条的规定，由县级以上卫生行政部门给予警告或者责令暂停六个月以上一年以下执业活动；情节严重的，吊销其执业证书：（一）未取得处方权或者被取消处方权后开具药品处方的；（二）未按照本办法规定开具药品处方的；（三）违反本办法其他规定的。"第五十八条："药师未按照规定调剂处方药品，情节严重的，由县级以上卫生行政部门责令改正、通报批评，给予警告；并由所在医疗机构或者其上级单位给予纪律处分。"

【分析】

1. 本案中复方磷酸可待因口服溶液属于哪类特殊药品？
2. 本案中的周某和陈某、药店和诊所 12 名医务人员存在着哪些违法行为？
3. 应该给予本案涉事人员哪些法律处罚？

【启示】

1. 为什么要规范精神药品的使用管理？
2. 药师如何做好精神药品的管理？

【思考题】

1. 为什么要对精神药品进行特殊管理？
2. 简述精神药品概念及其分类，并分别列出至少 6 个品种。
3. 某医院神内科医师，利用职务之便向李某和唐某提供地西泮注射液，李某和唐某将所获得的地西泮注射液在其经营的药店内以每支 12~15 元的价格卖给吸毒人员。请分析这一行为的违法之处并说明理由。

（张　阳）

第八章　中药管理

案例 15　中药品种保护之痛——从抗癌平丸说起

【教学目标】

知识目标：
1. 掌握中药品种保护的目的和意义。
2. 熟悉《中药品种保护条例》的适用范围及管理部门。
3. 了解中药保护品种的范围和等级划分，了解中药品种保护的申请程序和保护措施。

技能目标：
1. 使学生复习中药品种保护法律相关知识。
2. 培养学生初步具备申请中药品种保护证书的法律能力。

情感目标：
1. 培养学生树立法制观念，认识法律、法规的重要性。
2. 培养学生在工作中养成严谨的态度和高度的责任心。

【案例正文】

中药作为国粹，在长期的医疗实践中做出了卓越贡献，中药保护已成为国家、企业发展的重中之重。中药品种保护制度是我国基于中药特殊性创设的一种行政保护制度，旨在保护中药生产企业的合法权益，提高中药品种质量，促进中药事业的发展。随着中药品种保护制度的施行，我国中药品种的整体质量水平大幅提升，中药生产也逐步走上良性循环的发展轨道，但是，在实施过程中有些企业暴露了一些问题，亟须引起监管部门的重视。

A 公司于 1974 年开始研制抗癌平丸，1978 年研制成功并通过新药抗癌平丸的鉴定，1979 年 2 月 15 日经江苏省革命委员会卫生局批准，开始生产抗癌平丸，2002 年获国药准字 Z32020933 号药品生产许可证。1998 年 12 月，抗癌平丸列入《中华人民共和国卫生部药品标准中药成方制剂》第 20 册。该药的主要功效为清热解毒，散瘀止痛，主要用于热毒瘀血壅滞肠胃而致的胃癌、食管癌、贲门癌、直肠癌等消化道肿瘤的治疗。

1995 年，B 公司经海南省药品监督管理局批准，也开始生产抗癌平丸，2002 年获国药准字 Z46020009 号药品生产许可证。2000 年 8 月 4 日，B 公司向国家中药品种保护评审委员会申请"抗癌平丸"的中药品种保护，于 2002 年 4 月 9 日获中药保护品种证书（证号〔2002〕国药中保字第 120 号），保护期 7 年，自 2002 年 9 月 12 日起至 2009 年 9 月 12 日，并于 2002 年 9 月 12 日发布在国监注（2002）317 号公告上。

B 公司取得抗癌平丸的中药保护品种证书后，发现 A 公司在 2002 年 9 月 12 日后仍继续生产和销售抗癌平丸，于是，B 公司将 A 公司告上了法庭，一审法院认为 A 公司 2002 年 9 月 12 日以后生产和销售抗癌平丸是违法的，属不正当竞争行为，已构成对 B 公司的侵权，判令 A 公司立即停止侵权，公开赔礼道歉，并赔偿给 B 公司经济损失 480 万元。B 公司在诉讼中提供证据表明 A 公司从 2002 年 9 月 12 日到 2003 年 3 月 25 日仍在继续生产抗癌平丸，其中 2003 年 3 月 14 日、3 月 19 日、3 月 25 日各生产一批。某药店于 2003 年 4 月向 A 公司邮购抗癌平丸 10 盒，之后进行销售。

A 公司不服桂林市中级人民法院（2003）桂市民初字第 70 号民事判决，向广西壮族自治区高级人民法院提起上诉。二审另查明，A 公司于 2002 年 7 月 18 日向国家中药品种保护评审委员会申请抗癌平丸的中药品种保护，于 2004 年 4 月 15 日获中药保护品种证书（证书号〔2002〕国药中保字第 120-2 号），保护期自 2004 年 4 月 15 日起至 2009 年 9 月 12 日。

高级人民法院认为：本案当事人为生产、销售中药品种药物发生纠纷，不属于民事纠纷，应当请求国家有关行政部门处理。B公司依照《中药品种保护条例》主张其享有民事权利的理由不能成立。B公司主张A公司在未取得中药保护品种证书的情况下生产抗癌平丸，构成不正当竞争行为，要求停止侵权，赔偿损失，也无法律依据。一审判决认定事实不清，适用法律错误，本院应予纠正。

【涉及法规及知识点】

1. 1993年1月1日施行的《中药品种保护条例》制定的目的：中药品种保护制度旨在突出中医药特色，鼓励创新，促进提高，保护先进，同时又发挥中药知识产权的保护功能。中药品种保护制度实质为中药品种的行政监管及保护，通过行政监管产生知识产权保护作用，是一种中药知识产权的行政保护制度，这与国际上以行政措施保护药品知识产权的趋势一致。通过20多年的实践，其有效地解决了中药品种标准不一、低水平重复、产品质量参差不齐等问题，逐步形成了一套适应中药产业发展特点的中药品种质量改进机制。国务院药品监督管理部门负责全国中药品种保护的监督管理工作，由其委托国家中药品种保护审评委员会负责对申请保护的中药品种进行审评。

2. 1993年《中药品种保护条例》第十七条："被批准保护的中药品种，在保护期限内限于由获得《中药保护品种证书》的企业生产"，以及国家卫生部《关于加强中药品种保护工作中同品种管理的通知》[卫药发（1995）第23号]："一、根据《条例》第十七条的规定，由我部批准的中药保护品种，在保护期内，只限由获得该品种《中药保护品种证书》的企业生产，其他非持有证书的企业一律不得仿制和生产……三、对涉及同一品种，又未获得《中药保护品种证书》的企业，自我部《公告》发布之日起一律暂停生产，并且在六个月内按照要求向我部申报，由国家中药品种保护评审委员会组织有关单位进行同品种质量考核。根据考核结果，对符合药品审批规定和达到国家药品标准的，经征求国家中药生产和经营主管部门意见后，由我部补发《中药保护品种证书》；对不符合药品审批规定或者未达到国家药品标准的，由我部撤销该品种的药品生产批准文号。"该通知中《条例》指《中药品种保护条例》，《公告》指《国家中药保护品种公告》。

3. 中药品种保护的保护措施：被批准保护的中药品种，在保护期内限于由获得《中药保护品种证书》的企业生产。对临床用药紧缺的中药保护品种的仿制，须经国家药品监督管理部门批准并发给批准文号。仿制企业应当付给持有中药保护品种证书并转让该中药品种的处方组成、工艺制法的企业合理的使用费，其数额由双方商定；双方不能达成协议的，由国家药品监督管理部门裁决。

国务院药品监督管理部门批准保护的中药品种如果在批准前是由多家企业生产的，其中未申请中药保护品种证书的企业应当自《国家中药保护品种公告》发布之日起六个月内向国务院药品监督管理部门申报，提供有关资料，由国务院药品监督管理部门指定药品检验机构对该申报品种进行同品种的质量检验。国务院药品监督管理部门根据检验结果，对达到国家药品标准的，补发中药保护品种证书；对未达到国家药品标准的，依照相关规定撤销该中药品种的批准文号。

中药保护品种在保护期内向国外申请注册的，须经国务院药品监督管理部门批准。向国外转让中药一级保护品种的处方组成、工艺制法的，应当按照国家有关保密的规定办理。中药一级保护品种的处方组成、工艺制法，在保护期限内由获得中药保护品种证书的生产企业和有关的药品监督管理部门及有关单位和个人负责保密，不得公开。

【分析】

本案中一审、二审法院的执法依据有哪些？

【启示】

1. 中药品种保护的相关立法有哪些？
2. 企业应如何提高法律保护意识，注重行政保护与知识产权保护的结合？

【思考题】

1. 对改革与完善中药品种保护制度您有哪些思考？
2. 请问中药老字号专有技术的法律保护措施有哪些？

（张文平）

第九章 药品知识产权保护

案例 16 药品专利权与公众健康权益，孰轻孰重——达菲专利权引发的思考

【教学目标】

知识目标：

1. 掌握药品专利权取得及保护的意义；药品专利权的保护、终止和无效。

2. 熟悉药品专利强制许可；《与贸易有关的知识产权协议》（TRIPS 协议）；《TRIPS 与公共健康多哈宣言》（多哈宣言）。

3. 了解药品知识产权的概念；药品专利的概念；我国药品知识产权保护法律体系。

技能目标：

1. 能运用药品专利相关知识分析解决药品专利有关的实际问题，并做到举一反三。

2. 通过案例学习能够在实践中探索药品专利权与公众权益平衡的出路。

情感目标：

培养尊重知识产权、保护知识产权的意识，同时需要明确药品的最高价值就是捍卫人类健康及生存。

【案例正文】

磷酸奥司他韦（oseltamivirphosphate），商品名为达菲（tamiflu），是一种强效的高选择性流感病毒 NA 抑制剂（NAI），在甲型或乙型流感暴发、流行和大流行的时候，达菲能够有效减少其传播。达菲最早由美国生物技术公司吉利德科学公司（Gilead Sciences, Inc.）在 1996 年研制成功，之后药品有关权益被出售给瑞士罗氏制药公司。在此之前，吉利德科学公司于 1996 年 2 月向世界专利组织（WIPO）递交了一份 PCT 申请（国际公开号为 WO9626933A1，于 1996 年 9 月公开），该国际申请于 1996 年 10 月进入中国国家阶段（中国申请号为 96190133.0），在中国于 2016 年 2 月到期。

2006 年禽流感及 2009 年甲型 H1N1 流感大规模暴发时，公众对该药品的需求巨大，瑞士罗氏公司生产的达菲供不应求。达菲属罗氏制药公司的专利药品，专利至 2016 年到期，在此期间内其他生产企业无法获取生产达菲仿制药的权利，否则就视为侵权。在公众健康需求巨大、罗氏制药公司生产吃紧的情况下，问题得不到解决将会影响公众健康，面对这样两难的困境，很多国家试图通过启动强制许可程序生产达菲仿制药。

罗氏制药公司如果允许其他药企进行达菲的授权生产，达菲的产能会快速增加，但同时会导致达菲的市场价格明显降低（当时罗氏制药公司生产的达菲一个疗程 10 粒的费用为 298 元）。罗氏制药公司出于利益的考虑，对达菲的授权生产一直没有明确回复。但在药品专利强制许可的压力下，罗氏制药公司最终于 2006 年允许国内两家公司生产达菲。但这是授权生产仿制药的范畴，并不属于我国专利法强制许可的实施。

早在 2005 年禽流感暴发时，在广州市科技局的组织下，广州某制药厂就与某研究院联合成立药物攻关小组，开始研究达菲仿制药。3 个月后仿制成功，命名为"福泰"，其零售价约为达菲的一半。然而，专利保护问题成为福泰投产的最大障碍。该制药厂想通过协商向上海罗氏提出授权生产的申请，但遭到罗氏制药公司的拒绝。在通过正常途径获取专利许可之路受阻后，该制药厂于 2009 年 11 月再度向国家食品药品监督管理局提交了"提前受理我厂仿制磷酸奥司他韦原料及胶囊的注册申请"的报告，希望启动强制许可程序，获准生产达菲仿制药。最终，该制药厂还是没能通

过专利强制许可生产达菲仿制药。

由于药品研发具有成本高、周期长和风险大等特点，药品专利权以一种私权被赋予合法垄断地位，通过专利制度下的产权机制有效地保障了药品发明人合理的利润收益及研发积极性；而公共健康权是国际公约和各国法律首肯的普遍性人权，拥有预防、治疗、控制疾病及使用基本药品的权利。本案例中，两个权益都具有合理性及合法性，其利益关系分别指向私人利益与公共利益，但当发生冲突时，如何权衡取舍必定成为争论的焦点。

【涉及法规及知识点】

1. 药品专利权 根据 2008 年 12 月修正版《中华人民共和国专利法》(以下简称《专利法》)，药品专利权是指国家专利主管部门依法授予药品专利权人在法定期限内对其发明创造成果依法享有的独占权。在我国，专利权的客体包括发明、实用新型和外观设计三类。药品专利也分为发明专利、实用新型专利和外观设计专利三类。

2. 强制许可 强制许可指国务院专利行政部门依照《专利法》规定，不经专利权人同意，直接允许其他单位或个人实施其发明创造的一种许可方式。2008 年 12 月修正版《专利法》第四十九条："在国家出现紧急状态或非常情况时，或者为了公共利益的目的，国务院专利行政部门可以给予实施发明专利或者实用新型专利的强制许可。"如果一个国家发生健康危机，如新冠肺炎疫情，可以"强制许可"本国的药厂进行仿制，同时可以从售价便宜的地区进口。

3. TRIPS 协议 TRIPS 协议的宗旨：期望减少国际贸易中的扭曲和障碍，促进对知识产权充分、有效的保护，同时保证知识产权的执法措施与程序不至于变成合法的障碍。2001 年 12 月 11 日，中国正式成为世界贸易组织（WTO）成员并开始履行 WTO 与贸易有关的知识产权协定（TRIPS 协议）。

4. 多哈宣言 是在 2001 年 11 月在多哈召开的 WTO 第四届部长级会议上发表的宣言，计划于 2002 年 12 月 31 日前就实施专利药品强制实施许可制度、解决发展中国家成员方的公共健康危机达成一致意见。2016 年 5 月 12 日，时任中国外交部部长王毅出席在多哈举行的中阿合作论坛第七届部长级会议，在会上通过了多哈宣言。

【分析】

1. 广州某制药厂试图通过药品专利强制许可生产达菲仿制药的依据是什么？
2. 是否必须批准广州某制药厂生产达菲仿制药专利强制许可所提出的申请？
3. 如何实现药品专利权个人利益与社会公众利益间的平衡问题？

【启示】

1. 药品专利权与公众健康权益孰轻孰重？
2. 我国药企如何更好地运用药品专利强制许可这一法规？

【思考题】

1. 如何平衡药品专利权个人利益与社会公众利益？
2. 强制许可作为行政手段限制专利权的一种方式存在哪些不足？
3. 我国发生重大疫情如新冠肺炎疫情时，为了保障公众健康权益，我国药品行政部门通常会采取哪些措施？

（李　璠）

案例 17　原研专利被宣告无效谁之过

【教学目标】

知识目标：

1. 掌握药品发明专利权的内容及药品专利权的类别。

2. 熟悉药品发明专利关于新颖性及对比文件的规定。

3. 了解药品发明专利权无效宣告程序。

技能目标：

1. 使学生通过学习知悉药品发明专利可授权性，并在实践中注意避免使自己的发明创造失去新颖性。

2. 通过该案例学习使学生可以初步判断现有技术、现有技术的公开等内容。

情感目标：

通过本案例的学习，帮助学生了解有关药品发明专利授权条件、无效宣告理由等法律、法规一般规定，专利无效宣告的一般程序。深刻认识到国家对知识产权保护的重要性，深刻认识到知识产权意识须时时存在，提高学生知识产权意识，树立正确的知识产权观，尊重他人知识产权，才能有效保护自己的知识产权，避免侵权行为发生。

【案例正文】

1. 案件介绍　2001 年《专利法》修改后药物组合、药物制备方法及用途均可申请发明专利，促使大量药物研发机构、企业及个人进行大规模的中药药物组合物的研究、开发、生产。药品上市前药品生产企业需取得药品生产批件及建立试行标准，药品试行标准使用时间为 2 年，这个试行标准是药品原研单位通过大量的试验、试生产、检验等步骤研究出来在申请药品生产批件时向国家药品监督管理局报送的。在药品使用试行标准这 2 年期间，因该试行标准是向特定人员及单位（如药企、药检所）等发送，不公开发行，原研单位的权利是受保护的。在药品试行标准到期前生产（原研）企业需提出申请将药品试行标准转为正式标准（部颁标准），而正式标准由国家药典委员会汇编成册向公众发行，试行标准在申请转正过程中又有一段不公开发行时间。因此药品原研企业为保护自身知识产权，大部分会选择在药品的正式标准公开前将自己研究开发药物的试行标准内容进行发明专利申请，并使之获准授权。2006~2008 年，部分药品发明专利获准授权的药物原研企业发现市场上出现以自身原研药物为基础的简单改剂型的产品在市场上进行销售，遂以专利侵权为由将相关药品生产企业告上法院，其中以云南省某研究所诉江苏 A 制药有限公司痛舒片专利（专利名称：治疗肿痛的药物组合物；专利号：ZL200510010899.6）侵权案、西安 B 药业有限责任公司诉江西 C 制药有限公司专利侵权案及湖南 D 制药有限公司诉湖南 E 药业有限公司专利（专利名称：治疗乙肝的中药及其制备方法，专利号：ZL03118126.0）侵权案比较典型。专利侵权诉讼案件一审法院（各地中级人民法院）均判决相对方专利权侵权，在专利侵权诉讼案件二审审理过程中被告（二审上诉人）纷纷请求中止诉讼，其理由均为已对原告（二审被上诉人、专利权人）涉案专利向国家知识产权局专利复审委提出无效宣告请求。例如，2011 年 3 月 14 日刘某向国家知识产权局专利复审委对云南省药物研究所"治疗肿痛的药物组合物"发明专利（专利号：ZL200510010899.6）提出无效宣告请求、高某对西安 B 药业有限责任公司治疗妇科病症的发明专利提出无效宣告、曾某对湖南 D 制药有限公司"治疗乙肝的中药及其制备方法"（专利号：ZL03118126.0）提出无效宣告请求等。2011 年 12 月 28 日，国家知识产权局专利复审委下发第 17726 号无效宣告请求审查决定书：云南省某研究所"治疗肿痛的药物组合物"发明专利（专利号：ZL200510010899.6）专利权全部无效，同样西安 B 药业有限责任公司治疗妇科病症的发明专利及湖南 D 公司"治疗乙肝的中药及其制备方法"专利专利权也被宣告无效。据不完全统计 2008~2011 年类似情况发明专利被请求无效宣告项数超过 40 项，相关发明专利均被宣告无效，如国家知识产权局专利复审委员会第 9902、13754、13954、14035、14365、15990 号等无效宣告决定书中涉及的发明专利都属于因相同原因被国家知识产权局专利复审委宣告无效。

专利权人的相关专利权被宣告无效后，大量专利权人不服，纷纷向北京市第一中级人民法院提出行政诉讼，但北京市第一中级人民法院对此类案件的审理结果均为维持国家知识产权局专利复审委员会作出的无效宣告请求审查决定（即专利权无效）。专利权人向北京高院上诉后，北京市高级人民法院的行政判决书均为驳回上诉，维持原判（专利权无效）。还有部分专利权人如云南省某研究所、西安 B 药业有限责任公司等不服，继续向最高人民法院申请再审，但最高人民法院最终的行政裁定书均为驳回再审申请。

2. 国家知识产权局专利复审委审理

（1）关键证据：专利无效宣告请求人提供的证据是国家药品监督管理行政部门编纂的《国家中成药标准汇编》，属于部颁标准汇编本（该汇编没有书籍的出版单位名称、出版发行号、书号，封面页上注明了"二〇〇二年"）。

（2）国家知识产权局专利复审委审查认为，专利无效宣告请求人提供的关键证据即《国家中成药标准汇编》是国家药品监督管理行政部门编纂的药品标准汇编，属于部颁标准汇编本，其前言记载了"为强化中成药国标管理工作"，因此该汇编的目的是在全国范围内统一药品的生产工艺和质量标准；该前言还记载"本标准汇编为使用方便，按医学分类进行了编排，共分十三册，并编制了医学分类、拼音、笔画及标准序号索引目录"，可见该汇编本应为工具书籍，其使用对象应为非特定人，故此其发行对象应为公众，而不是特定人。由此可见，该证据汇编本在完成后应当处于公开发行状态，因此尽管证据上没有书籍的出版单位名称、出版发行号、书号，但其仍属于公众可合法获得的公开文件。证据中的封面页上注明了"二〇〇二年"，前言页上记载了"从 2001 年初开始……此项工作已经全面完成""本标准汇编由于涉及品种数量大，整理时间仓促，如有错漏之处，望及时函告修正"，前言页所标明的时间是"2002 年 11 月 20 日"，根据这些信息，可以认定该标准汇编到 2002 年 11 月 20 日已经汇编完成。虽然证据中未明确印刷日和（或）公开日，但按照《专利审查指南》第二部分第三章第 2.1.3.1 节的规定，可以根据其封面页上注明的"二〇〇二年"推定 2002 年 12 月 31 日为其公开日。

基于此，"痛舒胶囊"及其他同类型药品在《国家中成药标准汇编》上收录的内容，处于公众想获得就可以获得的状态，即在专利法意义上已经公开。只要同类型药物的专利申请日晚于 2002 年 12 月 31 日，《国家中成药标准汇编》上收录的内容均可以作为现有技术使用。

（3）国家知识产权局专利复审委对涉案专利关于 2001 年《专利法》第二十二条第二款审查认为，《国家中成药标准汇编》公开的处方中的原料药与专利权人权利要求所述药物的原料药完全相同，处方中各原料药的配比也全部落入权利要求的范围内，可见，权利要求与证据的技术方案相同，属于相同技术领域，能够解决相同的技术问题，实现相同的技术效果。因此，权利要求相对于证据不具备 2001 年《专利法》第二十二条第二款规定的新颖性。据此，国家知识产权局专利复审委员会做出决定，宣告专利权全部无效。

3. 司法机关审理　北京市第一中级人民法院、北京市高级人民法院、最高人民法院三级法院均认定：因专利无效宣告请求人提供的证据——《国家中成药标准汇编》分册内容，其前言部分记载"为强化中成药国标管理工作……本标准汇编为使用方便，按医学分类进行了编排，共分十三册，并编制了医学分类、拼音、笔画及标准序号索引目录"等内容，第 217 页记载有抄送单位：各省、自治区、直辖市药品检验所，中国药品生物制品检定所，国家药典委员会，国家药品监督管理局药品审评中心，国家中药品种保护审定委员会，有关生产单位。因此该书的发放并不局限于特定的对象，且为保证上述标准的顺利实施，上述标准是任何人不受限制均可以获得的，即处于能够为公众所知的状态。因此证据已属于《专利法》意义上的出版物公开，此类专利若在 2002 年 12 月 31 日后才提出申请的，已无新颖性，专利权无效。

【涉及法规及知识点】

1.《专利法》（2000 年 8 月 25 日第二次修正，2001 年实施。现实施的《专利法》关于新颖性的规定与 2001 年实施《专利法》一致）　第二十二条："……新颖性是指在申请日以前没有同样的发明或者实用新型在国内外出版物上公开发表过、在国内公开使用过或者以其他方式为公众所知；

也没有同样的发明或者实用新型由他人向国务院专利行政部门提出过申请,并记载在申请日以后公布的专利申请文件中。"

2.《专利审查指南》第二部分第三章第 2.1.2.1 节（2001 年版）:"专利法意义上的出版物是指记载有技术或设计内容的独立存在的传播载体,并且应当表明或者有其他证据证明其公开发表或出版的时间……出版物不受地理位置、语言或者获得方式的限制,也不受年代的限制。出版物的出版发行量多少、是否有人阅读过、申请人是否知道是无关紧要的。"因此,对于专利法意义上公开出版物的认定不必需要其如正式出版发行的刊物一样,具有出版文号等,只要其处于能够为公众所知的状态即可。出版物的印刷日视为公开日,有其他证据证明其公开日的除外。印刷日只写明年月或者年份的,以所写月份的最后一日或者所写年份的 12 月 31 日为公开日。

3.《中华人民共和国著作权法》(2000 年第二次修正,2001 年实施。现著作权法关于作者的规定与 2001 年实施的一致)　第十一条:"如无相反证明,在作品上署名的公民、法人或者其他组织为作者。"

【分析】

1. 专利复审委、司法部门为什么认定该现有技术方案已公开?
2. 国家药监部门为什么认为该技术方案没有公开?
3. 个人、行政机关与司法机关认定不一致时,以哪个机关认定的为准?

【启示】

企业为什么需提前申请专利使自己的技术方案处于被国家法律法规保护范围?

【思考题】

1. 哪些技术方案可以申请药品发明专利?
2. 哪些行为会破坏药品发明专利的新颖性?
3. 药品发明专利与药品标准的区别与联系有哪些?

（赵瑞敏）

案例 18　从云南白药集团诉某经贸有限公司云南白药杀虫剂商标侵权案看药品类商标预先布局对企业的重要性

【教学目标】

知识目标:
1. 掌握药品商标权的内容及药品商标使用的特殊规定。
2. 熟悉药品商标分类及与药品相关产品、服务分类（类似商品和服务区分表——基于尼斯分类第十一版）。
3. 了解商标许可使用、无效宣告及商标侵权诉讼一般程序。

技能目标:
1. 通过所学药品商标知识,能熟练提交药品及相关产品在市场销售时所需商标注册证的类别及商品项,能正确识别药品商标使用是否合法合规。
2. 通过该案例学习,能灵活运用药品商标权管理的相关法律法规。

情感目标:
通过本案例的学习,帮助学生了解有关药品商标的法律、法规及侵权认定的一般规定、商标侵权诉讼的一般程序,深刻认识到国家对知识产权保护的重要性,提高学生知识产权意识,树立正确的知识产权观,共同维护知识产权,避免侵权行为发生。

【案例正文】

1. 案件介绍 云南白药集团股份有限公司（以下简称云南白药集团）是中华老字号企业，云南白药创制于 1902 年。该公司于 2000 年在 5 类（中药产品）注册、使用的"云南白药"商标是"中国驰名商标"，云南白药品牌影响力及品牌价值极高，因此市场上各种傍云南白药品牌的商品层出不穷。2015 年 9 月，云南白药集团工作人员在超市内购买到云南·白药杀虫剂、云南·白药杀虫系列电热蚊香片、云南·白药杀虫系列蚊香等商品，上述商品上均标注为某经贸有限公司（出品）；某精细化工有限公司（生产）。在电脑上输入上述商品上标注的网址"www.ynbyscj.com"，弹出"云南·白药杀虫系列"的页面，"联系方式"一栏显示为某经贸有限公司。2015 年 11 月云南白药集团将某经贸有限公司、某精细化工有限公司诉至昆明市中级人民法院，请求法院判令两被告立即停止对其"云南白药"驰名商标专用权及注册商标专用权的侵害，支付赔偿金 200 万元及为制止侵权行为支出的合理开支 6 万元。2016 年 12 月 22 日昆明市中院下达（2015）昆知民初字第 532 号民事判决书：①被告某经贸有限公司于本判决发生法律效力之日起立即停止侵犯原告云南白药集团享有的第 1434463 号、第 1434498 号、第 3021571 号、第 3061674 号、第 6717557 号、第 6954141 号注册商标专用权的行为；②被告某经贸有限公司赔偿原告云南白药集团经济损失 50 万元及云南白药集团为维权支出的合理开支 2 万元。该判决下达后某经贸有限公司不服，向云南省高级人民法院提起上诉。2017 年 6 月 7 日云南省高级人民法院受理后依法组成合议庭公开开庭审理了此案；2017 年 7 月 7 日云南省高院下达（2017）云民终 306 号民事判决书：驳回上诉，维持原判。

2. 法院查明 一审法院（昆明市中级人民法院）查明：2000～2010 年，云南白药集团在 5 类（药品、消毒剂、医用敷料等小类）注册并取得第 1434463 号"云白药"、第 1434498 号"云南白药"、第 3021571 号"云南白药"、第 3061674 号"云南白药"、第 6717557 号"云南白药"、第 6954141 号"云南白药"等 6 件注册商标专用权。2002 年 2 月 8 日，国家工商行政管理总局商标局向云南省工商行政管理局、云南白药集团下发了《关于"云南白药"商标认定为驰名商标的通知》，载明云南白药集团注册并使用在中药商品上的"云南白药"商标被认定为驰名商标。某经贸有限公司成立于 2015 年 1 月 29 日，系自然人出资有限责任公司。2015 年 1 月 7 日，某洗涤科技开发有限公司在 5 类注册取得第 12898608 号"白药杀"注册商标（核定使用商品：杀虫剂、蚊香）。2016 年 1 月 4 日，国家商标局收到某洗涤科技开发有限公司将"白药杀"商标转让给某经贸有限公司的商标许可备案申请书。经审理查明，云南·白药杀虫剂等商品系由某经贸有限公司生产。

二审法院（云南省高级人民法院）查明：《关于第 12898608 号"白药杀"商标无效宣告请求裁定书》，可以证明"白药杀"注册商标已经被宣告无效，（但"白药杀"注册商标权人不服无效宣告，向北京知识产权法院提起行政诉讼并已被受理）（备注：该案于 2017 年 11 月 27 日由北京知识产权法院下达 2016 京 73 行初 6191 号行政判决书：维持国家商标评审委裁定，"白药杀"商标无效）。

3. 法院认为 云南白药集团享有的涉案"云南白药""云白药"注册商标具有较高的知名度及较强的显著性，只要使用"**云南白药**"文字，相关公众就非常容易对产品来源产生误认，造成市场混淆。被告某经贸有限公司在其生产的被控侵权商品（云南·白药杀虫剂、云南·白药杀虫系列电热蚊香片、云南·白药杀虫系列蚊香、云南·白药杀虫系列蚊蝇香、云南·白药杀虫系列蚊蝇香王）上突出使用了"云南·白药杀"标识，该文字中"云南"及"白药"从字形、读音、含义均与原告云南白药集团涉案 5 件"云南白药"注册商标相同，还与原告云南白药集团涉案"云白药"注册商标近似。通过整体比对，"云南·白药杀"标识与原告云南白药集团涉案五项"云南白药"及"云白药"注册商标在整体视觉效果上非常近似。某经贸有限公司的行为，客观上会使相关公众很容易认为被控侵权商品系"云南白药"品牌的杀虫剂，对产品来源产生误认，造成市场混淆，故某经贸有限公司侵害了云南白药集团涉案注册商标的专用权。

4. 判决结果 一、二审法院（昆明市中级人民法院和云南省高级人民法院）均判定某经贸有限公司生产、销售云南·白药杀虫剂行为侵权成立，该公司应承担相应侵权责任。两级法院综合考虑云南白药集团涉案商标的知名度、某经贸有限公司侵权行为的性质及其经营规模等因素，判令某经贸有限公司停止侵权并赔偿云南白药集团经济损失 50 万元及维权所产生的费用。

5. 关联案件 第 12898608 号"白药杀"注册商标无效宣告案：2013 年 7 月 10 日某洗涤科技

开发有限公司在 5 类申请注册第 12898608 号"白药杀"商标。2015 年 1 月 7 日该商标在 5 类获准注册，核定使用商品为第 5 类的 0505 小类的杀虫剂、蚊香。2015 年 8 月 19 日云南白药集团对该商标提出无效宣告；2016 年 10 月 13 日该商标被国家商标评审委宣告无效。2016 年 12 月 20 日某洗涤科技开发有限公司向北京知识产权法院提起行政诉讼，2017 年 11 月 27 日北京知识产权法院下达行政判决书，维持国家商标评审委裁定，"白药杀"商标无效；2018 年 2 月 27 日某洗涤科技开发有限公司向北京高院提起上诉，2018 年 7 月 27 日北京高院下达行政判决书，维持原判，维持国家商标评审委裁定，"白药杀"商标无效。

【涉及法规及知识点】

1.《中华人民共和国商标法》（1982 年 8 月 23 日第五届全国人民代表大会常务委员会第二十四次会议通过，根据 2013 年 8 月 30 日第十二届全国人民代表大会常务委员会第四次会议《关于修改〈中华人民共和国商标法〉的决定》第三次修正；2019 年 4 月 23 日第十三届全国人民代表大会常务委员会第十次会议第四次修正，2019 年 11 月 1 日实施。本案例适用 2013 年 8 月 30 日修正版）第十三条："为相关公众所熟知的商标，持有人认为其权利受到侵害时，可以依照本法规定请求驰名商标保护。就相同或者类似商品申请注册的商标是复制、摹仿或者翻译他人未在中国注册的驰名商标，容易导致混淆的，不予注册并禁止使用。就不相同或者不类似商品申请注册的商标是复制、模仿或者翻译他人已经在中国注册的驰名商标，误导公众，致使该驰名商标注册人的利益可能受到损害的，不予注册并禁止使用。"第三十条："申请注册的商标，凡不符合本法有关规定或者同他人在同一种商品或者类似商品上已经注册的或者初步审定的商标相同或者近似的，由商标局驳回申请，不予公告。"第四十八条："本法所称商标的使用，是指将商标用于商品、商品包装或者容器以及商品交易文书上，或者将商标用于广告宣传、展览以及其他商业活动中，用于识别商品来源的行为。"第五十七条："有下列行为之一的，均属侵犯注册商标专用权……（二）未经商标注册人许可，在同一种商品上使用与其注册商标近似的商标，或者在类似商品上使用与其注册商标相同或者近似的商标，容易导致混淆的。……"第六十三条："……权利人因侵权所受到的实际损失、侵权人因侵权获得的利益、注册商标许可使用费难以确定的，由人民法院根据侵权行为的情节判决给予三百万元以下的赔偿。"

2.《最高人民法院关于审理商标民事纠纷案件适用法律若干问题的解释》（2002 年 10 月 12 日最高人民法院审判委员会第 1246 次会议通过，2002 年 10 月 16 日实施）。

第三条（一）项：被诉侵犯商标权的成立不以商标驰名为事实根据的，人民法院对于所涉商标是否驰名不予审查。

第十一条："商标法第五十二条第（二）项规定的类似商品，是指在功能、用途、生产部门、销售渠道、消费对象等方面相同，或者相关公众一般认为其存在特定联系、容易造成混淆的商品。"第十二条："人民法院依据商标法第五十七条第（二）项的规定认定商品或者服务是否类似，应当以相关公众对商品或者服务的一般认识综合判断，《商标注册用商品和服务国际分类表》《类似商品和服务区分表》可以作为判断类似商品或者服务的参考。"第二十一条："人民法院在审理侵犯注册商标专用权纠纷案件中……，可以判决侵权人停止侵权、赔偿损失、消除影响等民事责任。"

3.《商标审查及审理标准》（2016 年 12 月国家商标评审委、商标局，2017 年、2018 年、2019 年进行过细微修订，本案例适用 2016 年版）第三部分："四、商标近似的审查……14. 商标仅由他人在先商标及起修饰作用的形容词或者副词以及其他在商标中显著性较弱的文字组成，所表述的含义基本相同，易使相关公众对商品或者服务的来源产生误认的，判定为近似商标……16. 商标完整地包含他人在先具有一定知名度或者显著性较强的文字商标，易使相关公众认为属于系列商标而对商品或者服务的来源产生误认的，判定为近似商标。"

混淆、误导可能性的判定，应当综合考虑下列各项因素：①系争商标与引证商标的近似程度；②引证商标的独创性；③引证商标的知名度；④系争商标与引证商标各自使用的商品/服务的关联程度。

【分析】

为什么法院会认定某经贸有限公司生产的云南·白药杀虫剂产品侵害云南白药集团商标专用权？

【启示】

1. 企业为什么需提前布局知识产权？
2. 对于中医药企业来说，最重要的知识产权是什么？
3. 中医药企业最常使用的商标在哪几个类别？

【思考题】

1. 药品商标是什么？为什么规定药品必须使用注册商标？
2. 药品商标在尼斯分类的第几类？关联商标有哪几类？
3. 药品商标的使用一般在哪些地方？
4. 商标的侵权行为有哪些？

（赵瑞敏）

第十章　药品信息管理

案例 19　药包材、药用辅料的监管与发展——"毒胶囊"事件的启示

【教学目标】

知识目标：

1. 掌握药用辅料、药品包装材料的基本概念。

2. 熟悉药用辅料、药品包装材料的相关管理规定。

3. 了解违反相关管理规定应承担的法律责任。

技能目标：

1. 通过案例学习，学生能运用所学的法律、法规指导实践工作，分析判断与药用辅料、药品包装材料相关的行为哪些合法、哪些违法。

2. 通过小组讨论，让学生进行合作学习，培养发现问题、提出问题、解决问题的能力，具备一定的科学研究能力。

3. 通过开放性问题，让学生学会利用信息化手段查阅课外文献、收集资料、完成讨论，拓展学习领域，灵活应用知识，举一反三。

情感目标：

1. 通过学习有关案例，让学生深刻认识对药包材进行依法管理的重要性，重视药包材的使用安全，培养"整体观""生命观"，树立良好的职业道德和工作习惯，知法、懂法，用法律规范、约束自己的行为。

2. 通过合作学习、小组讨论，促进学生良好的人际合作关系，增强学生心理品质发展，提高岗位胜任力。

【案例正文】

2012 年 4 月 15 日，中央电视台《每周质量报告》播出了调查节目——《胶囊里的秘密》，曝光了多家胶囊生产企业用劣质皮革下脚料生产不合格药用胶囊的整个过程，此事被媒体称为"毒胶囊"事件。

节目中记者暗访了中国胶囊之乡浙江新昌儒岙镇，发现这里的胶囊出厂价差别很大，同种型号的胶囊价格高的每一万粒卖六七十元，甚至上百元，低的却只要四五十元。价格差异主要是制作胶囊所需的主材——明胶原料质量不同。价格高的胶囊使用的是符合标准的食用明胶，价格低的胶囊使用的则是不符合药用标准的工业明胶。

一些企业购买价格便宜的皮革下脚料（俗称"蓝矾皮"或"蓝皮"），经过生石灰浸渍膨胀、工业强酸强碱中和脱色、多次清洗等工序处理后，熬成胶液，再经过浓缩、凝固、干燥、粉碎，制成淡黄色的工业明胶（俗称"蓝皮胶"）。"蓝皮胶"低价卖给胶囊厂，制作成供药用的空胶囊。由于价格便宜，某些药品生产企业为了节约成本，购进了这种空胶囊来填装药品。由于"蓝矾皮"是工业皮革废料，在加工时使用了三价铬[Cr（Ⅲ）]做鞣革剂，Cr（Ⅲ）在碱性环境下被氧化成六价铬[Cr（Ⅵ）]，从而使 Cr（Ⅵ）超标，且无法去除。Cr（Ⅵ）具有强氧化性，毒性高，有致突变作用，是诱发肝癌的无机致癌物之一。本事件涉及 9 家药厂生产的 13 个批次的药品，其所用胶囊的重金属铬含量均超过《中国药典》规定 2mg/kg 的限量值，其中最高铬含量竟达到 181mg/kg，超标达 90 多倍。所以业内专家将其称为铬超标胶囊，也就是俗称的"毒胶囊"。毒胶囊的生产流通过程见图 1-19-1。

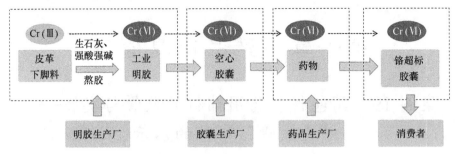

图 1-19-1　铬超标胶囊流入市场示意图

节目中爆出多家药品生产企业都使用了铬超标胶囊，包括一些知名药企。不合格的胶囊通过合法的制药企业制成"合格"药物流入市场，最终进入患者体内，被用来救命的药却成了可能危害生命的"毒药"。

国家食品药品监督管理局随即发出紧急通知，要求各省（区、市）食品药品监督管理部门对媒体报道的 13 个铬超标产品暂停销售和使用，进行质量检验并公示结果，合格产品继续销售，不合格产品依法处理。对违反规定生产、销售、使用药用空心胶囊的企业，依法严肃查处。浙江新江警方迅速对问题胶囊中涉案的 22 人进行逮捕。浙江新昌查处了涉及该事件的 7 家空心胶囊生产企业，该地食品药品监督管理局局长被停职。涉及的 9 家企业生产的所有胶囊类药品全部停售，铬超标明胶和胶囊企业一律列入黑名单。各地警方对相关案件立案 7 起，逮捕了犯罪嫌疑人 9 名，刑拘 45 人，查封非法生产线 80 余条，查扣空心问题胶囊共计 7700 多万粒。

【涉及法规及知识点】

1. 相关法对药包材管理的限制性规定　《药品管理法》（2019 年版）第九十八条："……有下列情形之一的，为劣药……（七）其他不符合药品标准的药品……禁止使用未按照规定审评、审批的原料药、包装材料和容器生产药品。"第一百一十七条："生产、销售劣药的，没收违法生产、销售的药品和违法所得，并处违法生产、销售的药品货值金额十倍以上二十倍以下的罚款；违法生产、批发的药品货值金额不足十万元的，按十万元计算，违法零售的药品货值金额不足一万元的，按一万元计算；情节严重的，责令停产停业整顿直至吊销药品批准证明文件、药品生产许可证、药品经营许可证或者医疗机构制剂许可证。"第一百二十五条："违反本法规定，有下列行为之一的，没收违法生产、销售的药品和违法所得以及包装材料、容器，责令停产停业整顿，并处五十万元以上五百万元以下的罚款；情节严重的，吊销药品批准证明文件、药品生产许可证、药品经营许可证，对法定代表人、主要负责人、直接负责的主管人员和其他责任人员处二万元以上二十万元以下的罚款，十年直至终身禁止从事药品生产经营活动……（二）使用未经审评的直接接触药品的包装材料或者容器生产药品，或者销售该类药品……"

《药品管理法实施条例》（2019 年修订版）第四十三条："药品生产企业使用的直接接触药品的包装材料和容器，必须符合药用要求和保障人体健康、安全的标准。"

2. 包材注册审批相关法律　《关于药包材药用辅料与药品关联审评审批有关事项的公告》（2016 年修订版）："……药包材、药用辅料应按程序与药品注册申请关联申报和审评审批……各级食品药品监督管理部门不再单独受理药包材、药用辅料注册申请，不再单独核发相关注册批准证明文件。"

《药品管理法》（2019 年版）第七十九条："对药品生产过程中的变更……属于重大变更的，应当经国务院药品监督管理部门批准，其他变更应当按照国务院药品监督管理部门的规定备案或者报告。药品上市许可持有人应当按照国务院药品监督管理部门的规定，全面评估、验证变更事项对药品安全性、有效性和质量可控性的影响。"

【分析】

1. 我国药包材、药用辅料的相关立法有哪些？

2. "毒胶囊"事件反映出管理中存在的哪些问题? 尝试从政府法律制度、企业质量控制、道德操守方面分析该事件。

【启示】

1. 本案对我国药包材管理相关法律法规的发展有什么积极意义?
2. 政府、行业协会、企业等应采取哪些措施来完善对药包材质量的管理?

【思考题】

1. 按照《药品管理法》的相关规定,"毒胶囊"事件中查处的药品应该按照劣药还是假药论处? 为什么?
2. 为何工业明胶流入药品、食品生产领域的事件屡禁不止? 请从多个角度进行分析。
3. 药包材、药用辅料与药品关联审评审批制度给我们提供了哪些启示? 药品生产企业、药用辅料生产应采取哪些措施积极应对国家政策的改变?
4. 分析国外原辅材料主控文件制度可为我国药包材、药用辅料管理制度提供哪些可行性的参考?

(张雪梅)

案例 20 法律视角下的药品广告管理——以莎普爱思滴眼液事件为例

【教学目标】

知识目标:
1. 掌握药品广告审批程序。
2. 熟悉药品广告批准文号管理;熟悉药品广告的内容和发布要求。
3. 了解违反相关管理规定应承担的法律责任。

技能目标:
1. 通过案例学习,学生能运用所学的药事法律、法规指导实践工作,明确药品广告的审批流程及管理。对药品广告的合法性进行分析,正确判断哪些是合法广告、哪些是违法广告。
2. 通过小组讨论,使学生进行合作学习,培养其发现问题、提出问题、解决问题的能力,使其具备一定的科学研究能力。
3. 通过开放性问题,使学生学会利用信息化手段查阅课外文献、收集资料、完成讨论,拓展学习领域,灵活应用知识,举一反三。

情感目标:
1. 通过学习有关药品广告法律、法规的主要内容及产生原因和背景,使学生深刻认识对药品广告进行依法管理的重要性,树立良好的职业道德和工作习惯,知法、懂法,用法律规范、约束自己的行为。
2. 通过合作学习、小组讨论,促进学生良好的人际合作关系,增强学生心理品质发展,提高岗位胜任力。

【案例正文】

2017 年 12 月 2 日, "丁香医生"公众号发布了一篇名为《一年狂卖 7.5 亿的洗脑神药,请放过中国老人》的文章,将莎普爱思滴眼液称为"洗脑神药",公开质疑该药的疗效和广告宣传。莎普爱思通用名为苄达赖氨酸滴眼液,是由浙江莎普爱思药业股份有限公司生产的滴眼剂,批准文号为国药准字 H19980101、H19980187、H20163352,为甲类非处方药,适应证为早期老年性白内障。

文章指出莎普爱思滴眼液在广告中声称对治疗白内障有效，而眼科界的共识是目前没有一个药物能够有效治疗白内障，唯一有效的方法是手术。其广告内容涉嫌虚假宣传，易造成公众对药品功效与安全性的误解。

针对质疑，国家食品药品监督管理总局立即责成浙江省食品药品监督管理局对莎普爱思产品广告内容进行复审，要求严格按照说明书适应证中规定的文字表述，不得有超出说明书适应证的文字内容。12月5日浙江省食品药品监督管理局回应公众：尚未发现莎普爱思抽验不合格情况，也未发现有关"莎普爱思滴眼液"的违法广告。生产企业也发表声明称，其发布的广告内容与药监部门审批的内容一致，也未因广告发布受到行政处罚或被采取监管措施，但主动提出自2017年12月12日起暂停发布已审批的广告。

尽管浙江省食品药品监督管理局和生产企业都给出"莎普爱思滴眼液"广告未违法的声明，但公司仍受此事件影响，股价一路下挫，市值缩水了数亿元，遭受重大损失。

此次风波使虚假医药广告话题再次成为舆论焦点。为何莎普爱思滴眼液看起来程序合法、资质齐全，却仍然广受诟病？

质疑一：莎普爱思滴眼液的药品广告发布过程是否合法？

在我国发布药品、保健品广告需遵守《中华人民共和国广告法》《药品管理法》《中华人民共和国反不正当竞争法》的相关规定，所有药品广告均需进行审查批准。药品广告申请人向省级食品药品监督管理局提交真实、合法、有效的证明文件，通过审批后核发广告批准文号，各媒体审查员核实无误之后再公开发布。其程序如图1-20-1所示。

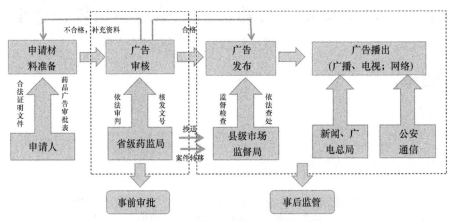

图1-20-1 药品广告发布过程示意图

经查询国家食品药品监督管理局药品广告审查数据库，浙江省食品药品监督管理局在2011～2019年对莎普爱思滴眼液共核发406条"浙药广审（文/视）"广告批准文号，该广告发布程序符合相关规定。

质疑二：使用明星人物做形象代言人？

2013～2015年过审广告资料中确实使用了家喻户晓的名人做广告代言（图1-20-2），但当时遵循的是1994年颁布的《中华人民共和国广告法》，只规定药品广告不得利用医药科研单位、学术机构、医疗机构或者专家、医生、患者的名义和形象作证明，并未对除此以外的代言人做出限制性规定。而2015年9月1日实施的新版《中华人民共和国广告法》进一步明确，医疗、药品、医疗器械广告，不得利用广告代言人作推荐、证明，并规定虚假广告造成消费者损害的，其广告经营者、广告发布者、广告代言人应当与广告主承担连带责任。基于法律更新后的变化，该产品广告在2016年后未再使用广告代言人（图1-20-3）。

质疑三：广告内容是否符合法律法规的相关规定？

新闻媒体和法律人士认为莎普爱思广告宣传语带有强烈暗示性"断言"和"保证"，在广告上存在"误导"和"夸大"嫌疑。

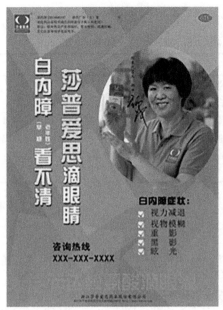

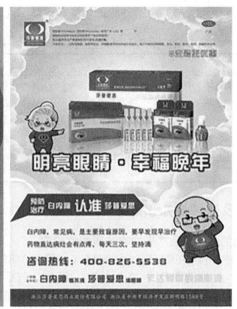

浙药广审(文)第2014050090号　　　　　浙药广审(文)第2017100264号

图 1-20-2　使用名人作为形象代言人　　　图 1-20-3　未使用任何形象代言人

2012～2017 年广告语中出现了"模糊滴、重影滴、黑影滴""有点痛,坚持滴""白内障看不清,莎普爱思滴眼睛"等带有强烈暗示性"断言"和"保证"的用语,容易误导消费者忽视不良症状、迷信药品安全性(表 1-20-1)。

表 1-20-1　2017 年莎普爱思滴眼液广告宣传用语列举

批准文号	内容
浙药广审(文)第 2017100266 号	平面广告文案:白内障,常见病,是主要致盲原因,要早发现早治疗;药物直达病灶会有点疼,每天三次,坚持滴;(早期老年性)白内障看不清 莎普爱思滴眼睛
浙药广审(视)第 2017080047 号	电视广告文案旁白:白内障(字幕:早期老年性白内障);看不清;莎普爱思;滴滴滴
浙药广审(视)第 2017110117 号	电视广告文案旁白:白内障看东西模糊、重影、黑影(字幕:模糊—重影—黑影);白内障—常见病—是主要致盲原因—要早发现—早治疗;莎普爱思;预防治疗白内障;药物直达病灶会有点疼;坚持滴哦;上市十多年了;品牌值得信赖

莎普爱思产品说明书中适应证为"早期老年性白内障",但广告文本中使用较小的字体、难以识别的颜色处理"早期老年性"用语,难以起到提示作用,容易让人误解为莎普爱思可以适用于非老年性白内障和中期、晚期老年性白内障患者,存在对药品的适应证作扩大化宣传的嫌疑。在媒体播出的视频广告中,"早期老年性"五个字没有在广告词中念出来,易使消费者对药品功效产生误解。

对于公众质疑,浙江省食品药品监督管理局回应称未发现有关"莎普爱思滴眼液"的违法广告,莎普爱思公司也称其发布的广告内容合法合规。为何在同一事件中监督管理部门、生产企业、媒体、法律人士对产品的广告内容有不同的理解和看法呢?

2018 年 4 月,莎普爱思滴眼液广告在央视频道重新播出,与此前的版本相比,公众质疑的夸张内容被删除,广告文案用词谨慎、严谨,"早期老年性白内障"字体明显突出,在电视广告中也清晰念出(表 1-20-2)。

一波未平一波又起,2018 年 3 月 18 日,国家广电总局要求停止播出相关版本的"强身牌四子填精胶囊"广告,称部分版本广告含有宣传主治"阳痿不坚、遗精早泄"及"补肾填精"等内容,存在违规播出提高性功能药品广告的问题。其生产企业强身药业为 2015 年莎普爱思公司收购的制药公司，继"莎普爱思滴眼液"广告风波之后，莎普爱思公司再度出现广告违规问题。

表 1-20-2　2018 年莎普爱思滴眼液广告宣传用语列举

批准文号	内容
浙药广审（文）第 2018070213 号	平面广告文案：莎普爱思药业提醒您关注眼健康
浙药广审（文）第 2018070211 号	莎普爱思适用于早期老年性白内障
浙药广审（视）第 2018010002 号	电视广告文案旁白：莎普爱思；提醒您；关注；眼健康
浙药广审（视）第 2017110104 号	电视广告文案旁白：莎普爱思通过抑制眼睛中 AR 的活性；达到预防治疗白内障的目的；药物直达病灶会有点疼；每天三次要坚持滴；白内障看不清 沙普爱思滴眼睛；明亮眼睛 幸福晚年

【涉及法规及知识点】

1. 相关法对药品广告内容的限制性规定

《中华人民共和国广告法》（2015 年修订版）第四条："广告不得含有虚假或者引人误解的内容，不得欺骗、误导消费者。"第十六条："医疗、药品、医疗器械广告不得含有下列内容：（一）表示功效、安全性的断言或者保证；（二）说明治愈率或者有效率；（三）与其他药品、医疗器械的功效和安全性或者其他医疗机构比较；（四）利用广告代言人作推荐、证明；（五）法律、行政法规规定禁止的其他内容。"

《药品管理法》（2019 年版）第九十条："药品广告的内容应当真实、合法，以国务院药品监督管理部门核准的药品说明书为准，不得含有虚假的内容。药品广告不得含有表示功效、安全性的断言或者保证；不得利用国家机关、科研单位、学术机构、行业协会或者专家、学者、医师、药师、患者等的名义或者形象作推荐、证明。非药品广告不得有涉及药品的宣传。"

《中华人民共和国反不正当竞争法》（2019 年修订版）第八条："经营者不得对其商品的性能、功能、质量、销售状况、用户评价、曾获荣誉等作虚假或者引人误解的商业宣传，欺骗、误导消费者。经营者不得通过组织虚假交易等方式，帮助其他经营者进行虚假或者引人误解的商业宣传。"

2. 法律责任 《刑法》（2017 年修订版）第二百二十二条："……利用广告对商品或者服务做虚假宣传，情节严重的，以虚假广告罪定罪处罚。情节严重的，处二年以下有期徒刑或者拘役，并处或者单处罚金。"

【分析】

每年国家及各地药品监督管理局都会曝光查处违法药品、保健品、医疗器械广告，并采取相应处罚措施，但为何违法广告仍然屡禁不止？

【启示】

请尝试从政府、企业、行业协会、患者等方面分析，采取哪些措施能减少或控制药品违法广告的发生？

【思考题】

1. 随着互联网的发展，国家允许互联网药品销售，请谈一谈你对互联网药品广告监管工作的看法和建议。

2. 近年来在一些影视作品中出现了"植入性药品广告"，请查阅资料，谈一谈你对"植入性药品广告"的认识和监管建议。

3. 从不同途径收集 5 个药品或保健品广告，分析其广告内容是否符合我国相关法律法规的规定。

（张雪梅）

第十一章　药品生产监督管理

案例 21　GMP 管理之殇——亮菌甲素注射液药害事件的启示

【教学目标】

知识目标：
1. 掌握 GMP 的概念及关键要素。
2. 熟悉 GMP 质量管理体系涵盖的影响因素。

技能目标：
1. 熟练掌握药品生产质量管理体系的建设。
2. 应用 GMP 的管理理念识别药品生产质量保障体系中的风险，并有解决方案。

情感目标：
培养学生诚信、严谨的质量态度及持续改进、风险控制的质量思维，树立学生尊重科学、质量优先的理念。

【案例正文】

2006 年，自 4 月 22 日起，某医院肝病区突然有较多肝病患者出现急性肾衰竭，这些患者入院时大部分病情较稳定，但几天之后，其中四人因抢救无效死亡。经该院仔细排查，发现这些患者在治疗过程中都使用了由某制药有限公司生产的亮菌甲素注射液，随即，广东省卫生厅和广东省食品药品监督管理局联手行动，封存该院库存的亮菌甲素注射液，并通知全省药品经营单位、医疗卫生机构，停止销售和使用该制药有限公司生产的亮菌甲素注射液。本次事件最终导致 13 人死亡。

当年 5 月 3 日，广东省药品检验所对该注射液进行质量检验。结果显示，该制药有限公司用二甘醇取代丙二醇生产亮菌甲素注射液。5 月 11 日，国家食品药品监督管理局认定此药为假药，并立即责成黑龙江省食品药品监督管理局暂停该企业亮菌甲素注射液的生产，封存该制药有限公司的所有库存药品共计 118 万支。2006 年 5 月 14 日，齐齐哈尔市召开新闻发布会，宣布造成该事件的原因系该制药有限公司在购买药用辅料丙二醇用于亮菌甲素注射液生产时，购入并使用了假冒的丙二醇。同时宣布齐齐哈尔市食品药品监督管理局已经对该制药有限公司进行了全面查封，并立案调查。

调查结果显示，该公司的药品采购、质量、检验等有关人员及分管领导均存在渎职和失职问题，具体细节如下。

钮某是该制药有限公司的采购员，负责原料、辅料的采购工作，该制药有限公司以前购买的都是进口的丙二醇，价格在每吨 17 000 元左右，而江苏产的"丙二醇"（实为二甘醇）价格仅为 6000 多元，这个价格非常有诱惑力，钮某在看到货品三证齐全，并拥有药品生产许可证、药品注册证和企业营业执照（均系伪造）后，并未对证照进行核实，也未到供货方现场作实地考察，就购进了"丙二醇" 1 吨。钮某的直管领导——主管采购、仓储、运输的副总经理郭某同意了钮某的采购计划。

此后，疏漏不断发生。按照该制药有限公司为 GMP 认证而制订的采购制度，采购员应对新的原料供货商进行实地考察，质量部门必须对原辅料进行供应商审计，这两个环节并没有执行。

接下来，物料进入了检验环节。丙二醇的全部检验项目里，当时标准中有一项是红外鉴别，丙二醇的红外图谱与二甘醇的红外图谱是有明显差异的。然而，该公司并没有红外标准对照图谱，负责检验的化验室主任陈某只有初中一年级的文化程度，从未接受过任何正规的岗前培训和考核，几乎看不懂化学光谱。尽管如此，这批原料还是被检出"相对密度"异常。但是，主管生产、质量的副总经理朱某认为"可能只是纯度不高，应该还是丙二醇"。于是，朱某指令化验室主任陈某出具了合格的检验报告书。

该制药有限公司原总经理尹某认为，采购原料是小事，他是管大事的，根本没有预料到已经引发大祸。

黑龙江省食品药品监督管理局向该制药有限公司送达了行政处罚事先告知书和听证告知书，对其进行了如下处罚：没收查封扣押的假药；没收其违法所得 238 万元，并处货值金额 5 倍罚款 1682 万元，罚没款合计 1920 万元；吊销其药品生产许可证，撤销其 129 个药品批准文号，收回 GMP 证书。从这一天起，该制药有限公司便不复存在了。

不单单是经济处罚，刑事处罚更为严厉。该制药有限公司法人代表、副厂长、技术厂长等涉案人员也已被公安机关刑事拘留。2008 年 4 月 29 日上午在广州中院一审宣判，该制药有限公司总经理、副总经理等 5 人分别因重大责任事故罪被判七年至四年不等的有期徒刑，5 名直接责任人均受到了应有的法律制裁。

历史总是惊人地相似，早在 1937 年，美国"磺胺酊"事件的罪魁祸首同样是二甘醇，结局同样惨烈。

1937 年，美国一家公司的主任药师瓦特金斯（Harold Wotkins）为使小儿服药方便，用二甘醇代替乙醇做溶媒，配制色、香、味俱全的口服液体制剂，当时称为磺胺酊剂，未做动物实验，在美国田纳西州的马森吉尔药厂投产后，全部进入市场用于治疗感染性疾病。当时的美国法律是许可新药未经临床试验便进入市场的。到这一年的 9～10 月，美国南方一些地方开始发现服用磺胺酊剂后患肾衰竭的患者大量增加，共发现 358 名患者，死亡 107 人（其中大多数为儿童），成为 20 世纪影响最大的药害事件之一。最后，该公司生产的 240 加仑磺胺酊剂，追回约 234 加仑。就这不到 6 加仑的药物，造成了 107 人死亡，其中多数是儿童。最后的结局是工厂倒闭，药剂师自杀谢罪。史称"磺胺酊"事件。

实际上，发现二甘醇的毒性并不难——简单的动物实验即可发现，甚至查阅当时的科学文献，也能找到二甘醇损害肾脏的报道，这一事件促使 1938 年美国《食品、药品与化妆品法案》诞生。

【涉及法规及知识点】

1. 药品上市许可人责任 《药品管理法》（2019 年版）第三十条："药品上市许可持有人是指取得药品注册证书的企业或者药品研制机构等。药品上市许可持有人应当依照本法规定，对药品的非临床研究、临床试验、生产经营、上市后研究、不良反应监测及报告与处理等承担责任。其他从事药品研制、生产、经营、储存、运输、使用等活动的单位和个人依法承担相应责任。药品上市许可持有人的法定代表人、主要负责人对药品质量全面负责。"第三十一条："药品上市许可持有人应当建立药品质量保证体系，配备专门人员独立负责药品质量管理。药品上市许可持有人应当对受托药品生产企业、药品经营企业的质量管理体系进行定期审核，监督其持续具备质量保证和控制能力。"

2. 从事药品生产活动应建立药品质量管理体系 《药品管理法》（2019 年版）第四十三条："从事药品生产活动，应当遵守药品生产质量管理规范，建立健全药品生产质量管理体系，保证药品生产全过程持续符合法定要求。"

3. 药品生产所需原辅料要求 《药品管理法》（2019 年版）第四十五条："生产药品所需的原料、辅料，应当符合药用要求、药品生产质量管理规范的有关要求。生产药品，应当按照规定对供应原料、辅料等的供应商进行审核，保证购进、使用的原料、辅料等符合前款规定要求。"

4. 药品质量体系及质量风险管理要求 GMP 2010 版第二条："企业应当建立药品质量管理体系。该体系应当涵盖影响药品质量的所有因素，包括确保药品质量符合预定用途的有组织、有计划的全部活动。"第十三条："质量风险管理是在整个产品生命周期中采用前瞻或回顾的方式，对质量风险进行评估、控制、沟通、审核的系统过程。"第十四条："应当根据科学知识及经验对质量风险进行评估，以保证产品质量。"

5. 检验管理　GMP 2010 版第一百三十九条："企业的厂房、设施、设备和检验仪器应当经过确认，应当采用经过验证的生产工艺、操作规程和检验方法进行生产、操作和检验，并保持持续的验证状态。"第二百一十七条："质量控制实验室的人员、设施、设备应当与产品性质和生产规模相适应。企业通常不得进行委托检验，确需委托检验的，应当按照第十一章中委托检验部分的规定，委托外部实验室进行检验，但应当在检验报告中予以说明。"第二百一十八条："质量控制负责人应当具有足够的管理实验室的资质和经验，可以管理同一企业的一个或多个实验室。"第二百一十九条："质量控制实验室的检验人员至少应当具有相关专业中专或高中学历，并经过与所从事的检验操作相关的实践培训且通过考核。"第二百二十条："质量控制实验室应当配备药典、标准图谱等必要的工具书，以及标准品或对照品等相关的标准物质。"

6. 物料及供应商管理　GMP 2010 版第一百零四条："物料供应商的确定及变更应当进行质量评估，并经质量管理部门批准后方可采购。"第二百五十五条："质量管理部门应当对所有生产用物料的供应商进行质量评估，会同有关部门对主要物料供应商（尤其是生产商）的质量体系进行现场质量审计，并对质量评估不符合要求的供应商行使否决权。主要物料的确定应当综合考虑企业所生产的药品质量风险、物料用量以及物料对药品质量的影响程度等因素。企业法定代表人、企业负责人及其他部门的人员不得干扰或妨碍质量管理部门对物料供应商独立做出质量评估。"

【分析】

1. "人"带来了什么风险？
2. "法（测）"引发了什么风险？
3. "料"引发了什么风险？
4. GMP 质量体系是怎样坍塌的？
5. 监督保障体系行之有效吗？

【启示】

1. 从 GMP 中学到了什么？
2. GMP 体现了什么责任？
3. GMP 体现了什么信念？

【思考题】

1. 最新版的《药品管理法》取消了 GMP 认证，但对 GMP 管理的要求更为严格，如果你是一家企业的质量负责人，你将如何理解本次变化？将采取哪些措施应对？
2. 从不同途径收集五个 GMP 违法违规案例，运用本案例所示的回顾性风险分析方法，分析、巩固 GMP 的质量体系管理与要素。

（王　丽）

案例 22　疫苗生产管理之殇——某企业事件的思考

【教学目标】

知识目标：
1. 掌握假劣药定义；《药品管理法》《药品生产监督管理办法》中药品生产管理的相关规定。
2. 熟悉 GMP 原则；GMP 体系框架；药品生产企业中"质量人"的责任。

3. 了解《中华人民共和国疫苗管理法》。

技能目标：

1. 能运用所学的药事法律、法规指导实践工作，熟悉假劣药判定。

2. 通过该案例学习可以灵活运用《药品管理法》《药品生产监督管理办法》和 GMP 的相关条款，举一反三、触类旁通。

情感目标：

1. 培养学生树立药品质量就是企业生命的理念。

2. 培养学生药品生产责任意识，树立良好的职业道德。

【案例正文】

2018 年 7 月 6～8 日，国家药品监督管理局检查组对某企业进行飞行检查，7 月 15 日，国家药品监督管理局会同该省药品监督管理局组成调查组进驻企业全面开展调查，并发布通告，宣布该企业编造生产记录和产品检验记录，随意变更工艺参数和设备。上述行为严重违反《药品管理法》和 GMP 有关规定。国家药品监督管理局已责令企业停止生产，收回药品 GMP 证书，召回尚未使用的狂犬病疫苗，并会同该省药品监督管理局对企业立案调查，涉嫌犯罪的移送公安机关追究刑事责任。

2018 年 7 月 18 日，该企业收到该省药品监督管理局行政处罚决定书，并没收库存的疫苗，没收违法所得，处违法生产疫苗货值金额 3 倍罚款。

7 月 23 日，国务院调查组赶赴当地，开展该企业违法违规生产狂犬病疫苗案件调查工作。7 月 27 日，国务院调查组查封了该企业在现场的相关文件；利用查获的计算机还原了实际生产记录和伪造的生产记录。公安机关追回犯罪嫌疑人丢弃并意图损毁的 60 块电脑硬盘。

在调查过程中，发现企业销售投入过高，引出背后贪腐案。2017 年该企业的财报显示，公司实现年营业收入 15.4 亿元，其中疫苗销售收入占总收入的 99.1%。而 2017 年公司的研发成本为 1.2 亿元，销售成本却高达 5.83 亿元，且销售人员仅 25 人，即人均销售费用 2331.9 万元。经查，该企业至少涉入 12 起受（行）贿案，案情多为该企业销售人员或者地方经销商向当地负责疫苗采购的相关人员提供好处，以获得疫苗的优先采购或更大的采购份额。

最终调查结论显示，该企业存在以下八项违法事实：一是将不同批次的原液进行勾兑配制，再对勾兑合批后的原液重新编造生产批号；二是更改部分批次涉案产品的生产批号或实际生产日期；三是使用过期原液生产部分涉案产品；四是未按规定方法对成品制剂进行效价测定；五是生产药品使用的离心机变更未按规定备案；六是销毁生产原始记录，编造虚假的批生产记录；七是通过提交虚假资料骗取生物制品批签发合格证；八是为掩盖违法事实而销毁硬盘等证据。

根据以上调查结果，国家药品监督管理局和该省药品监督管理局分别对该企业做出多项行政处罚。国家药品监督管理局撤销该企业狂犬病疫苗药品批准证明文件；撤销涉案产品生物制品批签发合格证，并处罚款 1203 万元。该省药品监督管理局吊销其药品生产许可证；没收违法生产的疫苗、违法所得 18.9 亿元，处违法生产、销售货值金额 3 倍罚款 72.1 亿元，罚没款共计 91 亿元；此外，对涉案的 14 名直接负责的主管人员和其他直接责任人员做出依法不得从事药品生产经营活动的行政处罚。涉嫌犯罪的，由司法机关依法追究刑事责任。

【涉及法规及知识点】

1.《药品管理法》（2019 年版）　第四十三条："从事药品生产活动，应当遵守药品生产质量管理规范，建立健全药品生产质量管理体系，保证药品生产全过程持续符合法定要求。"第四十四条："药品应当按照国家药品标准和经药品监督管理部门核准的生产工艺进行生产。生产、检验记录应当完整准确，不得编造。"第八十八条："禁止药品上市许可持有人、药品生产企业、药品经营企业和医疗机构在药品购销中给予、收受回扣或者其他不正当利益。"第九十八条："……有下列情形之一的，为假药：（一）药品所含成分与国家药品标准规定的成分不符……有下列情形之一的，为劣药：（一）药品成分的含量不符合国家药品标准……"第一百一十六条：

"生产、销售假药的，没收违法生产、销售的药品和违法所得，责令停产停业整顿，吊销药品批准证明文件，并处违法生产、销售的药品货值金额十五倍以上三十倍以下的罚款；情节严重的，吊销药品生产许可证、药品经营许可证或者医疗机构制剂许可证，十年内不受理其相应申请。"第一百一十七条："生产、销售劣药的，没收违法生产、销售的药品和违法所得，并处违法生产、销售的药品货值金额十倍以上二十倍以下的罚款；情节严重的，责令停产停业整顿直至吊销药品批准证明文件、药品生产许可证、药品经营许可证或者医疗机构制剂许可证。"第一百一十八条："生产、销售假药，或者生产、销售劣药且情节严重的，对法定代表人、主要负责人、直接负责的主管人员和其他责任人员，没收违法行为发生期间自本单位所获收入，并处所获收入百分之三十以上三倍以下的罚款，终身禁止从事药品生产经营活动，并可以由公安机关处五日以上十五日以下的拘留。"

2.《中华人民共和国疫苗管理法》（2019年6月29日发布）　第二十四条："疫苗应当按照经核准的生产工艺和质量控制标准进行生产和检验，生产全过程应当符合药品生产质量管理规范的要求。"第二十五条："疫苗上市许可持有人应当建立完整的生产质量管理体系，持续加强偏差管理，采用信息化手段如实记录生产、检验过程中形成的所有数据，确保生产全过程持续符合法定要求。"

3. GMP 2010版　第一百五十九条："与本规范有关的每项活动均应当有记录，以保证产品生产、质量控制和质量保证等活动可以追溯。记录应当留有填写数据的足够空格。记录应当及时填写，内容真实，字迹清晰、易读，不易擦除。"

4.《药品生产监督管理办法》（2020年1月22日国家市场监督管理总局令第28号公布）　第三条："从事药品生产活动，应当遵守法律、法规、规章、标准和规范，保证全过程信息真实、准确、完整和可追溯。"第二十四条："从事药品生产活动，应当遵守药品生产质量管理规范，按照国家药品标准、经药品监督管理部门核准的药品注册标准和生产工艺进行生产，按照规定提交并持续更新场地管理文件，对质量体系运行过程进行风险评估和持续改进，保证药品生产全过程持续符合法定要求。生产、检验等记录应当完整准确，不得编造和篡改。"第二十六条："从事药品生产活动，应当遵守药品生产质量管理规范，建立健全药品生产质量管理体系，涵盖影响药品质量的所有因素，保证药品生产全过程持续符合法定要求。"

【分析】

1. 请您简单分析以上案例违反了哪些法律法规？
2. 请思考该企业存在哪些企业管理问题？

【启示】

疫苗生产企业应怎样加强企业质量管理？

【思考题】

1. 通过此起疫苗事件分析回顾，比较2015年版和2019年版的《药品管理法》对假劣药的界定、对生产销售假药劣药的处罚规定有什么不同？怎么评价这些不同？
2. 企业的目标是盈利，当质量与成本产生矛盾时候，质量负责人和质量受权人应该如何履行职责？你觉得政府监管部门应该制定什么的机制才能让质量关键人员独立履行质量监管职责？
3. 怎么来理解"药品质量是生产和设计出来的，不是检验出来的"理念？

（马　波）

案例 23 药品生产质量管理规范动态管理——某药品事件的处理和反思

【教学目标】

知识目标：

1. 掌握假药和劣药的概念、主要内容、相关处理。

2. 熟悉飞行检查的概念。

3. 了解 GMP 动态管理在药品安全生产中的重要性。

技能目标：

1. 联系现行《药品管理法》中关于药品生产相关内容，理解药品生产管理发展的趋势。

2. 应用现行《药品管理法》、GMP 等相关法律条文解决药品生产中实际问题。

情感目标：

树立学生重视药品生产动态管理的理念。

【案例正文】

药品生产安全问题关系广大群众的身体健康和社会稳定，作为药品生产企业、药品监管部门，必须把加强药品生产管理放在工作首位，保证药品质量。国家在药品生产上出台了一系列法律文件，如《药品管理法》、《药品管理法实施条例》、GMP 等，对药品生产企业生产条件、责任和义务，以及药品监督管理部门的责任做出了详细规定。但是，在实际实施过程中，重资质、重企业基础条件，轻药品监督部门监管、轻药品生产过程质量管理的现象依然存在，导致药品安全问题频频发生，严重影响了人民的生命安全。

2006 年，由某药品引发的药品不良事件，受到了公众的强烈关注。该药品由某生物药业有限公司生产，主要用于革兰氏阳性菌、厌氧菌导致的感染。

2006 年 7 月 27 日，青海省食品药品监督管理局向国家食品药品监督管理局报告，青海省多位患者使用了该生物药业有限公司生产的该药品后，先后出现心悸、腹痛、胸痛、腹泻，甚至出现过敏性休克、肝肾功能损害等严重不良反应。此后，北至黑龙江，南到广西，全国共计有 15 个省区陆续报告发生该生物药业有限公司该药品不良反应群发病例，"危机"由此全面爆发。截至本次事件处理结束，共发生药物不良反应 100 余例，死亡 11 人。

2006 年 8 月 3 日，卫生部紧急通知，各类医疗机构必须立即暂停使用该生物药业有限公司 2006 年 6 月份以来生产的所有批次该药品；立即对库存和使用的该药品进行清点检查，封存尚未使用的该药品；对医疗机构使用该生物药业有限公司 6 月份以来使用该药品的患者进行密切观察，发生药物不良反应事件的医疗机构要全力救治出现严重不良反应的患者，力保患者的生命安全和身体健康。同时，国家食品药品监督管理局派出专家组，对该生物药业有限公司生产过程进行核查、对相关产品进行市场抽验等。

2006 年 8 月 15 日，国家食品药品监督管理局公布检查结果，该公司 2006 年 6~7 月生产的该药品，未按批准的生产工艺参数灭菌，擅自降低灭菌温度，缩短灭菌时间，增加灭菌柜装载量，影响了药物灭菌效果，经中国药品生物制品检定所对相关样品进行检验，公司未按 GMP 操作，无菌检查和热原检查不符合规定。同时，检查中发现，药品批生产记录不完整，销售记录登记缺项等。

2006 年 10 月，国家食品药品监督管理局根据《药品管理法》有关规定，对该生物药业有限公司生产的该药品按劣药论处，并做出如下处理决定：由安徽省食品药品监督管理局没收该公司违法所得，并处 2 倍罚款；责令安徽省食品药品监督管理局督促该公司停产整顿，收回该公司大容量注射剂 GMP 证书；由国家食品药品监督管理局撤销该公司的该药品批准文号，委托安徽省食品药品监督管理局收回批件；对该生物药业有限公司召回的该药品，由安徽省药监部门依法监督销毁。

同时，对药品生产企业、当地食药监部门相关责任人做出处理：该生物药业有限公司总经理裴某，常务副总经理周某，副总经理潘某，企业二车间主任袁某，企业质量保证部部长崔某对该药品事件负有主要领导责任和直接责任，给予撤销职务处分；企业法人代表孙某对该事件负有重要领导责任，给予记大过处分；企业生产管理部部长刘某，企业二车间副主任贾某、王某，工艺员陈某，给予记大过处分。安徽省阜阳市食品药品监督管理局局长张某负责该市食品药品监管全面工作，对该药品事件的发生负有重要领导责任，给予行政警告处分。阜阳市食品药品监督管理局副局长尚某分管药品安全监管工作，对该药品事件的发生负有主要领导责任，给予行政记过处分。阜阳市食品药品监督管理局药品安全监管科科长宁某，对企业日常监管不到位，对该药品事件的发生负有监管不到位的直接责任，给予行政记大过处分。

该药品事件发生后，国家食药监部门加大了对全国药品企业的检查，尤其采用飞行检查方式，即食品药品监管部门在常规认证检查和一般跟踪检查基础上，采取的事先不通知被检查企业而对其实施快速现场检查的一种方式。截至 2006 年 9 月底，共有 35 家药品生产企业受到了食品药品监管部门的飞行检查，15 家企业被收回了 GMP 证书。同时，食药监部门还对 7 家药品生产企业暂不颁发药品 GMP 证书，13 家药品生产企业因存在缺陷被责令整改。

【涉及法规及知识点】

1. 假药的认定和按假药论处 《药品管理法》（2001 年版）第四十八条，有下列情形之一的，为假药：（一）药品所含成分与国家药品标准规定的成分不符的；（二）以非药品冒充药品或者以他种药品冒充此种药品的。有下列情形之一的药品，按假药论处：（一）国务院药品监督管理部门规定禁止使用的；（二）依照本法必须批准而未经批准生产、进口，或者依照本法必须检验而未经检验即销售的；（三）变质的；（四）被污染的；（五）使用依照本法必须取得批准文号而未取得批准文号的原料药生产的；（六）所标明的适应证或者功能主治超出规定范围的。第七十四条：生产、销售假药的，没收违法生产、销售的药品和违法所得，并处违法生产、销售药品货值金额两倍以上五倍以下的罚款；有药品批准证明文件的予以撤销，并责令停产、停业整顿；情节严重的，吊销《药品生产许可证》、《药品经营许可证》或者《医疗机构制剂许可证》；构成犯罪的，依法追究刑事责任。

2. 劣药的认定和按劣药论处 《药品管理法》（2001 年版）第四十九条，药品成分的含量不符合国家药品标准的，为劣药。有下列情形之一的药品，按劣药论处：（一）未标明有效期或者更改有效期的；（二）不注明或者更改生产批号的；（三）超过有效期的；（四）直接接触药品的包装材料和容器未经批准的；（五）擅自添加着色剂、防腐剂、香料、矫味剂及辅料的；（六）其他不符合药品标准规定的。"第七十四条："生产、销售劣药的，没收违法生产、销售的药品和违法所得，并处违法生产、销售药品货值金额一倍以上三倍以下的罚款；情节严重的，责令停产、停业整顿或者撤销药品批准证明文件、吊销《药品生产许可证》、《药品经营许可证》或者《医疗机构制剂许可证》；构成犯罪的，依法追究刑事责任。

3. 药品生产企业、药品监督管理人员相关责任 《药品管理法》（2001 年版）第六十八条："药品监督管理部门应当按照规定，依据《药品生产质量管理规范》、《药品经营质量管理规范》，对经其认证合格的药品生产企业、药品经营企业进行认证后的跟踪检查。"第九十七条："药品监督管理部门应当依法履行监督检查职责，监督已取得《药品生产许可证》、《药品经营许可证》的企业依照本法规定从事药品生产、经营活动。已取得《药品生产许可证》、《药品经营许可证》的企业生产、销售假药、劣药的，除依法追究该企业的法律责任外，对有失职、渎职行为的药品监督管理部门直接负责的主管人员和其他直接责任人员依法给予行政处分；构成犯罪的，依法追究刑事责任。"

4. 药品生产相关责任 《药品管理法》（2001 年版）第十条："除中药饮片的炮制外，药品必须按照国家药品标准和国务院药品监督管理部门批准的生产工艺进行生产，生产记录必须完整准确。药品生产企业改变影响药品质量的生产工艺的，必须报原批准部门审核批准。"GMP（1998 年版）第六十六条："生产工艺规程、岗位操作法和标准操作规程不得任意更改。如需更改时，应按制定时的程序办理修订、审批手续。"

【分析】

1. 该药品事件为何被认定为劣药而不是假药?
2. 擅自更改生产工艺是否属于严重违规行为?

【启示】

1. 浅议《药品管理法》(2019 年版)中关于加强药品生产安全监管措施。
2. 浅议《药品管理法》(2019 年版)中假劣药的界定变化及处理。

【思考题】

1. 本案例反映了我国药品管理中存在哪些主要问题? 政府在药品安全监管过程中负有怎样的责任?
2. 如何对药品生产企业进行动态管理,保证药品质量?
3. 按照《药品管理法》(2019 年版)对此案例的处罚是什么?

(吴繁荣)

案例 24 药品生产监督管理——药品生产企业是否超范围生产中药饮片

【教学目标】

知识目标:

1. 掌握中药饮片生产企业生产范围的监管条款和具体要求。
2. 通过案例讲授,增强学生对中药饮片生产企业在 GMP 和生产许可对生产范围限定的认知,培养学生对药品监管问题从感性认知上升到理性思考。
3. 通过案件的分析和讨论,帮助学生认识我国中药饮片地方标准与国家标准现状、困惑,以及药品标准在药品监督过程中的作用。
4. 引发学生对我国中药饮片管理规范化进程的意义和途径的思考。

技能目标:

1. 掌握药品标准的意义、作用,国家标准、地方标准的联系与差别。
2. 了解药品标准管理办法的立法背景、意义。
3. 学会对监管中出现的现实问题进行分析、判断,构建药品督管理的思维理念。

情感目标:

1. 培养学生树立正确的职业道德认知,客观判断和评价药品监督的社会问题,建立正确的职业价值观。
2. 通过对案例的学习和思考,帮助学生了解国际国内中药市场发展的要求、趋势和亟待解决的问题,进一步增强学生对我国中药饮片事业发展责任感、使命感。

【案例正文】

党的十八大以来,习近平等中央领导同志把中医药事业发展放在全面深化改革、进一步扩大对外开放的战略高度,融入实现"两个一百年"奋斗目标、实现中华民族伟大复兴中国梦的伟大实践,多次做出重要指示。习近平总书记强调指出,中医药是我们的国宝,饱含中华优秀传统文化,是文化走出去的一支重要力量,多年来为发展国家间友好合作关系、造福各国人民做出了重要贡献;中医药学凝聚着深邃的哲学智慧和中华民族几千年的健康养生理念及其实践经验,是中国古代科学的瑰宝,也是打开中华文明宝库的钥匙。

根据《中共中央、国务院关于促进中医药传承创新发展的意见》和全国中医药大会精神，国家高度重视中医药事业发展，出台了一系列利好政策，推动中医医疗和预防保健服务，深入实施"治未病"健康工程，加快中医药养生、医疗康复服务及健康文化、健康养老、健康旅游等服务发展。随着人民群众对中医药的需求越来越高，中医药产业将跨入快速发展的阶段，不仅可以增加就业，还可以拉动内需。

各级政府和药监部门均加大了监管力度，使得中药材专业市场、中药饮片生产、流通和使用等环节均有了大幅改观，取得了显著的进步，但由于资源紧缺、市场需求不断扩大、产业链条较长等多种因素影响，中药饮片行业仍存在着伪品冒充正品、制假销售、违法经营等现象，国家仍需多措并举加强市场监督。2016 年国家出台《中华人民共和国中医药法》第二十四条："国务院药品监督管理部门应当组织并加强对中药材质量的监测，定期向社会公布监测结果。国务院有关部门应当协助做好中药材质量监测有关工作。采集、贮存中药材以及对中药材进行初加工，应当符合国家有关技术规范、标准和管理规定。"

2016 年 9 月，某省食品药品监督管理局对辖区内一家中药饮片生产企业进行监督检查时发现，该企业生产了地榆炭、血余炭等制炭类中药饮片。经查，该企业药品生产许可证标示的生产范围及企业药品 GMP 证书认证范围均为中药饮片（包括净制、切制、炒制、炙制、煅制、蒸制、含直接服用饮片），生产范围和认证范围并未标明制炭饮片。企业对上述情况陈述申辩理由：该省中药饮片炮制规范 2008 年版炮制通则里并没有制炭这一类，而是把《中国药典》炮制通则中制炭下的炒炭归为了火制里的"炒"，把煅炭归为了火制里的"煅"，企业生产许可证和 GMP 证书中的炒制和煅制范围就包括了炒炭和煅炭。案件的焦点是国标与省标不统一，导致该企业的超范围生产和超范围认证，《中国药典》与该省中药饮片炮制规范炮制通则规定的并不一致。此时该省食品药品监督管理局所发药品生产许可证、药品 GMP 证书中表述的"中药饮片"究竟是以《中国药典》炮制通则为准，还是以该省中药饮片炮制规范中的炮制通则为准？这是本案定性的关键点。2005 年，国家食品药品监督管理总局在《关于进一步规范药品说明书处罚行为的通知》（国食药监市〔2005〕491 号）中明确："国家局网站上公布的药品说明书和《中国药典》中刊载的药品说明书样本不能作为执法和处罚依据，应以国家药品监督管理部门批准和各省、自治区、直辖市药品监督管理部门备案、审核登记的药品说明书为执法和处罚依据。"

具体到本案，就是该省局在审批发放药品生产许可证或进行 GMP 认证时，对生产范围和认证范围的表述遵循的究竟是《中国药典》的炮制通则，还是该省中药饮片炮制规范中的炮制通则。依据不同，结果也就完全不同。如该省局遵循的是该省中药饮片炮制规范中的炮制通则，则企业的行为属于合法。如果该省局遵循的是《中国药典》炮制通则的分类，则企业的行为违法，该企业生产制炭类的中药饮片，不仅超生产范围生产，而且超认证范围生产。超生产范围生产药品按《药品管理法实施条例》第七十四条处理，超认证范围生产药品，同时根据《关于加强中药饮片生产监督管理的通知》（国食药监办〔2008〕42 号）规定按生产假药处理。

【涉及法规及知识点】

国家食品药品监督管理总局《关于加强中药饮片生产监督管理的通知》（国食药监办〔2008〕42 号）："三、凡持有《药品 GMP 证书》的中药饮片生产企业，必须严格按照工艺规程自行炮制生产，且只能生产销售认证范围内的品种。四、对违反本通知要求的中药饮片生产企业、经营企业和使用单位，按照《药品管理法》第七十四条查处。"修正前的《药品管理法》第七十四条正好对应《药品管理法》（2015 年版）第七十三条，即生产、销售假药处罚条款。

2017 年版《药品标准管理办法（征求意见稿）》第二条："药品标准包括国家药品标准、地方药品标准和药品注册标准。国家药品标准包括《中华人民共和国药典》（以下简称《中国药典》）和国家药品监督管理部门颁布的其他药品标准。地方药品标准包括省、自治区、直辖市人民政府食品药品监督管理部门颁布的地方药材标准、中药饮片炮制规范和医疗机构制剂标准。"第六条："国家食品药品监督管理总局负责国家药品标准管理工作……各省级食品药品监督管理部门负责本行政区域内的药品标准工作，组织制定和修订本行政区域内的地方药材标准、中药饮片炮制规范和医疗机构制剂标准。"

《药品生产监督管理办法》已于 2020 年 1 月 15 日经国家市场监督管理总局 2020 年第 1 次局务会议审议通过，于 2020 年 7 月 1 日起施行。该法第三十七条："……中药饮片符合国家药品标准或者省、自治区、直辖市药品监督管理部门制定的炮制规范的，方可出厂、销售。"

【分析】

药品监管部门查处中药饮片违法案件主要依据的法规有哪些？

【启示】

国家相关部门加强对中药饮片炮制的管理和规范的意义何在？

【思考题】

我国中药饮片炮制是否需要规范化管理？如何推进中药饮片炮制规范化进程？

（潘　敏）

第十二章　药品经营监督管理

案例 25　"赠药"该不该罚——从药店促销乱象说起

【教学目标】

知识目标：

掌握《药品流通管理办法》《药品管理法》《行政处罚法》相关条款。

技能目标：

1. 通过案例讲授，培养学生运用《药品流通管理办法》解决现实问题的能力。

2. 通过案件的分析和思考，引发学生对社会中存在的常见药品流通方面的问题思考和再认识。

3. 学会运用《药品流通管理办法》分析和解决现实问题。

情感目标：

1. 培养学生树立正确的职业道德认知，客观判断和评价药品监督的社会问题，建立正确的职业价值观。

2. 培养学生关心关注药事问题的意识，培养有温度有责任感的药学工作者。

【案例正文】

药店行业竞争激烈，一条街上几家药店，为了促进药品销售，提高营业额，药店挖空心思，迎合顾客"贪便宜"的心理，推出各种各样的促销活动，千方百计吸引消费者注意力，通过会员制"会员卡积分兑礼品""买药送食用油""会员日专享 8.8 折"，"回馈会员惊爆价""买药赠惊喜"等方式吸引顾客购药。然而，药品是特殊商品，首先有保质期的规定，如果药品过了有效期，疗效就会降低，甚至威胁消费者生命安全；再者，薄利多销并不适用药品销售，药品打折促销更不可取。药店打折促销可能误导消费者产生错觉，特别是一些中药冲剂、保健类药品让消费者认为可以长期服用，貌似对身体有益无害，实则存在用药安全隐患。总之，药店买药赠药等销售方式，会导致药品浪费、增加用药安全隐患、引发不合理用药等问题。

药店向消费者开展的各类促销、赠药行为是否违反药品监督管理的相关法律、法规，药品监管部门是否采取积极有效的措施，遏制促销乱象，确保老百姓的用药权益？那么，如果药房在进药时获得药品批发企业的"赠药"，又该不该罚呢？

2015 年 9 月，某食品药品监督管理局执法人员在日常监督检查中，发现一家零售药店购进一批甲类非处方药，但不能提供相关票据。后经调查得知，供需双方均具备合法药品经营资格，该批药品也属正规药品，是药品批发企业销售药品时赠送给零售药店的，因此没有开具销售发票。药品监管部门是否应该对该批药品进行处罚？

【涉及法规及知识点】

1. 药品流通监督管理条款　2007 年国家食品药品监督管理局局令第 26 号《药品流通监督管理办法》第十二条，药品生产、经营企业采购药品时，应按本办法第十条规定索取、查验、留存供货企业有关证件、资料，按本办法第十一条规定索取、留存销售凭证。"第二十条："药品生产、经营企业不得以搭售、买药品赠药品、买商品赠药品等方式向公众赠送处方药或者甲类非处方药"。第四十条："药品生产、经营企业违反本办法第二十条规定的，限期改正，给予警告；逾期不改正或者情节严重的，处以赠送药品货值金额两倍以下的罚款，但是最高不超过三万元。

2. 其他药品规章制度条款　2000 年国家药品监督管理局印发的《处方药与非处方药流通管理暂行规定》第十四条："处方药、非处方药不得采用有奖销售、附赠药品或礼品销售等销售方式，暂不允许采用网上销售方式。"

2000 年国家药品监督管理局印发的《药品经营质量管理规范实施细则》第七十二条："……（五）药品销售不得采用有奖销售、附赠药品或礼品销售等方式。"

【分析】

1. 零售药店买药赠药行为是否违法？
2. 药店获赠药品是否违法？
3. 零售药房购药行为如何界定？
4. 如何界定处罚依据？

【启示】

1. 赠送药品带来的不良社会影响有哪些？
2. 分析药品生产、经营企业赠送药品的原因。

【思考题】

1. 药店的促销乱象行为为何屡禁不止？
2. 如果你是店长，谈谈如何有效提升药店的竞争力？

（杨晓莉）

案例 26　药品流通环节的质量管理——以刺五加注射液夺命案为例

【教学目标】

知识目标：
1. 掌握 GSP 的概念及关键要素。
2. 熟悉药品经营质量管理体系涵盖的影响质量的因素。

技能目标：
1. 熟练掌握药品经营质量管理体系的建设。
2. 应用 GSP 的管理理念识别药品经营质量保障体系中的风险，并有解决方案。

情感目标：
通过本案例的学习，培养学生诚信、严谨的质量态度及持续改进、风险控制的质量思维，树立学生尊重科学、质量优先的理念。

【案例正文】

2008 年 3 月的一天，A 公司的销售人员张某如往常一样去收货。当天，B 物流公司发给他批号为 200712151、200712272 的 100ml 刺五加注射液共 110 件。收货时，张某发现部分产品外包装及药瓶破损，拒收了 13 件有破损的货物（包括批号为 200712151 的 100ml 刺五加注射液 12 件，批号为 200712272 的 100ml 刺五加注射液 1 件）。当日负责送货的 C 物流公司昆明分公司无奈之余，将货物运走，存放入自己公司仓库，并将情况反馈给 B 物流公司。随后，应 B 物流公司的请求，张某向 A 公司申请了 12 套外包装箱发往 C 物流公司昆明分公司仓库，C 物流公司更换外包装后，再次把货物送交张某，但张某第二次拒绝收货，拒收的原因仅仅只是因为未达成赔偿协议，此时的他还并未意识到擅自更换包装属于违规行为，这样的产品可能存在质量隐患。随后，C 物流公司将该批拒收药品运回哈尔滨 B 物流分公司，B 物流分公司又对该批货物进行了全套包材更换，这是这批货物第二次违规更换包装。换好后，货物被再次发往昆明暂存。直到 2008 年 5 月底，B 物流公司副经理纪某与张某协商达成赔偿协议，张某获得 7670 元赔偿后，在明知该批药品已经两次更换包材的情况下，还是在同年 7 月 1 日接收了该批药品，存入昆明 D 公司仓库。

2008 年 7 月 1 日，昆明下大暴雨，多地遭水淹，D 公司的仓库也不例外。换过两次包装，批号为 200712151、200712272、200805051 三个批次 100ml 刺五加注射液被淹后，包材再次受损。7 月 4 日，收下货物的张某向 A 公司书面报告了药品被淹情况，并填写了退货申请表，申请更换 91 套全套药品包材。A 公司质量保证部主任王某接到张某的书面报告和更换包材的申请后，于 7 月 7 日在退货申请表（实际内容并非申请退货，而是申请更换 91 套全套药品包材）上批示：请生产部办理。7 月 10 日至 8 月 4 日，A 公司营销中心副总经理卢某、A 公司董事长兼营销中心总经理车某先后在报告上签批同意免费更换包材。张某收到包材后，在 D 公司仓库进行了第三次包材更换。同年 8 月 1 日，张某将更换过包材的共 5 件 100ml 刺五加注射液销售给曾向其提出希望购买刺五加注射液，但无任何经营资质的社会闲散人员侯某（因犯非法经营罪，被另案判处有期徒刑 8 年），这 5 件 100ml 刺五加注射液销售额为人民币 4500 元。侯某通过林某（E 公司业务员），以 E 公司名义将该 5 件刺五加注射液销售给云南省红河州某医院。

2008 年 10 月 5 日，云南省红河州某医院上报了 6 名患者不同程度出现周身不适、寒战、恶心、胸闷、胸痛、血压下降等不良反应的情况。几名发生不良反应的患者第一组输入体内的药物都是刺五加注射液，都在输入体内不久发病。

2008 年 10 月 6 日，云南省食品药品监督管理局向国家食品药品监督管理局上报此事，第二天，卫生部与国家食品药品监督管理局发出紧急通知，暂停销售、使用 A 公司生产的刺五加注射液。

2008 年 10 月 7 日，国家食品药品监督管理局同卫生部组成联合调查组，对事件原因展开调查，组织中国药品生物制品检定所和云南、黑龙江省药品检验所同时开展药品检验和动物实验工作，并组织广东、江苏、河北、山东、江西、陕西等省药品检验所对市场上 A 公司生产的刺五加注射液进行检验。

2008 年 10 月 14 日，中国药品生物制品检定所初步检验结果显示，A 公司生产的刺五加注射液部分批号的部分样品有被细菌污染的问题。3 天后，云南省食品药品监督管理局执法人员对张某进行了盘问，张某如实交代了全部犯罪事实。同年 12 月初，云南省开远市公安局通知 A 公司质量保证部主任王某到开远市接受调查，被告人王某在该公司人员陪同下，于 12 月 12 日到开远市公安局如实交代了全部犯罪事实，后被开远市公安局取保候审。

此次药害事件共造成 3 名患者不幸死亡，13 名患者受伤，对有的患者造成终身不可逆性损害。

国家食品药品监督管理局对此事做出的公告如下：①由黑龙江省食品药品监管局责令 A 公司全面停产，收回药品 GMP 证书，对该企业违法违规行为依法处罚，直至吊销药品生产许可证。②由黑龙江省食品药品监管局依法处理企业直接责任人，在十年内不得从事药品生产、经营活动。建议该企业主管部门追究企业管理者的管理责任。

刑事责任方面，开远市人民法院大法庭一审宣判，以销售假药罪判处张某有期徒刑七年，并处罚金人民币 9000 元；以销售假药罪判处王某有期徒刑三年，缓刑五年，并处罚金人民币 9000 元。

民事诉讼赔偿部分，经当事人申请，在法院的调解下，由被告人张某、王某所属的 A 公司及 E 公司、某医院与各被害人及亲属于 2009 年 12 月自愿达成赔偿协议，赔偿金额共计人民币 3 924 367.06 元，被告已积极履行协议确定义务。

【涉及法规及知识点】

1. 从事药品经营活动应当遵守药品经营管理规范　《药品管理法》（2019 年版）第五十三条："从事药品经营活动，应当遵守药品经营质量管理规范，建立健全药品经营质量管理体系，保证药品经营全过程持续符合法定要求。"

2. 药品经营的质量管理责任　2016 年版 GSP 第十七条："质量管理部门应当履行以下职责……（三）负责对供货单位和购货单位的合法性、购进药品的合法性以及供货单位销售人员、购货单位采购人员的合法资格进行审核，并根据审核内容的变化进行动态管理……（五）负责药品的验收，指导并监督药品采购、储存、养护、销售、退货、运输等环节的质量管理工作。"

3. 药品销售的合法保障 GSP 2016 版第八十九条："企业应当将药品销售给合法的购货单位，并对购货单位的证明文件、采购人员及提货人员的身份证明进行核实，保证药品销售流向真实、合法。"

4. 物料和产品的运输要求 GMP 2010 版第一百零五条："物料和产品的运输应当能够满足其保证质量的要求，对运输有特殊要求的，其运输条件应当予以确定。"

5. 无菌药品应最大限度降低污染 GMP 2010 版附录 1 第三条："无菌药品的生产须满足其质量和预定用途的要求，应当最大限度降低微生物、各种微粒和热原的污染。"

【分析】

1. 由于药品包装受损，张某已多次拒绝收货，为何最终还是酿成严重后果？

2. 问题产品在昆明 D 公司仓库被泡过后，张某已将情况反馈至 A 公司质量保证部，为何问题还是没有得到控制？

3. 张某为何可以私自将药品卖给无经营资质的个人？销售人员的营销行为不受控吗？

【启示】

1. 药品生产、经营企业应当如何做才能最大限度地避免药品质量问题的发生？

2. 国家药品监督管理部门应该如何监管才更加有效？

【思考题】

1. GSP 是对药品流通过程中涉及的采购、销售、储存、运输活动制定的基本准则和管理标准，在涉及的流通环节中，请分别阐述每个环节的风险点在哪里？应如何规避风险？

2.《药品管理法》（2019 年版）中关于药品经营的章节与原先版本相比有哪些新内容？体现新版法规怎样的先进性？

（王　丽）

案例 27　药品流通管理之思考——以某地非法疫苗案为例

【教学目标】

知识目标：

1. 学习并认识疫苗流通的特殊性，认知疫苗无"批发企业"。

2. 学习药品流通与现代物流业的结合方式。

技能目标：

1. 能运用所学的药事法律、法规指导实践工作，熟悉生物制品尤其是疫苗在运输环节的质量管理要求。

2. 通过学习该案例可以灵活运用《药品管理法》和《疫苗流通与预防接种管理条例》的相关条款、举一反三、触类旁通。

情感目标：

1. 疫苗质量安全事关人民群众生命健康，培养学生树立质量就是生命的理念。

2. 培养学生药品流通责任意识，树立良好的职业道德。

【案例正文】

药品是一种特殊的商品，消费者无法辨认其内在质量，一般的药检机构也难以检测。2016 年以前，若药品经营企业拟从事疫苗批发，需要经过专项的 GSP 认证，然后在认证范围中会注明"生物制品（含疫苗）"。但 2016 年以后，疫苗批发企业不再存在，这是为什么呢？先让我们回顾一下历史吧。

2016 年 3 月，某地警方破获一起非法疫苗案，疫苗未经严格冷链储存运输销往 24 个省、自治区、直辖市近 80 个县市。涉及 25 种儿童、成人用二类疫苗，涉案价值 5.7 亿元。

2016 年 3 月 18 日，国家食品药品监督管理总局新闻发言人表示，国家食品药品管理总局高度关注该起非法疫苗案，已责成该省食品药品监督管理局会同公安和卫生计生部门，立即查清疫苗等相关产品的来源和流向，第一时间向社会公开相关信息。

3 月 20 日，国家食品药品监督管理总局连发两条通知，要求涉案嫌疑人员在 3 月 23 日前向食品药品监督管理部门或公安机关主动报告违法经营疫苗情况，逾期不报告将依法从严惩处。并要求地方各级食品药品监督管理部门密切关注公布的本地区涉案嫌疑人员名单和协查线索，成立专案组，及时查明疫苗非法购销情况。

3 月 21 日，国家食品药品监督管理总局、公安部、国家卫生和计划生育委员会联合发布《关于共同做好非法经营疫苗案件查处工作的通知》，对该起非法经营疫苗案件再次提出具体要求。

3 月 22 日，中华人民共和国最高人民检察院将非法经营疫苗系列案件作为挂牌督办案件，要求各级检察机关侦查监督部门切实做好这一系列案件的办理工作。

3 月 24 日，公安部、国家卫生和计划生育委员会、国家食品药品监督管理总局 3 部门联合召开新闻发布会，通报非法经营疫苗案调查处置进展情况。

3 月 28 日，中华人民共和国国务院批准组织该起非法经营疫苗系列案件部门联合调查组，开展案件调查、处理工作，并提出完善疫苗监管工作意见。

4 月 13 日，国务院总理李克强主持召开国务院常务会议，听取该起非法经营疫苗系列案件调查处理情况汇报，决定先行对一批责任人实施问责；通过《国务院关于修改〈疫苗流通和预防接种管理条例〉的决定》，强化制度监管。

据媒体报道，该起非法经营疫苗案曝光后，最高人民检察院挂牌督办，当地检察机关第一时间介入侦查引导取证，批准逮捕涉嫌非法经营等犯罪嫌疑人 297 人、起诉 68 人、立案侦查涉及的职务犯罪 100 人。

2017 年 1 月 24 日，当地中级人民法院对此起非法经营疫苗案开庭宣判，认定被告人庞某犯非法经营罪判处有期徒刑 15 年，并处没收个人全部财产，与前罪刑罚并罚，决定执行有期徒刑 19 年，并处没收个人全部财产；被告人孙某犯非法经营罪判处有期徒刑 6 年，并处没收个人财产人民币 7 432 859.4 元。扣押在案的疫苗等药品依法予以没收。

从整个案件的脉络来看，疫苗流通销售的整个链条中，存在避开冷链物流的违法买卖交易，让疫苗以意想不到的"快捷"和"实惠"畅销，最终被注入接种者的体内。该起非法经营疫苗案在社会上引发了轩然大波，充分暴露了我国医药冷链物流存在的严重问题，给政府各部门敲响了安全警钟，也给社会经济的发展和人民群众的生活带来了负面的影响。就此次疫苗问题，2016 年 4 月国务院修订颁布了《疫苗流通与预防接种管理条例》来规范疫苗冷链物流。2019 年 6 月 29 日，十三届全国人大常委会第十一次会议表决通过了《中华人民共和国疫苗管理法》，并于 2019 年 12 月 1 日开始施行。

【涉及法规及知识点】

1.《药品管理法》（2019 年版）　第五十一条："从事药品批发活动，应当经所在地省、自治区、直辖市人民政府药品监督管理部门批准，取得药品经营许可证。从事药品零售活动，应当经所在地县级以上地方人民政府药品监督管理部门批准，取得药品经营许可证。无药品经营许可证的，不得经营药品。"第五十二条："从事药品经营活动应当具备以下条件：（一）有依法经过资格认定的药师或者其他药学技术人员；（二）有与所经营药品相适应的营业场所、设备、仓储设施和卫生环境；（三）有与所经营药品相适应的质量管理机构或者人员；（四）有保证药品质量的规章制度，并符合国务院药品监督管理部门依据本法制定的药品经营质量管理规范要求。"第五十九条："药品经营企业应当制定和执行药品保管制度,采取必要的冷藏、防冻、防潮、防虫、防鼠等措施,保证药品质量。"

2.《中华人民共和国疫苗管理法》(2019年6月29日发布) 第五条:"疫苗上市许可持有人应当加强疫苗全生命周期质量管理,对疫苗的安全性、有效性和质量可控性负责。从事疫苗研制、生产、流通和预防接种活动的单位和个人,应当遵守法律、法规、规章、标准和规范,保证全过程信息真实、准确、完整和可追溯,依法承担责任,接受社会监督。"

3.《疫苗流通和预防接种管理条例》(2016年修订) 第十条:"采购疫苗,应当通过省级公共资源交易平台进行。"第十五条:"第二类疫苗由省级疾病预防控制机构组织在省级公共资源交易平台集中采购,由县级疾病预防控制机构向疫苗生产企业采购后供应给本行政区域的接种单位。疫苗生产企业应当直接向县级疾病预防控制机构配送第二类疫苗,或者委托具备冷链储存、运输条件的企业配送。接受委托配送第二类疫苗的企业不得委托配送。"第十六条:"疾病预防控制机构、接种单位、疫苗生产企业、接受委托配送疫苗的企业应当遵守疫苗储存、运输管理规范,保证疫苗质量。疫苗储存、运输的全过程应当始终处于规定的温度环境,不得脱离冷链,并定时监测、记录温度。"

【分析】

请您简单分析以上案例违反了哪些法律法规?

【启示】

1. 2016年以后,为什么再无疫苗批发企业?
2. 怎样确保疫苗在流通环节的质量安全?

【思考题】

1. 生物制品(含疫苗)的质量与管理,哪怕在流通领域,如果明确生产企业是第一责任人,会不会对药品监督带来帮助?
2. 生物制品(含疫苗)流通与现代物流业的结合方式是什么?如何在疫苗流通环节保证疫苗的质量?

(马 波)

第十三章 医疗机构药事管理

案例 28 药品调剂与处方管理——以淮南某院 "致死处方" 事件为例

【教学目标】

知识目标：
1. 掌握处方管理办法的主要内容、调剂的流程和步骤。
2. 熟悉处方书写的规则、处方点评的相关内容。
3. 了解调剂的业务管理。

技能目标：
1. 正确理解处方管理相关过程和要求，能够独立完成药品调剂。
2. 能够正确识别处方并运用相关知识分析处方是否合理。

情感目标：
1. 培养学生树立细致谨慎、对患者用药安全高度负责的态度。
2. 遵守严谨的工作作风和良好的职业道德，树立合理用药观念。

【案例正文】

虽然传统药学工作模式逐渐向临床药学服务模式跨近，药师的工作职能也发生了较大的改变，但 "处方调剂" 目前仍然是药师的一项重要工作。调剂药师的专业知识储备能力及对相关法律法规的掌握程度是影响患者用药安全的关键因素之一。因此，调剂药师加强合理用药的认识，降低调剂错误对患者用药安全具有重要意义。

2016 年 4 月 27 日，淮南市大通区 4 岁小男孩洋洋在家发热，姚女士带着儿子洋洋到淮南市某医院儿科就诊，经儿科主任储某检查后，诊断洋洋有发热、咳嗽、咳痰、扁桃体肿大的症状，遂开含有克林霉素、阿米卡星、注射用维库溴铵、利巴韦林等药物处方（图 1-28-1），让姚女士前往

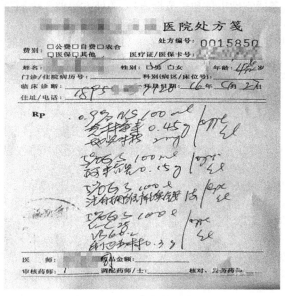

图 1-28-1 淮南市某医院处方

门诊药房交费取药。门诊药房当班药剂人员李某发放药品。姚女士领药后，洋洋开始输液。中午12时许，在输液进行到第三步时（输注含有维库溴铵的液体），洋洋出现头晕、视物模糊、重影、看不见东西，嘴唇发紫、口吐白沫，2分钟后洋洋呼之不应，停止呼吸并昏迷。异常情况发生后，该医院立即停药并抢救，遂送入淮南另一医院，省、市儿科专家随后赶到现场，由于洋洋病情严重，数小时的抢救未能成功，于事发当日死亡。

2016年4月30日，淮南市医学会出具了《医疗事故技术鉴定书》，鉴定书中专家组认为，淮南市某医院医生储某用药错误，诊断与治疗不符，在开具处方时，误将维库溴铵（肌松药）当成氨溴索（化痰药）开出，处方书写不规范；药师未按《处方管理办法》等相关规定审核与调剂处方，将未予以审核的处方直接进行药品调剂，处方中审核、调剂及核对药师均无签名。在庭审当中，公诉人指控：维库溴铵是致死主因，李某在工作中严重不负责任，违反规定发放药品，造成就诊人死亡，应当以医疗事故罪追究其刑事责任。李某在庭上表示对鉴定书有意见，声称自己不是药师，没有资格审核处方，是单位领导安排，他才发放的药；自己是按处方拿的，因为没有见过这个药，药品核对了，也问了主任，说是化痰的，效果也很好。李某还辩称自己并不知道自己所拿的是高警示药品，认为自己对事故有责任、有过失，因此不认为自己的行为构成医疗事故罪。最终法院的判决结果为构成医疗事故，本病例属于一级甲等医疗事故，院方负完全责任。

【涉及法规及知识点】

1. 处方审核与调剂人员的资格要求 《处方管理办法》（2007年2月14日颁布）第二十九条："取得药学专业技术职务任职资格的人员方可从事处方调剂工作。"第三十一条："具有药师以上专业技术职务任职资格的人员负责处方审核、评估、核对、发药以及安全用药指导；药士从事处方调配工作。"《医疗机构处方审核规范》（2018年6月29日颁布）第五条："从事处方审核的药学专业技术人员（以下简称药师）应当满足以下条件：（一）取得药师及以上药学专业技术职务任职资格。（二）具有3年及以上门急诊或病区处方调剂工作经验，接受过处方审核相应岗位的专业知识培训并考核合格。"

2. 处方审核的管理规定 《医疗机构处方审核规范》（2018年6月29日颁布）第四条："所有处方均应当经审核通过后方可进入划价收费和调配环节，未经审核通过的处方不得收费和调配。"第七条："经药师审核后，认为存在用药不适宜时，应当告知处方医师，建议其修改或者重新开具处方；药师发现不合理用药，处方医师不同意修改时，药师应当作好记录并纳入处方点评；药师发现严重不合理用药或者用药错误时，应当拒绝调配，及时告知处方医师并记录，按照有关规定报告。"应进行第十四条、第十五条适宜性审核和规范性审核。《处方管理办法》（2007年2月14日颁布）：第十四条："医师应当……按照诊疗规范、药品说明书……开具处方。"

3. 处方调剂的管理规定 《处方管理办法》（2007年2月14日颁布）第三十七条："药师调剂处方时必须做到'四查十对'。"第三十八条："药师在完成处方调剂后，应当在处方上签名或者加盖专用签章。"《药品管理法》（2019年版）"依法经过资格认定的药师或者其他药学技术人员调配处方，应当进行核对，对处方所列药品不得擅自更改或者代用。对有配伍禁忌或者超剂量的处方，应当拒绝调配；必要时，经处方医师更正或者重新签字，方可调配。"

4. 处方点评的结果 处方点评结果分为合理处方和不合理处方。《医院处方点评管理规范（试行）》（2010年2月10日颁布）第十六条："不合理处方包括不规范处方、用药不适宜处方及超常处方。"

5. 处方调剂与管理的相关法律责任 《处方管理办法》（2007年2月14日颁布）第五十四条："医疗机构有下列情形之一的，由县级以上卫生行政部门按照《医疗机构管理条例》第四十八条的规定……（三）使用未取得药学专业技术职务任职资格的人员从事处方调剂工作的。"第五十七条："医师出现下列情形之一的，按照《执业医师法》第三十七条的规定……（二）未按照本办法规定开具药品处方的……"第五十八条："药师未按照规定调剂处方药品，情节严重的，由县级以上卫生行政部门责令改正、通报批评，给予警告；并由所在医疗机构或者其上级单位给予纪律处分。"

【分析】

1. 本案中医疗机构是否涉嫌违法? 医生是否承担相应的法律责任? 药师的行为是否涉嫌违法?
2. 本案违反了处方调剂的哪些原则?
3. 请对本案中的处方进行点评并做出判定结果。

【启示】

1. 为什么药师是处方审核工作的第一责任人?
2. 如何保证高警示药品的使用安全?

【思考题】

1. 处方由哪几部分组成? 简述处方限量的规定。
2. 简述处方的调剂流程。
3. 如何进行处方点评?
4. 处方审核要素包括哪些?

（宋沧桑）

案例 29　规范医疗机构药品采购——基于东海县某医疗机构从非法渠道购进药品案的分析

【教学目标】

知识目标:
1. 掌握医疗机构药品采购管理的有关规定。
2. 熟悉医疗机构药品采购方式。
3. 了解药品集中招标采购的程序和管理规定。

技能目标:
1. 明确药品采购工作的行为规范,自觉遵守药品采购管理的相关规定。
2. 具备从事药品采购环节管理和监督的初步能力。

情感目标:
1. 培养学生树立药品采购规范化的理念。
2. 认识医疗机构药品采购规范的必要性,在药品采购工作中树立良好的职业道德。

【案例正文】

规范医疗机构药品采购,有利于保障药品的质量,更有利于保障患者的用药安全。但是从实际情况来看,一些医疗机构在购买药品的过程中没有严格按照规定进行采购,容易从源头上埋下药品质量和安全隐患。

2012 年 8 月,江苏省东海县执法人员在一家村级卫生室检查时,发现药房柜台旁放有一包黑色塑料袋,执法人员打开一看,里面有脑心通胶囊、喜炎平注射液等 5 种药品,并且同一种药品有多个批号。执法人员怀疑该部分药品有问题,详细询问卫生室负责人,该卫生室负责人解释:该批药品是从医药公司购进的。对此执法人员质疑:同种药品批号为何不一致? 经过执法人员耐心的法律法规宣传和讲解,该卫生室负责人最终承认上述药品并不是从有药品批发资质的医药公司购买的,而是熟人李某从医院通过住院报销方式购买的药品,想让其帮忙销售。由于报销以后的药品价格远远低于医药公司购进的价格,觉得有利可图就答应帮他进行代卖。

经调查，该卫生室于 3 日前从李某处购进 5 种药品，货值金额共计 486.00 元，执法人员检查时已使用其中部分药品金额合计 76.00 元。执法人员当场对剩余的药品采取查封扣押处理，并严肃指出该行为是违法的，从非规范渠道采购的药品，不能保证药品的质量，为患者用药安全带来隐患。该卫生室负责人保证立即改正，以后不会再有这种行为。

【涉及法规及知识点】

1. 药品采购管理规定　《药品管理法》（2019 年版）第七十条："医疗机构购进药品……不符合规定要求的，不得购进和使用。"《医疗机构药事管理规定》（2011 年 1 月 30 日颁布）第二十五条："医疗机构临床使用的药品应当由药学部门统一采购供应。"《医疗机构药品监督管理办法（试行）》（2011 年 10 月 11 日颁布）第六条："医疗机构必须从具有药品生产、经营资格的企业购进药品。医疗机构使用的药品应当按照规定由专门部门统一采购，禁止医疗机构其他科室和医务人员自行采购。"第八条："医疗机构购进药品时应当索取、留存供货单位的合法票据，并建立购进记录，做到票、账、货相符。"第二十八条："医疗机构应当积极配合药品监督管理部门依法对药品购进、储存、调配和使用质量情况进行监督检查，如实提供与被检查事项有关的物品和记录、凭证以及医学文书等资料，不得拒绝和隐瞒。"《药品流通监督管理办法》（2007 年 1 月 31 日颁布）第二十四条："医疗机构购进药品时，应当按照本办法第十二条规定，索取、查验、保存供货企业有关证件、资料、票据。"

2. 药品经营管理规定　《药品管理法》（2019 年版）第五十一条："……无药品经营许可证的，不得经营药品。"

3. 药品采购相关的法律责任　《药品管理法》（2019 年版）第一百一十五条："未取得药品生产许可证、药品经营许可证或者医疗机构制剂许可证生产、销售药品的，责令关闭，没收违法生产、销售的药品和违法所得，并处违法生产、销售的药品（包括已售出和未售出的药品，下同）货值金额十五倍以上三十倍以下的罚款；货值金额不足十万元的，按十万元计算。"第一百二十九条："违反本法规定，药品上市许可持有人、药品生产企业、药品经营企业或者医疗机构未从药品上市许可持有人或者具有药品生产、经营资格的企业购进药品的，责令改正，没收违法购进的药品和违法所得，并处违法购进药品货值金额两倍以上十倍以下的罚款；情节严重的，并处货值金额十倍以上三十倍以下的罚款，吊销药品批准证明文件、药品生产许可证、药品经营许可证或者医疗机构执业许可证；货值金额不足五万元的，按五万元计算。"

4. 医疗机构药品采购方式　医院使用的所有药品（不含中药饮片）均应通过省级药品集中采购平台采购，坚持以省（区、市）为单位的网上药品集中采购方向，实行药品分类采购。

【分析】

1. 本案中卫生室负责人的行为有哪些违法之处？
2. 本案中李某的行为有哪些违法之处？
3. 应给予本案中的卫生室和李某哪些处罚？

【启示】

1. 如何规范医院药品的采购管理？
2. 简述我国医院药品采购的模式。

【思考题】

1. 国家对医疗机构采购药品有哪些规定和政策？
2. "4+7"药品带量采购受到医药行业的极高关注，请谈一谈你对"4+7"药品带量采购的看法。

（宋沧桑）

案例 30 规范超说明书用药的管理——从超说明书用药致药物性肝损害谈起

【教学目标】

知识目标：

1. 掌握超说明书用药相关管理规定。

2. 熟悉药物临床应用管理的主要内容。

3. 了解超说明书用药规程。

技能目标：

1. 正确认识并有效规范超说明书用药行为。

2. 运用所学的知识解决分析超说明书用药的用药问题及管理对策。

情感目标：

1. 培养学生树立合理用药的意识，保证患者用药安全。

2. 认识临床医疗实践准则是"以患者为中心"，应遵循良好的医疗行为规范。

【案例正文】

合理用药一直是临床医师和药师工作的重点，在临床用药过程中，与药品说明书不符的情况普遍存在，有些是国际和国内诊疗指南、专家共识推荐的应用，有些则是缺乏相关循证医药学证据的盲目应用，它就像一把双刃剑，应用得当，在使患者获益的同时也促进了临床医学的发展；应用不当，则会对医患双方造成危害。其是否合情、合理与合法？众说纷纭且备受争议，这也成为合理用药工作的热点问题。

2013 年 3 月 1 日，3 月龄患儿刘某就诊吉林省某医院，被诊断为混合血管瘤，医生对刘某进行胶体磷[^{32}P]酸铬注射液行组织间介入治疗。

2013 年 5 月 8 日，刘某因"尿色加深、黄疸"住院，被诊断为婴儿肝炎综合征、血管瘤。经保肝等对症治疗后不见好转，病情加重。2013 年 5 月 17 日刘某被诊断为肝衰竭，呈昏迷状态，皮肤黏膜重度黄染，有少许散在出血点。腹部彩超结果显示：肝体积增大，实质受损声像；双肾体积增大，少量腹水。检验结果显示：白细胞、单核细胞、中性粒细胞升高，凝血功能障碍，肝功能异常。2013 年 7 月 5 日，刘某的病理结果显示为重度小叶性肝炎伴早期再生反应，考虑可能为药物性肝损害。

事后调查显示刘某出生后肝功能正常，发生肝损害是由于吉林省某医院给刘某大剂量使用胶体磷[^{32}P]酸铬注射液治疗所致。刘某家属认为医务人员并没有明确告知关于胶体磷[^{32}P]酸铬注射液儿童禁用的情况及临床上存在的观点，更没有签署《超说明书用药知情同意书》。法院审理认为，患者在诊疗过程中受到损害，医疗机构及其医务人员有过错，由医疗机构承担赔偿责任。吉林省某医院向刘某支付医疗费 77 847.15 元、住院伙食补助费 2205 元、护理费 14 965.52 元、残疾赔偿金 169 747.54 元、交通费 10 046.5 元、精神损害抚慰金 40 000 元、鉴定费 10 000 元、律师代理费 23 000 元，共计 347 811.71 元。

【涉及法规及知识点】

1. 药物临床应用管理 《医疗机构药事管理规定》（2011 年 1 月 30 日颁布）第十五条："药物临床应用管理是对医疗机构临床诊断、预防和治疗疾病用药全过程实施监督管理。医疗机构应当遵循安全、有效、经济的合理用药原则，尊重患者对药品使用的知情权和隐私权。"《处方管理办法》（2007 年 2 月 14 日颁布）第六条："……（九）药品用法用量应当按照药品说明书规定的常规用法用量使用，特殊情况需要超剂量使用时，应当注明原因并再次签名……"第十四条："医师应当根据医疗、预防、保健需要，按照诊疗规范、药品说明书中的药品适应证、药理作用、用法、用量、禁忌、不良反应和注意事项等开具处方。"

2. 药品说明书管理 《药品说明书和标签管理规定》(2006 年 3 月 15 日颁布) 第三条："药品说明书和标签由国家食品药品监督管理局予以核准。药品的标签应当以说明书为依据，其内容不得超出说明书的范围。"第九条："药品说明书应当包含药品安全性、有效性的重要科学数据、结论和信息，用以指导安全、合理使用药品。"

3. 超说明书用药规程 《超说明书用药专家共识》(2015 年 4 月 20 日印发)：超说明书用药的目的只能是为了患者的利益；权衡利弊，保障患者利益最大化；有合理的医学证据支持；超说明书用药须经医院相关部门批准并备案；超说明书用药需保护患者的知情权并尊重其自主决定权；定期评估，防控风险。

【分析】

1. 什么是超说明书用药？
2. 超说明书用药存在的法律风险有哪些？
3. 超说明书用药存在的伦理风险有哪些？
4. 超说明书用药存在的用药安全风险有哪些？

【启示】

1. 简述国内外超说明书用药的现状。
2. 为什么要对超说明书用药进行规范化管理？
3. 药师在超说明书用药中的职责有哪些？

【思考题】

1. 简述目前国内外关于超说明书用药相关立法与法律责任。
2. 请结合超说明书用药相关知识，对以下案例进行分析：19 周孕妇在药房窗口取走了医生给其开的甲硝唑栓。拿到药品后，孕妇打开说明书，看到说明书上写着"孕妇禁用"。孕妇拿着药重新回到药房窗口，询问药师："药品说明书上写着孕妇禁用，为什么还给我使用？"药师回复："这是超说明书用药，与我无关，您去找医生问吧！"

（宋沧桑）

第十四章 其 他

案例31 药物经济学评价在医保支付中的运用——以丙通沙英国医保决策为例

【教学目标】

知识目标：
1. 掌握药物经济学的概念、理念及主要运用。
2. 熟悉药物经济学的评价方法，并能解释评价结果。
3. 了解药物经济学评价在医疗保险支付政策中的作用。

技能目标：
1. 教授学生获得基于药物经济学证据进入医疗保险支付的评价思路、评价依据的能力。
2. 引导学生举一反三，运用药物经济学评价方法评估其他药品的经济性。

情感目标：
培养学生运用药物经济学证据服务药学实践的理念，以更具成本–效益的药品助力我国医药卫生改革发展。

【案例正文】

近年来，药物经济学逐渐从理论研究走向实际应用，在医保中的作用愈加凸显，为医保目录的评审、药品集中采购、价格谈判等提供了工具、方法论和决策依据。本案例介绍丙通沙药品的药物经济学评价在英国医保支付及带量采购中的实际应用案例，着重介绍以下五个方面。

1. 评价背景 慢性丙型肝炎是由丙型肝炎病毒（hepatitis C virus，HCV）感染引起的传染性疾病，HCV 慢性感染可导致肝脏处于反复慢性炎症状态、坏死和纤维化，进而发展为肝硬化、肝衰竭和肝癌。据 WHO 估计，全球慢性丙型肝炎感染率 1.6%，共 1.3 亿~1.5 亿人感染，每年因 HCV 感染导致的死亡病例约 35 万例。英国约有 11.3 万现存丙型肝炎患者，其中 90% 有过往治疗史（多为长效干扰素治疗）。因慢性丙型肝炎发病较隐匿，诊断率较低，69% 英国患者未被诊断。最新的欧洲肝病研究学会丙型肝炎治疗指南、美国肝病研究学会丙型肝炎治疗指南均推荐使用口服直接抗病毒药物治疗慢性丙型肝炎，推荐索磷布韦韦帕他韦（丙通沙）和格卡瑞韦哌仑他韦（艾诺全）用于基因 1~6 型的慢性丙型肝炎治疗。丙通沙 2017 年在英国上市，适用于所有基因型的慢性丙型肝炎患者，不受肝功能状态影响，每日 1 片，固定疗程 12 周。

2. 评价过程 英国政府建立全民医疗卫生服务体系（National Health System，NHS），NHS 以国家税收为主要资金来源，为公民提供免费或仅需支付极少的费用即可获得的医疗卫生服务。英国国家卫生和临床研究院（National Institute for Health and Clinical Excellent，NICE），作为第三方的独立机构，主要负责新的药品和医疗技术的评估，为卫生部提供是否将其纳入药品报销目录的决策参考意见。NICE 对于每年新研发的药物和医疗器械及诊断方式，委托卫生医疗技术评估组织进行安全性、有效性、可靠性及经济性的评估。依据评审工作的内容，药品评审流程大致分为 3 个阶段：①准备阶段，包括药品生产厂家评审申请及提交申请材料、组织机构受理申请并准备审核材料；②审核阶段，审核机构对材料进行审核，并形成评估报告；③评审阶段，评审委员会根据审核机构的评估报告进行评审，并公布评审结果。

3. 评价结果及运用 药品评审结果是医疗保险部门决策药品是否进入医疗保险目录的重要依据。根据 NICE 出具并发布的《丙通沙药物经济学评价报告》（*Sofosbuvir–velpatasvir for treating chronic hepatitis C Technology appraisal guidance*）。该评价通过建立马尔可夫模型，对照长效干扰素+利巴韦林治疗方案（传统标准治疗），开展丙通沙成本–效果评价。评价结果显示，对于所有基因型（1~6型），无论治疗史或者是否肝硬化，丙通沙每获得单位质量调整生命年的成本均<20 000英镑，被认为是具有成本效果的治疗方案，被NICE推荐用于所有基因型、无论初治或经治、无论肝功能状态的慢性丙型肝炎治疗。基于该评价结果，NHS将丙通沙纳入医保报销范围。

4. 评价后的带量采购　2019年，随着更多HCV产品的上市，竞争环境的改变，从预算影响的角度出发，英国NHS开展"丙型肝炎消除计划"，对HCV产品进行定量招标采购。邀请了三家丙肝药物生产企业：吉利德（Gilead）、艾伯维（AbbVie）和默沙东（MSD）公司进行招标采购。采购内容包括丙型肝炎治疗药品（带量）及企业提供的配套服务方案（患者发现、检测、健康教育等）。此次丙型肝炎治疗药品带量采购总金额13亿英镑。采购协议期限为3年，NHS可视情况将其延长至5年。中标企业需要按照NHS要求的最优价格（the best price）提供创新的丙型肝炎治疗药物，同时需要和当地卫生服务机构、咨询公司和志愿者组织等合作，开展患者早发现、提供检测和治疗。

最终吉利德、艾伯维和默沙东公司三家企业均中标，NHS宣布中标排名依次为吉利德、默沙东和艾伯维。据NHS说法，该排名是综合考虑企业提供的药品价格、患者发现、检测等一揽子服务方案的排名，是对整体服务方案价值的体现。三家企业丙型肝炎创新药物的供货价格均较此前医保价格进一步降低。排名第一的吉利德获得最多药品市场份额，其次为默沙东和艾伯维。吉利德公司提供的丙肝创新药品包括来迪派韦索磷布韦（夏帆宁）和丙通沙。其中丙通沙为泛基因型药物，将得到更广泛的使用。

同时，根据吉利德公司提供的服务方案，将采取一系列措施，提高丙肝患者的治疗可及性。

（1）和英国最大的药品治疗服务提供机构CGL合作，吉利德公司提供资金和技术力量，建立区域队伍，包括区域协调专员和数据分析师，以支持CGL提供药物治疗服务，以及在其定点机构开展HCV检测。

（2）监狱系统也在NHS该项采购项目的覆盖范围内。吉利德公司和Care UK合作，该机构为全英国40%的监狱提供医疗卫生服务。通过合作，优化服役患者的治疗通路，目标是服役患者在出狱时已治愈。对于服刑期很短的服役人员，则提供服务保障其重回社会后的治疗连续。

（3）其他措施还包括扩大疾病筛查、促进患者早发现，以及提高患者知晓等。

5. 项目影响

（1）NHS以固定的预算，能治疗比以往更多的患者。同时，通过购买企业服务，实现患者早发现、早诊断、早治疗，能减少因丙型肝炎疾病进展造成的远期严重并发症或晚期疾病，以及节约因此产生的高额费用。

（2）中标企业提供价格折扣和配套服务，但获得不同程度的药品市场份额，保证用量及获利。

（3）企业与当地相关机构、组织合作，开展疾病筛查、寻找和发现患者，患者诊断率、治疗率提高，患者的治疗可及性大大改善。同时，通过企业支持，监狱系统、偏远地区患者也都纳入项目覆盖范围，受益患者人群扩大，公平性提高。

（4）英国NHS预计，开展此项目后，英国慢性丙型肝炎诊断率将从目前的约30%，到2020年上升至75%。

【涉及法规及知识点】

1.《英国药物经济学指南》　《英国药物经济学指南》（2017年版）采用"质量调整生命年"（quality-adjusted life years，QALY）作为一项衡量所有药品疗效最重要的量化标准。另外，NICE采用以QALY为指标计算得来的增量成本效果比（incremental cost-effectiveness ratio，ICER）来评价新技术（新药和新治疗手段）。评估委员会不会采用一个精确的ICER值来限制新技术，根据NHS的灵活预算政策，通常会设定适当的阈值区间。英国的药物经济学评价指南对药品进入NHS报销体系的条件有以下规定。

（1）若ICER<20 000（英镑/QALY），评估委员会通常会基于成本效果估计和技术的可接受性建议广泛使用该技术。

（2）若20 000（英镑/QALY）＜ICER＜30 000（英镑/QALY），评估委员会将综合考虑ICER计算的不确定性程度、科技的创新性、受众的条件和数量、更广泛的社会成本和获益等因素明确说明该技术的可接受性，建议有条件地使用该技术。

（3）若ICER＞30 000（英镑/QALY），评估委员会需要针对上述因素提出更充分和强有力的证据支持，并建议严格限制使用该技术。

2. 成本–效用分析（CUA） 成本–效用分析（cost-utility analysis，CUA）旨在评估和比较改进生命质量所需成本的相对大小或QALY所需成本的多少，以此描述人们在改进健康上每花费一定成本所获得的最大满意程度。CUA的健康产出指标通常是QALY，该指标是一个标准化的通用健康产出指标，既考虑了治疗方案对患者生存时间的影响，也考虑了对患者生命质量的影响，因此对健康产出的测量相对于其他产出指标更加完整。不管临床产出指标是否相同，CUA均可对于不同治疗方案进行比较分析，在药物经济学评价中运用最为广泛。此外，马尔可夫模型是一种特殊的循环决策树模型，是一种将临床事件和相关干预实施的时间因素系统纳入模型模拟的动态模型，在药物经济学CUA分析中较为常见。

【分析】

1. 如何根据药物经济学结果判断药品的经济性？
2. 丙通沙的药物经济学评价为什么采用的是CUA方法？
3. 药物经济学研究具有什么样的特征？

【启示】

1. 药物经济学在全球医保支付中发挥了什么样的作用？
2. 中国在药品准入、药品谈判中如何运用药物经济学证据？
3. 药物经济学研究在中国面临着什么样的挑战？

【思考题】

1. 简要叙述药品进入中国医疗保险支付的评价思路、评价内容与流程。
2. 对比英国、澳大利亚、美国、中国指南中对阈值的推荐及其合理性。
3. 基于中国药物经济学面临的相应挑战，请提出相关解决办法或意见。

（李　璠）

案例32　医疗机构对医疗器械配套使用软件认识不清导致违规的启示

【教学目标】

知识目标：
1. 掌握医疗器械监督管理相应条款。
2. 了解医疗器械及界定范围的认识。
技能目标：
1. 掌握《医疗器械监督管理条例》相关条款。
2. 了解《医疗器械监督管理条例》的立法背景、意义。
3. 学会对监管中出现的现实问题进行分析、判断，构建药品督管理的思维理念。
情感目标：
1. 增强学生对《医疗器械监督管理条例》的感性认识。

2. 通过学生对案例的思考，提高医技人员的法律意识。

【案例正文】

2011 年 10 月，某食品药品监督管理局执法人员在辖区一家医疗机构放射科检查时，发现该医疗机构使用的进口日本东芝 CT，另配置有一个三维影像工作站，专为冠状动脉 CT 成像时使用。经开机检视，发现该工作站的医学图像处理系统是美国 VT Images 公司生产的，软件版本 VT2，Version4.1。而据医疗机构提供的东芝 CT 的医疗器械注册证显示，该产品的结构与组成中并不包括这个三维影像工作站及其内置的医疗软件。那么，这个专做冠状动脉 CT 成像工作站软件是否属于医疗器械？

执法人员经向相关医务人员询问及现场操作演示，发现该软件具有对医学图像进行分析处理、生成报告、输出电子病历等功能，因此认定该医疗软件属于软件类医疗器械，需要单独注册。后经供货方某医疗设备销售公司提供了该医学图像处理系统的医疗器械注册证。然而，执法人员审核相关资质材料时，发现这份注册证上限定的规格型号为 VT，Version3.9，二者显然不符。经过进一步调查，该医疗机构承认，这个工作站初始安装的版本确是 Version3.9，但是根据购销双方达成的售后协议，供货方在 2 年内应及时更新版本免费提供升级服务。因此，在 2010 年 6 月购入该设备后的 1 年到期时，由供货方主动应约于 2011 年 5 月进行了软件升级处理，升级后的版本就是 VT2 Version4.1。对于这两个版本之间的区别，供货方表示只是"处理速度更快、图像更清晰、应用更方便"等，并没有本质区别，属于售后免费服务，不另收费。调查中，该医疗机构医务人员反映，该软件类器械初始版本是预装在工作站电脑里的，无须安装。后来升级，是软件开发商 VT Images 公司的工程师来升级调试的，还对几个操作医生进行了简单培训，并留下了电子版的 Vitrea2 中文操作手册供学习，新版本中增加了包括结肠成像分析在内的多项新功能。

2012 年 3 月 19 日，经国家食品药品监管局医疗器械司批复：规格型号为"VT2，Version4.1"的产品，不是"国食药监械（进）字 2008 第 2700805 号"注册证书所限定的注册产品，最终以涉嫌使用未经注册的医疗器械对该医疗机构立案调查。经调查统计，自 2011 年 5 月至案发时止，该医疗机构共使用该 CT 及工作站进行临床冠状动脉 CT 成像检查 18 人（次），检查费用计 1300 元每人（次），含材料费等。

对于本案的处罚，因为 CT 和工作站是一个整体医疗系统，既然这个系统的主要部件——工作站被认定为无证医疗器械，那么整个医疗系统也应该视为无证医疗器械。由此违法所得应该按 1300 元每人（次）的标准全额认定。

【涉及法规及知识点】

案件的认定根据 2000 版《医疗器械监督管理条例》第三条对医疗器械的定义及界定。第八条："国家对医疗器械实行产品生产注册制度。"第十三条："医疗器械产品注册证书所列内容发生变化的，持证单位应当自发生变化之日起 30 日内，申请办理变更手续或者重新注册。"第二十六条："……医疗机构不得使用未经注册、无合格证明、过期、失效或者淘汰的医疗器械。"处罚依据 2000 版《医疗器械监督管理条例》的第四十二条："违反本条例规定，医疗机构使用无产品注册证书、无合格证明、过期、失效、淘汰的医疗器械的，或者从无《医疗器械生产企业许可证》、《医疗器械经营企业许可证》的企业购进医疗器械的，由县级以上人民政府药品监督管理部门责令改正，给予警告，没收违法使用的产品和违法所得，违法所得 5000 元以上的，并处违法所得 2 倍以上 5 倍以下的罚款；没有违法所得或者违法所得不足 5000 元的，并处 5000 元以上 2 万元以下的罚款；对主管人员和其他直接责任人员依法给予纪律处分；构成犯罪的，依法追究刑事责任。"

【分析】

1. 如何正确理解《医疗器械监督管理条例》中规定的医疗器械定义？
2. CT 三维影像工作站内置的医学图像处理系统是否属于医疗器械？

3. 工作站软件系统升级后，新版本软件是否需要重新注册？

4. 本案的违法所得如何计算？

【启示】

国家如何通过不断修改完善《医疗器械监督管理条例》提高医疗器械的监管能力和水平？

【思考题】

1. 我国在医疗器械监管方面出台了哪些管理规定？医疗机构在医疗器械监管方面存在些什么问题？

2. 思考医疗器械监管模式改革创新的方式方法。

（潘　敏）

第二部分　习　题　集

第一章　绪　论

一、名词解释

1. 药事管理　2. 药事　3. 药事管理学科

二、选择题

（一）A 型题（最佳选择题）（每题的备选项中，只有 1 个最符合题意）

1. "药事"的含义是指与药品的研制、生产及（　　）。
A. 销售、价格、广告、信息、监督等活动有关的事
B. 流通、使用、价格、广告、信息、监督等活动有关的事
C. 流通、使用、价格、用药安全、监督等活动有关的事
D. 用药安全、价格、广告、信息、监督等活动有关的事

2. 药事管理学科是（　　）。
A. 卫生管理的分支学科
B. 社会科学的分支学科
C. 管理学的分支学科
D. 药学科学的分支学科

3. 药事管理学科具有（　　）。
A. 社会科学性质　　　B. 人文科学性质
C. 自然科学性质　　　D. 管理科学性质

4. 药事管理是对（　　）。
A. 药学事业的公共管理
B. 药学事业的公共行政管理
C. 药学事业的综合管理
D. 药学事业的监督管理

5. 药物非临床安全性评价研究机构必须执行（　　）。
A. GLP　　　　　　　B. GCP
C. GSP　　　　　　　D. GMP

6. 药物临床研究必须执行（　　）。
A. GLP　　　　　　　B. GCP
C. GSP　　　　　　　D. GMP

（二）B 型题（配伍选择题）（题目分为若干组，每组题目对应同一组备选项，备选项可重复选用，也可不选用。每题只有 1 个备选项最符合题意）

【1～4 题共用选项】
A. GLP　　　　　　　B. GCP
C. GMP　　　　　　　D. GSP

1.《药物临床试验质量管理规范》的英文缩写是（　　）
2.《药品经营质量管理规范》的英文缩写是（　　）
3.《药物非临床研究质量管理规范》的英文缩写是（　　）
4.《药品生产质量管理规范》的英文缩写（　　）。

【5～7 题共用选项】
A. 药事组织学　　　　B. 社会与管理科学
C. 社会药学　　　　　D. 药物经济学

5. 1993 年，美国药学院协会同意将药事管理学科改名为（　　）。
6. 药事管理学在苏联称为（　　）。
7. 药事管理学在欧洲称为（　　）。

【8～10 题共用选项】
A. pharmacy administration
B. drug administration
C. drug supervision
D. pharmacy supervision

选出下列词汇对应的英文

8. 药事管理（　　）。
9. 药品监督管理（　　）。
10. 药政管理（　　）。

（三）X 型选择题（多项选择题）（每题的备选项中，有 2 个或 2 个以上符合题意。错选、少选均不得分）

1. 药事管理研究的特征是（　　）。
A. 结合性　　　　　　B. 规范性
C. 实用性　　　　　　D. 开放性

2. 药事管理的研究方法包括（　　）。
A. 文献研究法　　　　B. 调查研究法

C. 实验研究法　　　　D. 实地研究法

3.《药事管理学》教材由（　　）构成。

A. 药事管理概论　　　B. 药事组织

C. 药事法规　　　　　D. 药事部门管理

4. 药事管理学科是（　　）。

A. 药学科学的分支

B. 社会科学的分支

C. 具有社会科学性质

D. 卫生管理的分支学科

5. 药事管理学课程的教学方法有（　　）。

A. 案例教学法　　　　B. 网络教学

C. 实验教学　　　　　D. 现场参观教学

三、简答题

1. 简述宏观药事管理的主要内容。

2. 药事管理学课程研究的主要内容有哪些方面？

3. 简述药事管理研究的性质和特征。

4. 简述药事管理研究的过程。

5. 简述《药事管理学》教材结构与特点。

6. 简述药事管理学科的内涵。

7. 简述药事管理的重要性。

四、论述题

1. 为什么说"保证人们用药安全有效，必须加强药事管理"？

2. 论述学习和研究药事管理学的目的和意义。

3. 论述药事管理学科与药学其他学科的不同点。

（杨　雁）

第二章　药品及药品管理制度

一、名词解释

1. 药品
2. 处方药
3. 非处方药
4. 新药
5. 仿制药
6. 医疗机构制剂
7. 药品监督管理
8. 药品标准
9. 国家药品标准
10. 药品质量监督检验

二、选择题

（一）A型题（最佳选择题）（每题的备选项中，只有1个最符合题意）

1. 药品监督管理属于国家行政，具有（　　）。
A. 法律性、二重性
B. 法律性、双重性
C. 法规性、二重性
D. 法规性、双重性

2. 药品的质量特性包括（　　）。
A. 高效性、安全性、稳定性、均一性
B. 有效性、安全性、稳定性、经济性
C. 有效性、安全性、多样性、均一性
D. 有效性、安全性、稳定性、均一性

3. 国家对基本药物目录实行（　　），原则上（　　）调整一次。
A. 常态管理，3年
B. 常态管理，5年
C. 动态管理，3年
D. 动态管理，5年

4. 基本药物是适应基本医疗卫生需求、剂型适宜、（　　）、公众可公平获得的药品。
A. 价格合理、能够保障生产
B. 价格合理、能够保障供应
C. 价格低廉、能够保障生产
D. 价格低廉、能够保障供应

5. 药品分类管理的首要作用是确保（　　）。
A. 用药方便
B. 用药及时
C. 用药有效
D. 用药安全

6. 国家规定允许药品零售企业零售的药品是（　　）。
A. 疫苗
B. 蛋白同化制剂
C. 麻醉药品
D. 第二类精神药品

7. 药品质量监督检验的指定检验包括（　　）。
A. 口岸检验，生物制品批签发检验
B. 口岸检验，生物制品批生产检验
C. 进出口检验，生物制品批签发检验
D. 进出口检验，生物制品批生产检验

8. 药品质量监督检验的类型不包括（　　）。
A. 药品复验
B. 抽查检验

C. 委托检验
D. 出厂检验

9. 国家基本药物的遴选原则不包括（　　）。
A. 防治必需
B. 安全有效
C. 价格便宜
D. 使用方便

10. 非处方药分为甲、乙两类，是根据药品的（　　）。
A. 方便性
B. 安全性
C. 有效性
D. 可靠性

11. 非处方药标签和说明书除符合相关规定外，用语应当（　　）。
A. 专业、科学、便于使用
B. 便于药师判断、选择和使用
C. 科学、易懂，便于患者自行判断、选择和使用
D. 由企业自行决定

12. 处方药可以在（　　）。
A. 期刊杂志上进行广告宣传
B. 电视上进行广告宣传
C. 广播上进行广告宣传
D. 医学、药学专业刊物上介绍

13. 药品飞行检查是药品监督管理部门针对药品（　　）、生产、（　　）、使用等环节开展的不预先告知的监督检查。
A. 研制、经营
B. 研制、流通
C. 研发、经营
D. 研发、流通

14. 红色专用标识用于（　　）。
A. 需放于冷藏处储存的药品
B. 需放于阴凉处储存的药品
C. 甲类非处方药
D. 乙类非处方药

15. 根据《处方药与非处方药分类管理办法》（试行），关于药品按处方药与非处方药分类管理的说法，正确的是（　　）。
A. 按照药品品种、规格、给药途径及疗效的不同进行分类
B. 按照药品品种、规格、适应证、剂量及给药途径的不同进行分类
C. 按照药品类别、规格、适应证、成本效益比的不同进行分类
D. 按照药品类别、规格、剂量及给药途径的不同进行分类

16. 下列关于非处方药专有标识的使用，错误的

是（ ）。

A. 红色专有标识用于甲类非处方药药品

B. 绿色专有标识用于乙类非处方药药品

C. 红色专有标识用于经营非处方药零售企业的指南性标识

D. 非处方药说明书上单色印刷非处方药专有标识，并在其下方标示"甲类"或"乙类"字样

17. 下列关于药品质量抽查检验和质量公告的说法，错误的是（ ）。

A. 药品抽查检验只能按照检验成本收取费用

B. 国家药品抽验以评价抽验为主，省级药品抽验以监督抽验为主

C. 国家药品质量公告应当根据药品质量状况及时或定期发布

D. 抽样人员在药品抽样时应当认真检查药品储存条件是否符合要求

18. 根据《药品管理法》对药品的界定，下列不属于药品的是（ ）。

A. 化学原料药　　　　B. 血清

C. 诊断药品　　　　　D. 兽药

19. 国家基本药物制度对基本药物使用管理确定的原则是（ ）。

A. 价格优先、合理使用

B. 优先选择、合理使用

C. 全额报销、优先使用

D. 质量合格、优先使用

20. 应经单独论证才能纳入《国家基本药物目录》遴选范围的是（ ）。

A. 非临床治疗首选的化学药品

B. 含有国家濒危野生动植物药材的中成药

C. 除急救、抢救用药外的独家生产品种

D. 用于滋补保健，易滥用的中药

21. 国家基本药物使用管理中提出的基本药物优先选择和合理使用制度是指（ ）。

A. 政府主办的医疗卫生机构实行"收支两条线"

B. 政府主办的基层医疗卫生机构全部配备和使用国家基本药物，其他各类医疗机构按照规定使用基本药物

C. 公立医院对基本药物实行"零差率"销售

D. 所有零售药店均配备基本药物，并对基本药物实行"零差率"销售

22. 关于药品标准的说法，错误的是（ ）。

A. 《中国药典》为法定药品标准

B. 药品标准包括法定与非法定标准两种

C. 医疗机构制剂标准作为省级地方标准仍允许保留，属于有法律效力的药品标准

D. 药品生产企业执行的药品注册标准一般不得高于《中国药典》的规定

23. 我国遴选 OTC 的基本原则不包括（ ）。

A. 使用方便　　　　B. 质量稳定

C. 便于流通　　　　D. 疗效确切

24. 国家对国外首次在中国销售的药品进行的检验属于（ ）。

A. 抽查检验　　　　B. 注册检验

C. 委托检验　　　　D. 指定检验

25. 负责基本药品监督抽验工作的是（ ）。

A. 国家药品监督管理局

B. 省级药品监督管理部门

C. 省级市场监督管理局

D. 省级卫生健康委员会

26. 负责基本药品评价抽验工作的是（ ）。

A. 国家药品监督管理局

B. 省级药品监督管理部门

C. 省级市场监督管理局

D. 省级卫生健康委员会

27. 一般每 5 年修订一次的国家药品标准是（ ）。

A. 中国药典　　　　B. 药品注册标准

C. 地方性中药材标准　D. 企业标准

28. 根据《药品管理法实施条例》，应当定期发布药品质量公告的是（ ）。

A. 国务院药品监督管理部门

B. 省、自治区、直辖市人民政府的药品监督管理部门

C. 国务院和省、自治区、直辖市人民政府的药品监督管理部门

D. 药品检验机构

29. 药品监督管理部门在监督检查中，对可疑药品所进行的有针对性的抽验属于（ ）。

A. 评价抽验　　　　B. 监督抽验

C. 指定检验　　　　D. 委托检验

30. 根据《国家基本药物目录管理办法》规定，应当从《国家基本药物目录》中调出的药品是（ ）。

A. 抗生素

B. 疫苗

C. 独家生产品种

D. 发生严重不良反应的药品

（二）B 型题（配伍选择题）（题目分为若干组，每组题目对应同一组备选项，备选项可重复选用，也可不选用。每题只有 1 个备选项最符合题意）

【1～4 题共用选项】

A. 抽查检验　　　　B. 注册检验

C. 委托检验　　　　D. 指定检验

1. 批签发管理的生物制品在出厂上市前,进行的强制性检验属于（　　　）。
2. 结果由药品监督管理部门以药品质量公告形式发布的检验属于（　　　）。
3. 国家对新药审批时进行的检验属于（　　　）。
4. 药品监管部门在监督检查中,对根据工作需要提出检验申请的药品进行的检测属于（　　　）。

【5～7 题共用选项】
A. 非处方药
B. 处方药
C. 处方药和乙类非处方药
D. 处方药和甲类非处方药

5. 只能在专业期刊进行广告宣传的药品是（　　　）。
6. 根据安全性分为甲类和乙类的药品是（　　　）。
7. 经审批可以在大众媒介进行广告宣传的药品是（　　　）。

【8～9 题共用选项】
A. 胰岛素注射剂
B. 复方盐酸伪麻黄碱缓释胶囊
C. 终止妊娠药品
D. 第二类精神药品

8. 药品零售企业不得销售的是（　　　）。
9. 药品零售企业可以经营的肽类激素是（　　　）。

【10～11 题共用选项】
A. 安全、有效、方便、均一
B. 应用安全、疗效确切、质量稳定、使用方便
C. 临床必需、安全有效、价格合理、使用方便、市场能够保障供应
D. 防治必需、安全有效、价格合理、使用方便、中西药并重、基本保障、临床首选、基层能够配备

10. 非处方药遴选的主要原则是（　　　）。
11. 《国家基本药物目录》遴选的主要原则是（　　　）。

【12～13 题共用选项】
A. 主要用于滋补保健,易滥用的
B. 诊断药品
C. 人工饲养或栽培的动植物药材
D. 根据药物经济学评价,可被成本效益比更优的品种所替代的药品

12. 不能纳入《国家基本药物目录》遴选范围的药品是（　　　）。
13. 应当从《国家基本药物目录》调出来的药品是（　　　）。

【14～17 题共用选项】
A. 有效性　　　　　　B. 安全性
C. 稳定性　　　　　　D. 均一性

14. 人体产生不良反应的程度体现药品的（　　　）。
15. 在规定条件下保持药品有效性和安全性的能力体现药品的（　　　）。
16. 能满足治疗疾病的要求体现药品的（　　　）。
17. 每一单位产品都具有相同的品质体现药品的（　　　）。

【18～21 题共用选项】
A. 品种保护制度　　　　B. 分类管理制度
C. 药品储备制度　　　　D. 特殊管理制度

18. 对中药实行（　　　）。
19. 对精神药品实行（　　　）。
20. 对处方药与非处方药实行（　　　）。
21. 国家为应对疫情发生所需的药品实行（　　　）。

（三）C 型题（综合分析选择题）（题目分为若干组，每组题目基于同一个临床情景、病例、实例或者案例的背景信息逐题展开。每题的备选项中，只有 1 个最符合题意）

某市药品监督管理局接到举报，反映该市甲兽药店销售人用药品，经调查发现甲兽药店药柜上摆放有多个品种的人用药品。经查实，兽药店所经营的人用药品达 40 余种，货值金额 6000 元，主要是甲类非处方药，部分药品已销售，销售金额已达到 2000 元。当事的兽药店有兽药经营许可证，无药品经营许可证。

1. 下列关于甲兽药店违法行为定性与处理的说法，正确的是（　　　）。
A. 甲兽药店经营人用药品，应以销售假药论处
B. 甲兽药店经营人用药品，应以销售劣药论处
C. 甲兽药店经营人用药品，应以无证经营药品论处
D. 销售的药品主要是非处方药，甲兽药店有权经营

2. 关于兽药与《药品管理法》中药品关系的说法，正确的是（　　　）。
A. 药品经营许可证经营范围中包含兽药的，可以同时经营兽药
B. 取得兽药经营许可证的，可以经营人用药品
C. 兽药规定有治疗疾病的用法用量，在我国《药品管理法》中，也将其作为药品进行参照管理
D. 我国《药品管理法》中的药品特指人用药品，不包含兽药

甲药品经营企业持有药品经营许可证，经营方式为药品批发，批准经营的范围为麻醉药品、精神药品、医疗用毒性药品、化学原料药及其制剂、抗生素原料药及其制剂、生化药品、生物制品

乙药品经营企业持有药品经营许可证，经营方式为药品零售（连锁），经营类别包括处方药、非处方药。经营范围为中药材、中药饮片、中成

药、化学药制剂、抗生素制剂、生化药品、生物制品

3. 下列药品中,乙药品经营企业不能从甲药品经营企业购进的是（　　）。

A. 化学药制剂　　　　B. 中成药

C. 抗生素制剂　　　　D. 抗肿瘤药品

4. 下列药品中,甲和乙药品经营企业都不能经营的药品是（　　）。

A. 治疗性生物制品

B. 含麻黄碱类复方制剂

C. 医疗机构制剂

D. 中药饮片

5. 根据乙药品经营企业的经营范围,其可以开展经营的药品是（　　）。

A. 药品类易制毒化学品

B. 含麻黄碱类复方制剂

C. 肽类激素（不包含胰岛素）

D. 蛋白同化制剂

（四）X 型选择题（多项选择题）（每题的备选项中，有 2 个或 2 个以上符合题意。错选、少选均不得分）

1. 药品的商品特征包括（　　）。

A. 生命关联性　　　　B. 公共福利性

C. 高质量性　　　　　D. 高度专业性

2. 药品的质量特性包括（　　）。

A. 安全性　　　　　　B. 有效性

C. 经济性　　　　　　D. 稳定性

3. 药品质量监督检验的性质包括（　　）。

A. 公正性　　　　　　B. 强制性

C. 权威性　　　　　　D. 仲裁性

4. 药品质量监督检验的类型包括（　　）。

A. 药品复验　　　　　B. 指定检验

C. 委托检验　　　　　D. 出厂自检

5. 根据《药品管理法》,国家对药品实行的相关制度有（　　）。

A. 生物制品签发制度

B. 中药品种保护制度

C. 药品储备制度

D. 药品不良反应报告制度

6. 国家基本药物制度对基本药物管理的环节有（　　）。

A. 遴选　　　　　　　B. 流通

C. 供应　　　　　　　D. 报销

7. 根据《国家基本药物目录管理办法》规定,不得纳入《国家基本药物目录》遴选范围的是（　　）。

A. 临床治疗首选的

B. 主要用于滋补保健,易滥用的

C. 发生药品不良反应的

D. 含有国家濒危野生动植物药材的

8. 根据《国家基本药物目录管理办法》,应当从《国家基本药物目录》中调出的品种有（　　）。

A. 临床治疗首选的

B. 主要用于滋补保健,易滥用的

C. 发生药品不良反应的

D. 含有国家濒危野生动植物药材的

9. 基本药物遴选原则包括（　　）。

A. 临床首选　　　　　B. 价格低廉

C. 安全有效　　　　　D. 使用方便

10. 国家调整《国家基本药物目录》品种和数量的依据有（　　）。

A. 我国疾病普遍化

B. 药品不良反应监测评价

C. 已上市药品循证医学、药物经济学评价

D. 我国基本医疗卫生需求和基本医疗保障水平变化

11. 非处方药目录的遴选原则包括（　　）。

A. 临床首选　　　　　B. 疗效确切

C. 质量稳定　　　　　D. 使用方便

12. 关于药品零售企业销售处方药、非处方药的说法,正确的有（　　）。

A. 处方药与非处方药应当分柜摆放

B. 执业药师或药师必须对医师处方进行审核

C. 执业药师可对医师处方进行修改

D. 可不凭医师处方销售甲类非处方药

三、简答题

1. 药品管理法律法规中有关药品分类管理的类别有哪些?

2. 简述药品监督管理的作用。

3. 简述药品监督管理的行政行为。

4. 何为基本药物?《国家基本药物目录》遴选原则是什么?

5. 简述药品质量监督检验的概念、性质、分类。

6. 简述制定《国家基本药物目录》的程序。

7. 非处方药适应证范围确定的原则是什么?

8. 简述不得纳入《国家基本药物目录》遴选范围的药品。

9.《国家基本药物目录》调整品种和数量的依据是什么?

四、论述题

论述处方药与非处方药分类管理的意义和作用。

（杨　雁）

第三章　药学技术人员管理

一、名词解释

1. 药师　2. 执业药师　3. 药学服务

二、选择题

（一）A型题（最佳选择题）（每题的备选项中，只有1个最符合题意）

1. 如果注册执业范围为药品经营，下列说法错误的是（　　）。
A. 注册为药品批发企业的，应在执业药师注册证上注明药品经营（批发）
B. 注册为药品零售连锁企业的，应在执业药师注册证上注明药品经营（零售）
C. 注册为药品零售连锁企业的，应在执业药师注册证上注明药品经营（连锁）
D. 注册为药品零售连锁企业的，执业药师注册证的执业单位应明确到总部或者门店

2. 执业药师继续教育实行学分制，具有执业药师资格的人员每年必须修学分不少于（　　）。
A. 5分　　　　　　　　B. 15分
C. 25分　　　　　　　D. 30分

3. 下列关于执业药师资格证书与执业药师注册证的有效范围说法正确的是（　　）。
A. 前者注册所在地有效，后者注册所在地有效
B. 前者全国范围有效，后者全国范围有效
C. 前者注册所在地范围有效，后者全国范围有效
D. 前者全国范围有效，后者注册所在地有效

4. 下列关于执业药师管理说法正确的是（　　）。
A. 执业药师注册证的有效期为3年
B. 执业药师再次注册，除须符合注册条件外，还须有参加继续教育的证明
C. 注册有效期满前3个月，持证者须到注册机构办理再次注册手续
D. 执业药师变更执业地区、执业范围、执业类别应及时办理变更注册手续

5. 以下关于执业药师考试管理的说法正确的是（　　）。
A. 参加全部科目考试的人员须在连续5年内通过全部科目的考试，才能获得执业药师资格
B. 参加部分科目免试的人员连续两年内通过考试科目即可获得执业药师资格
C. 参加免试部分科目的人员须在一个考试年度内通过应试科目

D. 考试成绩管理以5年为一个周期

6. 以下关于执业药师管理的说法正确的是（　　）。
A. 执业药师注册的有效期为5年，期满前30天办理延续注册
B. 执业药师注册的有效期为5年，期满前3个月办理延续注册
C. 执业药师注册的有效期为3年，期满前30天办理延续注册
D. 执业药师注册的有效期为3年，期满前3个月办理延续注册

7. 执业药师的职责不包括（　　）。
A. 负责药品的采购管理
B. 执行药品不良反应报告制度
C. 负责对药品质量的监督和管理
D. 指导公众合理使用非处方药

8. 执业药师考试及注册说法错误的是（　　）。
A. 执业药师资格注册机构是省级药品监督管理局
B. 执业药师执业单位不包括医药院校、科研机构及药品检验单位
C. 经注册后，可以同时在多个单位以执业药师身份执业
D. 港澳台地区居民，按照规定的程序和报名条件，可以参加国家执业药师资格考试

9. 李某，云南省昆明市某药店执业药师，欲回老家四川成都药店工作，变更执业地区，相关的变更申请材料应交与（　　）。
A. 云南省药品监督管理部门
B. 四川省药品监督管理部门
C. 昆明市药品监督管理部门
D. 成都市药品监督管理部门

10. 李某欲申请执业药师注册的条件不包括（　　）。
A. 取得执业药师资格证书
B. 所在单位同意
C. 身体健康，遵纪守法
D. 从事药品调剂工作

11. 下列关于执业药师继续教育学分的管理说法错误的是（　　）。
A. 执业药师每年应当参加不少于15学分的继续教育学习
B. 执业药师继续教育管理由中国执业药师协会

承担

C. 执业药师继续教育可采取面授、网授、函授等多种方式进行

D. 执业药师继续教育实行学分制

12. 下列哪个单位不属于执业药师的执业范围（ ）。

A. 药厂　　　　　　B. 连锁药店

C. 中心医院　　　　D. 药品科研单位

13. 下列不属于执业药师执业类别的是（ ）。

A. 药学与中药学类　B. 药学类

C. 中药学类　　　　D. 中西药结合类

14. 执业药师在审方过程中，发现医师开具处方存在配伍禁忌，执业药师应（ ）。

A. 积极提供咨询，并由执业药师自行纠正

B. 应当拒绝调配，但经处方医师更正或者重新签字确认的，可以调配

C. 向患者说明该医师的专业能力的不足，借机宣传自己的专业能力

D. 更换存在配伍禁忌的处方药品，用作用类似药品替代

15. 执业药师丁某在执业过程中，发现从供货单位购进的降压药质量可疑，下列做法正确的是（ ）。

A. 退回该批药品给供货单位

B. 因没有确认为假药，仍可继续使用

C. 扣押此批次产品，上报药品监督管理局

D. 找供货单位换批新的药品

16. 执业药师对病因不明的患者，建议其寻求医师诊断、治疗，体现了（ ）。

A. 救死扶伤，不辱使命

B. 尊重患者，一视同仁

C. 依法执业，质量第一

D. 进德修业，珍视声誉

17. 执业药师不应当（ ）。

A. 依法独立执业，科学指导用药

B. 坚持效益第一，维护公众健康

C. 参加继续教育，提高专业水平

D. 拒绝调配、销售超剂量的处方

18. 下列不属于执业药师应遵循的执业道德的是（ ）。

A. 实事求是地介绍药品疗效及不良反应

B. 根据报酬提供合适的药学服务

C. 自觉抵制误导性宣传

D. 注意收集并记录药品的不良反应

19. 下列不属于执业药师执业活动中的基本准则是（ ）。

A. 履行职责、指导用药

B. 遵纪守法、爱岗敬业

C. 遵从伦理、服务健康

D. 自觉学习、提高能力

（二）B型题（配伍选择题）（题目分为若干组，每组题目对应同一组备选项，备选项可重复选用，也可不选用。每题只有1个备选项最符合题意）

【1～4题共用选项】

A. 0年　　　　　　B. 1年

C. 3年　　　　　　D. 5年

1. 申请参加执业药师资格考试的药学或中药学专业大专学历的人员要求从事药学或中药学专业工作满（ ）。

2. 申请参加执业药师资格考试的药学或中药学专业本科学历的人员要求从事药学或中药学专业工作满（ ）。

3. 取得药学或中药学专业博士学历的人员，参加执业药师考试要求的最低的相关工作年限为（ ）。

4. 取得药学或中药学专业硕士学位的人员要求从事药学或中药学专业工作满（ ）。

【5～8题共用选项】

A. 1年　　　　　　B. 2年

C. 4年　　　　　　D. 6年

5. 申请参加执业药师资格考试的药学或中药学相关专业大专学历的人员要求从事药学或中药学专业工作满（ ）。

6. 申请参加执业药师资格考试的药学或中药学相关专业本科学历的人员要求从事药学或中药学专业工作满（ ）。

7. 取得药学或中药学相关专业博士学历的人员，参加执业药师考试要求的最低相关工作年限为（ ）。

8. 取得药学或中药学相关专业硕士学位的人员要求从事药学或中药学专业工作满（ ）。

【9～14题共用选项】

A. 再次注册　　　　B. 注销注册

C. 不予注册　　　　D. 变更注册

9. 无正当理由不在岗执业超过一个季度的，应给予（ ）。

10. 受过取消执业药师执业资格处分不满2年的，应给予（ ）。

11. 不具备完全民事行为能力的，应给予（ ）。

12. 注册许可有效期届满未延续的，应给予（ ）。

13. 被吊销执业药师资格证书处分的，应给予（ ）。

14. 因受刑事处罚，自刑罚执行完毕之日到申请注册之日不满 2 年的，应给予（   ）。

【15～19 题共用选项】

A. 国家药品监督管理部门

B. 人力资源和社会保障部

C. 省级药品监督管理部门

D. 国家药品监督管理部门和人力资源与社会保障部

15. 执业药师注册管理机构的是（   ）。

16. 执业药师注册机构是（   ）。

17. 负责全国执业药师执业资格制度的政策制定的是哪个部门（   ）。

18. 考试科目及考试大纲的拟定由哪个部门负责（   ）。

19. 考试科目及考试大纲的审定由哪个部门负责（   ）。

【20～24 题共用选项】

A. 依法执业，质量第一

B. 尊重患者，平等相待

C. 尊重同仁，密切协作

D. 进德修业，珍视声誉

20. "执业药师应当紧密配合医师对患者进行药物治疗"属于（   ）。

21. "执业药师应当积极主动参加继续教育不断提高执业水平"属于（   ）。

22. "执业药师平等对待患者，不分其年龄、性别、信仰"属于（   ）。

23. 执业药师应当向患者准确解释药品说明书，体现了（   ）。

24. 执业药师遵守《药品管理法》，恪守职业道德，体现了（   ）。

（三）C 型题（综合分析选择题）（题目分为若干组，每组题目基于同一个临床情景、病例、实例或者案例的背景信息逐题展开。每题的备选项中，只有 1 个最符合题意）

刘某 2019 年药学专业本科毕业后，应聘到陕西省药品零售连锁企业，从事药品质量管理工作。

1. 刘某最早可以哪一年可以参加全国执业药师资格考试（   ）。

A. 2020 年   B. 2021 年

C. 2022 年   D. 2023 年

2. 若刘某通过执业药师资格考试，申请注册的执业范围不包括（   ）。

A. 药品研发   B. 药品生产

C. 药品经营   D. 药品使用

3. 刘某申请注册需要具备的条件不包括（   ）。

A. 取得执业药师资格证书

B. 取得初级药师专业技术职称

C. 身体健康，遵纪守法

D. 经零售连锁企业同意

4. 刘某执业药师注册证有效期为几年，需要在有效期满前几个月办理再注册手续（   ）。

A. 1 年，1 个月   B. 3 年，1 个月

C. 3 年，3 个月   D. 5 年，1 个月

（四）X 型选择题（多项选择题）（每题的备选项中，有 2 个或 2 个以上符合题意。错选、少选均不得分）

1. 执业药师的职责包括（   ）。

A. 负责处方的审核及监督调配

B. 开展治疗药物监测

C. 提供用药信息

D. 负责上岗人员的药学知识培训

2. 以下哪些项目的变更需要执业药师及时办理变更注册手续（   ）。

A. 执业地区   B. 执业范围

C. 执业类别   D. 执业单位

3. 执业药师继续教育形式可以是（   ）。

A. 面授   B. 网授

C. 会议   D. 培训

4. 下列关于中药学类执业药师考试免试说法正确的是（   ）。

A. 具备参加免试部分科目条件者，无须参加药事管理与法规、中药学综合知识与技能两个科目

B. 具备参加免试部分科目条件者，无须参加中药学专业知识（一）、中药学专业知识（二）两个科目

C. 参加免试部分科目的人员须在 2 年内通过应试科目

D. 评聘为中药学类高级专业技术职务可以获得免试资格

5. 申请参加执业药师资格考试的人员必须满足的条件是（   ）。

A. 必须是中华人民共和国公民

B. 具有药学、中药学或相关专业学历

C. 有一定的专业工作实践经历（工作年限）

D. 取得初级药师职称

6. 以下单位必须配备执业药师的是（   ）。

A. 药厂   B. 药房

C. 医院药房   D. 药检所

7. 下列哪种情形申请注册的执业药师，不予注册（   ）。

A. 具备完全民事行为能力的

B. 受刑事处罚，自刑罚执行完毕之日到申请注册之日不满 2 年

C. 受过取消执业药师执业资格处分不满 2 年

D. 传染病患者

8. 张某，药学大专毕业之后，在医院药剂科工作 2 年，然后在药品零售企业工作 2 年。下列说法正确的有（ ）。

A. 张某已具备参加当年度执业药师资格考试的条件

B. 张某取得执业药师资格证书后，即可以执业药师身份执业

C. 张某取得执业药师资格证书，可以在全国任意地方注册

D. 张某成为执业药师后，应在注册有效期满前 1 个月办理再注册手续

9. 下列关于执业药师说法正确的是（ ）。

A. 服从领导，按药品经营企业负责人的要求做到效益第一

B. 不以任何形式向公众进行误导性的药品宣传和推荐

C. 负责药品采购管理

D. 佩戴徽章上岗执业

10. 执业药师业务包括（ ）。

A. 用药咨询　　　　　　B. 处方调剂

C. 健康教育　　　　　　D. 药物警戒

三、简答题

1. 执业药师注册条件需要哪些条件？不予注册的情形有哪些？

2. 执业药师的具体职责有哪些？

（金文彬）

第四章　药事立法与药品管理法

一、名词解释

1. 医疗机构制剂　2. 药品上市许可持有人
3. 药事　4. 辅料
5. 药品

二、选择题

（一）A型题（最佳选择题）（每题的备选项中，只有1个最符合题意）

1. 根据《药品管理法》规定，生产药品所需原料、辅料必须符合（　　）。
A. 药理标准　　　　　　B. 化学标准
C. 药用要求　　　　　　D. 生产要求

2. 根据保护公众健康的要求，对药品生产企业生产的新品种设立的监测期为（　　）。
A. 3年　　　　　　　　B. 不超过3年
C. 5年　　　　　　　　D. 不超过5年

3. 《药品管理法》是由全国人大常委会审议通过并颁布的（　　）。
A. 法律　　　　　　　　B. 行政法规
C. 部门规章　　　　　　D. 司法解释

4. 关于中药材专业市场管理的说法，错误的是（　　）。
A. 严禁销售假劣中药粉
B. 不得销售中药饮片以外的其他药品
C. 禁止销售国家规定的毒性药材
D. 严禁非法销售国家规定的濒危药材

5. 根据《药品管理法》，开办药品经营企业必须具备的条件不包括（　　）。
A. 具有依法经过资格认定的药师或者其他药学技术人员
B. 具有与所经营药品相适应的营业场所、设备、仓储设施、卫生环境
C. 具有与所经营药品相适应的质量管理机构或者人员
D. 具有能对所经营药品进行质量检验的人员及必要的仪器

6. 根据《药品管理法》，关于药品生产的说法，正确的是（　　）。
A. 从事药品生产活动，应当经所在地省、自治区、直辖市人民政府药品监督管理部门批准，取得药品生产许可证

B. 经县级以上药品监督管理部门批准，药品生产企业可以接受委托生产药品
C. 采用企业内定的中药饮片炮制规范炮制中药饮片
D. 经具有合法资格的药品生产企业之间协商一致，可以委托生产药品

7. 最新修订的《药品管理法》实施的时间是（　　）。
A. 2019年8月26日　　B. 2019年12月1日
C. 2001年2月28日　　D. 2015年4月24日

8. 依法对药品研制、生产、经营、使用全过程中药品的安全性、有效性和质量可控性负责的是（　　）。
A. 药品生产企业
B. 药品经营企业
C. 药品上市许可持有人
D. 药品监督管理部门

9. 从事药品经营活动，应当遵守（　　）。
A. 《药品生产质量管理规范》
B. 《药品经营质量管理规范》
C. 《药物非临床研究质量管理规范》
D. 《药物临床试验质量管理规范》

10. 药品上市许可持有人、药品生产企业、药品经营企业和医疗机构中直接接触药品的工作人员，进行健康检查的时限是（　　）。
A. 每半年　　　　　　　B. 每年
C. 每两年　　　　　　　D. 每三年

11. 下列规范性文件中，其法律效力层次最高的是（　　）。
A. 《药品管理法实施条例》
B. 《医疗机构药事管理规定》
C. 《城镇职工基本医疗保险用药范围暂行办法》
D. 《药品注册管理办法》

12. 我国一般效力意义上的法律渊源主要是指（　　）。
A. 制定法　　　　　　　B. 判例法
C. 习惯法　　　　　　　D. 法理

13. 药品上市许可持有人、药品生产企业、药品经营企业或者医疗机构违反《药品管理法》规定聘用人员的，由药品监督管理部门或者卫生健康主管部门责令解聘，处以（　　）。

A. 5 万元以上 10 万元以下的罚款
B. 5 万元以上 20 万元以下的罚款
C. 10 万元以上 20 万元以下的罚款
D. 10 万元以上 20 万元以下的罚款
14. 下列情形为假药的是（　　）。
A. 变质的药品
B. 被污染的药品
C. 擅自添加着色剂、防腐剂及辅料的
D. 药品成分的含量不符合国家药品标准

（二）B 型题（配伍选择题）（题目分为若干组，每组题目对应同一组备选项，备选项可重复选用，也可不选用。每题只有 1 个备选项最符合题意）

【1～3 题共用选项】
A. 未实施批准文号管理的中药材
B. 医院制剂
C. 未实施批准文号管理的中药饮片
D. 新发现和从国外引种的药材
根据《药品管理法》
1. 不得在市场上销售的是（　　）。
2. 经国家药品监督管理部门审核批准后方可销售的是（　　）。
3. 药品经营企业可以从城乡集贸市场购进的药品是（　　）。

【4～5 题共用选项】
A. 药品标准　　　　　B. 企业标准
C. 行业标准　　　　　D. 药用要求
根据《药品管理法》
4. 用于灌装葡萄糖注射液液体的容器，必须符合（　　）。
5. 用于直接包装药品制剂的铝箔，必须符合（　　）。

【6～7 题共用选项】
A. 法律　　　　　　　B. 行政法规
C. 地方性法规　　　　D. 部门规章
6. 国务院常务会议通过的《药品管理法实施条例》（国务院令第 360 号）是（　　）。
7. 全国人民代表大会常务委员会通过的《中华人民共和国食品安全法》（主席令第 9 号）是（　　）。

【8～9 题共用选项】
A. 行政法规　　　　　B. 部门规章
C. 地方性法规　　　　D. 地方政府规章
8. 国家市场监督管理总局和国家卫生健康委员会审议通过的《医疗器械不良事件监测和再评价管理办法》（国家市场监督管理总局令第 1 号）是（　　）。

9. 福建省人民政府常务会议通过的《福建省药品和医疗器械流通监督管理办法》（福建省人民政府令第 112 号）是（　　）。

【10～13 题共用选项】
A. 刑事责任　　　　　B. 行政责任
C. 民事责任　　　　　D. 行政处罚
10. 药品监督管理部门因某药品经营企业销售假药而吊销药品经营许可证，属于（　　）。
11. 药品批发企业在药品购销活动中履行合同不当，承担违约责任，属于（　　）。
12. 个体医生使用假药，造成某患者健康严重受损，被处以有期徒刑并罚以罚金，属于（　　）。
13. 药品监督人员因玩忽职守被撤职并降级别和职务工资，属于（　　）。

（三）C 型题（综合分析选择题）（题目分为若干组，每组题目基于同一个临床情景、病例、实例或者案例的背景信息逐题展开。每题的备选项中，只有 1 个最符合题意）

药品监督管理部门在日常监督抽验工作中，发现甲药品零售企业在柜台销售标示乙药厂配制的治疗痤疮的外用膏剂。经立案调查，外用膏剂已经超过有效期。
1. 根据上述信息，乙药厂配制的外用膏剂应定性为（　　）。
A. 假药
B. 劣药
C. 需要重新补办批准文号的不能定性的药品
D. 只能在乙医院调剂使用的医疗机构制剂
2. 对上述信息中的甲药品零售企业的行为，应定性为（　　）。
A. 生产假药
B. 合法调剂药品的职务行为
C. 销售劣药
D. 非法经营
3. 监督抽验的含义是（　　）。
A. 是药品监督管理部门为掌握、了解辖区内药品质量总体水平与状态而进行的抽查检验工作
B. 是药品监督管理部门在药品监督管理工作中，为保证人民群众用药安全而对监督检查中发现的质量可疑药品所进行的有针对性的抽验
C. 药品检验所按照申请人申报或者国家药品监督管理部门核定的药品标准样品进行的检验
D. 指国家法律或者国家药品监督管理部门规定某些药品在销售前或者进口时，必须经过指定药品检验机构检验，检验合格的，才准予销售的强制性药品检验

张某，现年 35 岁，2014 年药学专业大学本

科毕业，到某市人民医院药剂科工作。2018 年通过国家执业药师资格考试取得执业药师资格，碍于情面利用自己的证件替亲戚黄某办理药品经营许可证、执业药师注册证，并担任药店负责人，但不参与实际经营。2019 年因为酒后驾车被罚款，并暂扣驾驶证 1 个月。2019 年 11 月该药店因故意销售假药"安宫牛黄丸"600 盒，被市药品监督管理局查获并移送公安机关处理。

4. 张某的行为符合执业药师资格制度相关规定的是（　　）。

A. 担任药店负责人但不参与药品质量管理

B. 替亲戚办理药品经营许可证，并担任药店负责人

C. 作为医疗机构药剂人员参加考试并取得执业药师资格证书

D. 在担任医疗机构药剂人员的同时，在药店"挂证"担任执业药师

5. 关于张某酒驾行为所受的法律责任及对于执业药师执业影响的说法，正确的是（　　）。

A. 因酒驾受到的处罚属于行政处罚，但还不属于应当办理注销注册的情形

B. 因酒驾受到的处罚属于行政处罚，应由执业药师注册机构收缴注册证书并注销注册

C. 因酒驾受到的处罚属于刑事处罚，应由执业药师注册机构收缴注册证书并注销注册

D. 因酒驾受到的处罚属于刑事处罚，但还不属于应当办理注销注册的情形

6. 关于药店销售假药，余某对此应当承担的法律责任是（　　）。

A. 余某未参与实际经营，不负法律责任

B. 因销售药品未造成严重后果，余某不需要负刑事责任

C. 余某作为直接负责人犯销售假药罪

D. 因销售药品数量较少，数额较小，余某未构成销售假药罪

（四）X 型选择题（多项选择题）（每题的备选项中，有 2 个或 2 个以上符合题意。错选、少选均不得分）

1. 根据《药品管理法》应按生产销售假药从重处罚的有（　　）。

A. 以淀粉冒充其他药品的

B. 生产、销售以孕产妇、儿童为主要使用对象的假药、劣药

C. 拒绝、逃避监督检查，伪造、销毁、隐匿有关证据材料，或者擅自动用查封、扣押物品的

D. 生产、销售假药、劣药的

2. 《药品管理法》立法的目的是（　　）。

A. 保证药品质量

B. 加强药品管理

C. 保障公众用药安全和合法权益

D. 保护和促进公众健康

3. 某药品生产企业利用回收玻璃瓶重新灌装大输液。根据《药品管理法》，对本事件的处理，正确的有（　　）。

A. 应按劣药论处

B. 应按假药论处

C. 药品监督管理部门没收这些玻璃瓶

D. 质量监督管理部门责令其停止使用

4. 根据《药品管理法》，属于劣药的情形包括（　　）。

A. 变质的　　　　　　B. 超过有效期的

C. 擅自添加香料的　　D. 不注明生产批号的

5. 国务院药品监督管理部门颁布的国家药品标准有（　　）。

A.《中国药典》　　　　B. 药品标准

C. 生产工艺　　　　　D. 标签、说明书

6. 行政处罚适用的条件是（　　）。

A. 已经实施了违法行为

B. 违法了行政法规

C. 行政相对人具有责任能力

D. 行政相对人的行为依法应当受到处罚

7. 法律责任包括（　　）。

A. 民事责任　　　　　B. 行政责任

C. 刑事责任　　　　　D. 赔偿责任

8. 法律效力是包含（　　）。

A. 空间效力　　　　　B. 时间效力

C. 对人效力　　　　　D. 执行的效力

9. 法的特征包括（　　）。

A. 规范性　　　　　　B. 国家意志性

C. 国家强制性　　　　D. 普遍性

10. 以下关于法和其他行政规范性文件效力的说法正确的是（　　）。

A. 法律效力高于行政法规、地方性法规、规章

B. 特别规定优于一般规定

C. 旧的规定优于新规定

D. 法不溯及既往，但有例外

三、简答题

1. 我国《药品管理法》将哪些药品归为假药？

2. 从事药品生产活动应当具备的条件有哪些？

3. 从事药品经营活动应当具备的条件有哪些？

4. 我国立法权限是如何划分的？

5. 药品检验机构出具虚假检验报告的，应当承

何种法律责任?

四、论述题

1. 2019 年 12 月 1 日实施的《药品管理法》第九十八条:"禁止生产(包括配制,下同)、销售、使用假药、劣药",这里提到的"劣药"是指什么? 生产、销售劣药的法律责任有哪些? 法律责任和上一版《药品管理法》相比,国家表现出什么样的监管态度?

2. 请论述 2019 年 12 月 1 日实施的新版《药品管理法》有哪些亮点和主要修改内容?

3.《药品管理法》新加的药品上市许可持有人制度,这项制度的实施有哪些良好的社会效益?

(陈　纭)

第五章　药品注册管理

一、名词解释

1. 药品研制　　2.《非临床研究质量管理规范》
3. 药品注册　　4. 仿制药
5. 进口药品申请　　6. 标准复核
7. 再注册申请　　8. 药品注册核查
9. 样品检验　　10. 生物等效性试验

二、选择题

（一）A 型题（最佳选择题）（每题的备选项中，只有 1 个最符合题意）

1. 对新药试制的样品进行检验的机构是（　　）。
A. 国家药品监督管理局指定
B. 中国食品药品检定研究院
C. 省级药品监督管理部门指定
D. 生产厂委托的市级以上药检所

2. 新药监测期自批准该新药生产之日起算，不超过（　　）。
A. 2 年　　　　　　B. 3 年
C. 4 年　　　　　　D. 5 年

3. 申请药品注册的临床试验均须按照《药物临床试验质量管理规范》执行的是（　　）。
A. Ⅰ期临床试验　　B. Ⅱ期临床试验
C. Ⅲ期临床试验　　D. 各期临床试验

4. 根据《药品注册管理办法》初步评价药物对目标适应证、患者的治疗作用和安全性的临床试验属于（　　）。
A. Ⅰ期临床试验　　B. Ⅱ期临床试验
C. Ⅲ期临床试验　　D. Ⅳ期临床试验

5. 关于对批准生成的新药品种设立监测期规定的说法，错误的是（　　）。
A. 药品生产企业应当经常考察处于监测期内新药的生产工艺
B. 新药的监测期自新药批准生产之日起计算，最长不得超过 5 年
C. 监测期内的新药，国家药品监督管理部门不在受理其他企业进口该药的申请
D. 监测期内的新药应根据临床应用分级管理制度限制使用

6. 根据《药品注册管理办法》，下列药品批准文号格式符合规定的是（　　）。
A. 国卫药注字 S20160008
B. 国药准字 S20143005

C. 国食药准字 S20163026
D. 国食药监字 S20130085

7. 符合生物制品批准文号格式要求的是（　　）。
A. 国药准字 J20190005
B. 国药准字 H20190016
C. 国药准字 S20190012
D. 国药准字 Z20190003

8. 药品检验机构应当在（　　）内对申请人提交的检验用样品及资料等进行审核，做出是否接收的决定，同时告知药品审评中心。需要补正的，应当一次性告知申请人。
A. 5 日　　　　　　B. 10 日
C. 15 日　　　　　　D. 30 日内

9. 考察在广泛使用条件下的药物的疗效和不良反应的为（　　）。
A. 临床前研究　　　　B. Ⅰ期临床试验
C. Ⅱ期临床试验　　　D. Ⅳ期临床试验

10. 核发新药批准文号的是（　　）。
A. 省级药品监督管理局
B. 市级药品监督管理局
C. 国务院药品监督管理部门
D. 省级卫生健康管理部门

（二）B 型题（配伍选择题）（题目分为若干组，每组题目对应同一组备选项，备选项可重复选用，也可不选用。每题只有 1 个备选项最符合题意）

【1～2 题共用选项】
A. GMP　　　　　　B. GLP
C. GSP　　　　　　D. GCP

1. 药物临床试验安全性评价研究必须执行（　　）。
2. 药物临床前安全性评价研究必须执行（　　）。

【3～4 题共用选项】
A. 化学药品　　　　B. 进口药品分包装
C. 生物制品　　　　D. 中药

3. 甲药品批准文号为国药准字 H20090022，其中 H 表示（　　）。
4. 乙药品批准文号为国药准字 Z20090010，其中 Z 表示（　　）。

【5～8 题共用选项】
A. Ⅰ期临床试验　　B. Ⅱ期临床试验
C. Ⅲ期临床试验　　D. Ⅳ期临床试验

5. 治疗作用确证阶段,进一步验证新药的治疗作用和安全性( )。

6. 治疗作用初步评价阶段( )。

7. 初步的临床药理学及人体安全性评价试验,观察人体对新药的耐受程度和药代动力学为制定给药方案提供依据( )。

8. 新药上市后监测,在广泛使用条件下考察疗效和不良反应( )。

(三)C型题(综合分析选择题)(题目分为若干组,每组题目基于同一个临床情景、病例、实例或者案例的背景信息逐题展开。每题的备选项中,只有1个最符合题意)

2015年3月15日上午,三亚市工商局牵头组织食品药品监督管理局、消防、出入境检验检疫、人民银行、地税、质监、盐务、烟草、邮政等共计10余家单位在三亚明珠广场设立"纪念3·15国际消费者权益日会场",展示各类假冒伪劣、侵权商品,向消费者传授辨别假冒伪劣商品和侵权商品的方法。在三亚市食品药品监督管理局的展位前,摆放着数十种各类不合格药品,其中几瓶产自香港的活络油和药品吸引了市民的目光。"我以前去香港时,总会为自己或家人朋友带一些香港药品,今天来到现场,发现一些香港药品不知为什么会摆在假冒伪劣商品中。"陈小姐百思不得其解。对此,该局稽查支队工作人员表示,一些香港药品虽然在香港方面经过批准,进行注册,并且有正规的生产厂家,但是在内地却没有进行注册没有得到批准,消费者使用出了问题,无法证明药品来源,在维权方面存在难度。而一些香港药品的来源为内地市面上的商家,该来源的香港药品,使用过后出现问题,可以向工商部门进行投诉。"未经内地正规注册的香港药品是不能在市面上销售的。"工作人员提醒。

1. 香港药品申请注册时,应将注册材料提交给( )。

A. 国家药品监督管理部门

B. 省级药品监督管理部门

C. 国家卫生行政部门

D. 省级卫生行政部门

2. 题目中提到的产自香港的活络油和药品在内地的注册申请属于( )。

A. 新药申请   B. 仿制药申请

C. 补充申请   D. 进口药品申请

3. 香港药品注册后获得的批准文号格式应是( )。

A. 国药准字H+4位年号+4位顺序号

B. 国药准字HC+4位年号+4位顺序号

C. 国药准字Z+4位年号+4位顺序号

D. 国药准字S+4位年号+4位顺序号

某药品系某医疗机构制剂,批准文号为皖药制字Z20160040

4. 批准文号中Z代表( )。

A. 省份   B. 化学药品

C. 中药制剂   D. 医疗机构制剂

5. 通过该药品的批准文号可以判断( )。

A. 有效期2年,已过期

B. 有效期3年,未过期

C. 有效期3年,已过期

D. 有效期2年,未过期

6. 若该药品的批准文号已过期,应该在有效期届满前几个月按照原申请配置程序提出再注册申请( )。

A. 1个月   B. 3个月

C. 4个月   D. 6个月

(四)X型选择题(多项选择题)(每题的备选项中,有2个或2个以上符合题意。错选、少选均不得分)

1. 关于药物的临床试验叙述正确的是( )。

A. 须经国家药监局批准,必须执行《药物临床试验质量管理规范》

B. 临床试验分为Ⅰ、Ⅱ、Ⅲ、Ⅳ期

C. 新药在批准上市前,应当进行Ⅰ、Ⅱ、Ⅲ期临床试验

D. Ⅲ期临床试验为治疗作用确证阶段

2. 以下关于药物临床研究的说法正确的是( )。

A. 临床研究包括临床试验或生物等效性试验

B. 申请新药注册应进行临床试验或生物等效性试验

C. 临床试验分四期

D. 申请新药应当进行Ⅰ、Ⅱ、Ⅲ期临床试验

3.《药品注册管理办法》适用于( )。

A. 中华人民共和国境内从事药物研制和临床研究

B. 境外从事药物研制和临床研究

C. 申请药物临床研究、药品生产或进口

D. 进行药品注册相关的药品注册检验、监督管理

4. 根据《药品注册管理办法》,药品注册是指国家药品监督管理局根据药品注册申请人的申请,依照法定程序,对拟上市销售的药品的哪些方面等进行系统评价,并决定是否同意其申请的审批过程( )。

A. 安全性   B. 有效性

C. 经济性   D. 质量可控性

5. 国家药品监督管理局可以优先审评审批程序审批的药品有（　　　）。

A. 纳入突破性治疗药物程序的药品

B. 疾病预防、控制急需的疫苗和创新疫苗

C. 符合附条件批准的药品

D. 符合儿童生理特征的儿童用药品新品种、剂型和规格

6. 关于药品注册检验叙述正确的是（　　　）。

A. 申请新药注册，应当进行临床试验

B. 包括对申请药品进行的样品检验和药品标准复核

C. 进口药品的注册检验由中国药品生物制品检定所组织实施

D. 从事药品注册检验的药品检验所，应当按照药品检验所实验室质量管理规范和国家计量认证要求，配备与药品注册检验任务相适应的人员和设备

7. 新药的药理、毒理学研究包括（　　　）。

A. 主要药效研究

B. 药物依赖性研究

C. 致癌、致畸、致突变

D. 药代动力学研究

8. 下列说法与《新药注册管理办法》符合的是（　　　）。

A. 国家药品监督管理局可以对批准生产的新药设立监测期，自新药批准之日起最长不超过 5 年

B. 国家药品监督管理局对报送虚假资料和样品的申请人建立不良行为记录，并予以公布

C. 申请进口的药品，应当获得境外制药厂商所在国家或者地区的上市许可

D. 国家药品监督管理局可以将已批准的非处方药根据应用情况转换为处方药

9. 药品不予再注册的情形有（　　　）。

A. 未在规定时间内提出再注册申请的

B. 未达到国家药品监督管理局批准上市时提出的有关要求的

C. 未按照要求完成Ⅳ期临床试验的

D. 未按规定履行监测期责任的

10. 2020 年《药品注册管理办法》中加快药品上市的注册程序有（　　　）。

A. 突破性治疗药物程序

B. 附条件批准程序

C. 优先审评审批程序

D. 特别审批程序

三、简答题

1. 药品专利的分类及授予专利的条件是什么？

2. 对纳入优先审评审批程序的药品上市许可申请，给予哪些政策支持？

3. 简述药物临床前研究的内容。

4. 新药临床研究分为几期？各期研究的目的是什么？

5. 说明《药品注册管理办法》、GLP、GCP 等规章的立法目的和适用范围。

6. 简述新药生产申请审批的流程。

7. 药品注册申请有哪些情形不予批准？

四、论述题

论述什么是同情用药原则，同情用药如果在我国实施会有哪些新问题与挑战？

（陈　纭）

第六章 药品上市后再评价与监测管理

一、名词解释

1. 药品不良反应　　　2. 新的药品不良反应
3. 药品召回　　　　　4. 主动召回
5. 责令召回

二、选择题

（一）A 型题（最佳选择题）（每题的备选项中，只有 1 个最符合题意）

1. 药品安全风险的关键因素是（　　）。
A. 自然风险　　　　　B. 人为风险
C. 环境风险　　　　　D. 政策风险

2. 药品上市后再评价中，运用药物经济学的理论和方法，通过成本与收益来衡量效价关系，从而制订最佳医疗方案，优化药物资源配置的是（　　）。
A. 有效性评价　　　　B. 安全性评价
C. 经济性评价　　　　D. 药品质量评价

3. 药品上市后再评价中，对上市药品进行质量跟踪和比较评价，主要通过制订控制标准和检验方法来控制药品生产质量，为药品上市后合理用药提供保障的是（　　）。
A. 有效性评价　　　　B. 安全性评价
C. 经济性评价　　　　D. 药品质量评价

4. 国家药品监督管理局中负责药品试产期及上市后的再评价和药品淘汰筛选的技术业务组织工作、药品不良反应监测的技术业务组织工作的技术机构是（　　）。
A. 药品审评中心
B. 药品评价中心
C. 中国食品药品检定研究院
D. 食品药品审核查验中心

5. 药品重点监测是指为进一步了解药品的临床使用和不良反应发生情况，研究不良反应的发生特征、严重程度、发生率等，开展的药品安全性监测活动。主体和实施单位是（　　）。
A. 药品生产企业
B. 药品经营企业
C. 各级药品监督管理部门
D. 医疗机构

6. 药品生产、经营企业和医疗机构发现或者获知新的、严重的药品不良反应应当在（　　）报告。
A. 立即　　　　　　　B. 5 日内

C. 15 日内　　　　　　D. 30 日内

7. 新药监测期内的国产药品应当报告该药品的（　　）。
A. 所有不良反应
B. 新的不良反应
C. 严重的不良反应
D. 新的和严重的不良反应

8. 在药品上市后再评价中，根据国家基本药物和 OTC 遴选提出的需要及不良反应时间的因果分析等的需要进行评价的是（　　）。
A. 定期系统评价　　　　B. 不定期专题评价
C. 定期专题评价　　　　D. 不定期系统评价

9. 药品召回的实施主体是（　　）。
A. 药品生产企业（包括进口药品的境外制药厂商）
B. 药品经营企业
C. 各级药品监督管理部门
D. 医疗机构

10. 药品生产企业、经营企业和使用单位应当建立和保存完整的购销记录，保证销售药品的（　　）。
A. 真实性　　　　　　B. 合法性
C. 稳定性　　　　　　D. 可溯源性

（二）B 型题（配伍选择题）（题目分为若干组，每组题目对应同一组备选项，备选项可重复选用，也可不选用。每题只有 1 个备选项最符合题意）

【1～3 题共用选项】
A. 一级召回　　　　　　B. 二级召回
C. 三级召回　　　　　　D. 四级召回

　　我国根据药品安全隐患的严重程度，对药品召回实施分级管理。其中，
1. 使用该药品可能引起严重健康危害的为（　　）。
2. 使用该药品可能引起暂时的或者可逆的健康危害的为（　　）。
3. 使用该药品一般不会引起健康危害，但由于其他原因需要收回的为（　　）。

【4～6 题共用选项】
A. 24h　　　　　　　　B. 36h
C. 48h　　　　　　　　D. 72h

4. 药品生产企业在做出一级召回决定后，应当在（　　）内通知有关药品经营企业、使用单位停

止销售和使用。

5. 药品生产企业在做出二级召回决定后,应当在( )内通知有关药品经营企业、使用单位停止销售和使用。

6. 药品生产企业在做出三级召回决定后,应当在( )内通知有关药品经营企业、使用单位停止销售和使用。

【7～9题共用选项】

A. 1 日   B. 3 日

C. 5 日   D. 7 日

7. 药品生产企业在启动药品召回后,一级召回在( )内,应当将调查评估报告和召回计划提交给所在地省、自治区、直辖市药品监督管理部门备案。

8. 药品生产企业在启动药品召回后,二级召回在( )内,应当将调查评估报告和召回计划提交给所在地省、自治区、直辖市药品监督管理部门备案。

9. 药品生产企业在启动药品召回后,三级召回在( )内,应当将调查评估报告和召回计划提交给所在地省、自治区、直辖市药品监督管理部门备案。

【10～12题共用选项】

A. 每日   B. 每3日

C. 每5日   D. 每7日

10. 药品生产企业在实施召回的过程中,一级召回是( )向所在地省、自治区、直辖市药品监督管理部门报告药品召回进展情况。

11. 药品生产企业在实施召回的过程中,二级召回是( )向所在地省、自治区、直辖市药品监督管理部门报告药品召回进展情况。

12. 药品生产企业在实施召回的过程中,三级召回是( )向所在地省、自治区、直辖市药品监督管理部门报告药品召回进展情况。

(三) C 型题(综合分析选择题)(题目分为若干组,每组题目基于同一个临床情景、病例、实例或者案例的背景信息逐题展开。每题的备选项中,只有1个最符合题意)

2020 年 1 月 6 日,国家药品监督管理局接到 A 省药品监督管理局报告,A 省 B 市 12 名患者使用了标示为 A 省 C 制药厂生产的部分批次的 D 注射液,出现严重不良反应,其中有 3 例死亡。

1. A 省药品监管局按照《药品召回管理办法》的有关规定,责令并监督 A 省 C 制药厂召回已上市的全部 D 注射液,对该注射液应实施召回的等级为( )。

A. 一级召回   B. 二级召回

C. 三级召回   D. 四级召回

2. 应制订召回计划并组织实施的主体是( )。

A. C 制药厂

B. C 制药厂及相关的药品经销商和医疗机构

C. 国家药品监督管理局

D. A 省药品监督管理局

3. 中国药品生物制品检定研究院检验结果显示,A 省 C 制药厂生产的 D 注射液部分批号的部分样品有被细菌污染的问题,据此可认定其为( )。

A. 假药   B. 劣药

C. 高危药品   D. 药品不良反应

4. 如果药品经营企业、使用单位拒绝配合开展有关药品安全隐患调查、拒绝协助药品召回的,药品监督管理部门可对其处以( )。

A. 警告

B. 责令停产停业

C. 暂扣或者吊销许可证、暂扣或者吊销执照

D. 处 3 万元罚款

2017 年 11 月,甲公司决定在中国范围内对特定批次的盐酸氨溴索注射液实施主动召回。盐酸氨溴索注射液由西班牙工厂生产,由上海某公司贴标签、包装并放行到中国市场。西班牙工厂在留样稳定性试验中检测到有关物质的量有偏高的现象,但所有的检测结果都在产品质量标准范围内,目前原因正在调查中。基于对现有数据的评估,甲公司未监测到受影响批次产品的安全性风险。甲公司决定主动召回在标准范围内出现有关物质含量偏高现象的批次。

5. 根据上述材料,甲公司应对其上市销售的部分批次的盐酸氨溴索注射液采取的召回等级为( )。

A. 一级召回   B. 二级召回

C. 三级召回   D. 四级召回

6. 药品召回是指药品生产企业(包括进口药品的境外制药厂商)按照规定的程序收回已上市销售的存在( )的药品。

A. 质量缺陷   B. 使用风险

C. 用药差错   D. 安全隐患

7. 甲公司在做出药品召回决定后,应当制订召回计划并组织实施,并且在( )内,通知到有关药品经营企业、使用单位停止销售和使用,同时向所在地省、自治区、直辖市药品监督管理部门报告。

A. 24h   B. 36h

C. 48h   D. 72h

8. 甲公司在实施召回的过程中,( )向所在

地省、自治区、直辖市药品监督管理部门报告药品召回进展情况。

A. 每日　　　　　　B. 每 3 日
C. 每 5 日　　　　　D. 每 7 日

（四）X 型选择题（多项选择题）（每题的备选项中，有 2 个或 2 个以上符合题意。错选、少选均不得分）

1. 药品上市前的研究受到许多因素的限制，存在局限性的主要原因包括（　　）。
A. 动物实验的结果不足以用于预测人类用药的安全性
B. 临床试验对象人数有限，试验对象年龄范围太窄
C. 用药条件控制严格
D. 研究时间短、试验目的单纯

2. 药品上市后应用的风险包括（　　）。
A. 自然风险　　　　B. 人为风险
C. 环境风险　　　　D. 政策风险

3. 我国药品上市后再评价的主要内容包括（　　）。
A. 有效性评价　　　B. 安全性评价
C. 经济性评价　　　D. 药品质量评价

4. 药品不良反应（ADR）是指合格药品在正常用法用量下出现的与用药目的无关的有害反应不包括（　　）。
A. 药物过量　　　　B. 治疗失败
C. 用药差错　　　　D. 药物滥用

5. 药品上市后再评价的处理方式包括（　　）。
A. 责令修改药品说明书
B. 限制其使用范围
C. 暂停生产、销售和使用
D. 将非处方药转换为处方药

6. 我国药品不良反应报告制度的法定报告主体包括（　　）。
A. 药品生产企业（包括进口药品的境外制药厂商）
B. 药品经营企业
C. 患者及家属
D. 医疗机构

7. 药品重点监测是指为进一步了解药品的临床使用和不良反应发生情况，研究不良反应的发生特征、严重程度、发生率等，开展的药品安全性监测活动。药品重点监测的对象是（　　）。
A. 专利期内的药品

B. 新药监测期内的药品
C. 首次进口 5 年内的药品
D. 出现过严重不良反应的药品

8. 下列属于严重药品不良反应的是（　　）。
A. 新药监测期内出现的药品不良反应
B. 致癌、致畸、致出生缺陷
C. 导致住院或者住院时间延长
D. 说明书中已有描述，但不良反应发生的性质、程度、后果或者频率与说明书描述不一致或者更严重的

9. 根据药品安全隐患的严重程度，药品召回分为（　　）。
A. 一级召回　　　　B. 二级召回
C. 三级召回　　　　D. 四级召回

10. 药品生产、经营企业和医疗机构应当主动收集和报告药品不良反应，下列情况中，应报告全部药品不良反应的是（　　）。
A. 新药监测期内的国产药品
B. 新药监测期内的进口药品
C. 进口药品自首次获准进口之日起 3 年内
D. 进口药品自首次获准进口之日起 5 年内

三、简答题

1. 简述药品召回的意义。
2. 简述召回分类管理制度。
3. 简述药品召回分级。
4. 根据《药品召回管理办法》，药品召回主体包括哪些？

四、论述题

沙利度胺于 1956 年开始上市销售，由于它能在妇女妊娠期控制精神紧张，防止妊娠期妇女恶心，并且有安眠作用，又被称为反应停。20 世纪 60 年代前后，全球至少 15 个国家的医生都在使用这种药品，但随即而来的是，许多出生的婴儿都是短肢畸形，形同海豹，被称为"海豹肢"，这样的畸形婴儿病死率达 50% 以上。1961 年，这种症状终于被证实是妊娠期妇女服用沙利度胺所导致的。然而，受其影响的婴儿已多达 1.2 万名。该事件被公认为史上最大的药害事件。请结合沙利度胺事件，论述药品不良反应监测的意义。

（洪　亮）

第七章　特殊管理药品的管理

一、名词解释

1. 特殊管理药品
2. 麻醉药品
3. 精神药品
4. 疫苗

二、选择题

(一)A型题(最佳选择题)(每题的备选项中,只有1个最符合题意)

1. 麻醉药品专用账册保存期限为( )。
A. 药品有效期满之日起不少于3年
B. 药品有效期满之日起不少于5年
C. 药品有效期满之日起不少于7年
D. 药品有效期满之日起不少于10年

2. 根据《麻醉药品、第一类精神药品购用印鉴卡管理规定》,下列说法正确的是( )。
A. 有效期3年,有效期满前3个月,向设区的市级卫生行政部门重新提出申请
B. 有效期5年,有效期满前6个月,向省级卫生行政部门重新提出申请
C. 有效期3年,有效期满前3个月,向省级卫生行政部门重新提出申请
D. 有效期5年,有效期满前6个月,向设区的市级卫生行政部门重新提出申请

3. 根据《麻醉药品、第一类精神药品购用印鉴卡管理规定》,下列项目变更时不必办理印鉴卡变更手续的是( )。
A. 采购人员
B. 医疗机构地址
C. 药学部门负责人
D. 具有麻醉药品处方审核资格的药师

4. 疾病预防机构、接种单位应当如实记录销毁、回收不符合标准的疫苗情况,销毁记录的保存期不得少于( )。
A. 1年
B. 2年
C. 3年
D. 5年

5. 医疗机构调配毒性药品,每次处方剂量不得超过( )。
A. 1日剂量
B. 1日极量
C. 2日极量
D. 3日极量

6. 医疗机构向患者提供含有蛋白同化制剂的处方应保存( )备查。
A. 1年
B. 2年
C. 3年
D. 5年

7. 医疗用毒性用品及其制剂的处方应保存( )备查。
A. 1年
B. 2年
C. 3年
D. 5年

8. 医疗用毒性用品及其制剂的生产记录应保存( )备查。
A. 1年
B. 2年
C. 3年
D. 5年

9. 下列有关麻醉药品区域性批发企业说法,错误的是( )。
A. 经省级药品监督管理部门批准
B. 申请定点资格前,2年内没有违反药品管理法律、行政法规规定的行为
C. 可以向本省、自治区行政区域内有资格的医疗机构销售麻醉药品与第一类精神药品
D. 由于地理位置特殊,需要就近向其他省、自治区行政区域内有资格的医疗机构销售时,应当经企业所在的省级药品监督管理部门批准

10. 罂粟壳,必须凭盖有乡镇卫生院以上医疗机构公章的医生处方配方使用,不准生用,严禁单味零售,处方保存( )。
A. 1年备查
B. 2年备查
C. 3年备查
D. 4年备查

11. 负责审批麻醉药品、精神药品生产企业的行政部门是( )。
A. 国家药品监督管理部门或省级药品监督管理部门
B. 省级药品监督管理部门
C. 国家药品监督管理部门
D. 市级药品监督管理部门

12. 确定麻醉药品和第一类精神药品定点批发企业布局的部门是( )。
A. 设区的市级药品监督管理部门
B. 省级药品监督管理部门
C. 国家卫生健康委员会
D. 国家药品监督管理部门

13. 负责审批麻醉药品、第一类精神药品批发企业的行政部门是( )。
A. 国家药品监督管理部门和省级药品监督管理部门
B. 省级药品监督管理部门
C. 国家药品监督管理部门

D. 市级药品监督管理部门

14. 根据《药品管理法》，我国实行特殊管理的药品不包括（　　）。

A. 医疗用毒性药品

B. 疫苗

C. 麻醉药品与精神药品

D. 生物制品

15. 我国确定麻醉药品和精神药品全国年度需求总量应考虑的因素不含（　　）。

A. 医疗的需要

B. 科研、教学的需要

C. 药品生产企业生产用原料的需要

D. 国家储备的需要

16. 不是必须设置麻醉药品和第一类精神药品专库的企业是（　　）。

A. 药品使用单位　　　B. 全国性批发企业

C. 区域性批发企业　　D. 定点生产企业

17. 下列关于邮寄与运输管理说法错误的是（　　）。

A. 邮寄第二类精神药品，寄件人必须取得所在地设区的市级药品监督管理部门出具的准予邮寄证明

B. 托运或自行运输第二类精神药品，寄件人必须取得所在地设区的市级药品监督管理部门出具的运输证明

C. 邮寄证明一次有效，有效期1年

D. 运输证明含正本副本，有效期1年

18. 毒性药品年度生产、收购、供应和配制计划，由以下哪个部门根据医疗需要制订并下达（　　）。

A. 国家药品监督管理局

B. 省级药品监督管理局

C. 国家卫生健康委员会

D. 国务院农业主管部门

19. 根据《医疗用毒性药品管理办法》，下列说法错误的是（　　）。

A. 处方一次有效，取药后处方保存2年备查

B. 专有标志的样式是黑白相间，黑底白字

C. 对处方未标明"生用"的毒性中药，应当付炮制品

D. 必须凭执业医师签名的正式处方，且每次剂量超过2日常用量

（二）B型题（配伍选择题）（题目分为若干组，每组题目对应同一组备选项，备选项可重复选用，也可不选用。每题只有1个备选项最符合题意）

【1～4题共用选项】

A. 省级卫生部门

B. 省级药品监督管理部门

C. 设区的市级药品监督管理部门

D. 设区的市级卫生主管部门

1. 审批发放《麻醉药品、第一类精神药品购用印签卡》的部门是（　　）。

2. 向本行政区域内定点批发企业通报已取得《麻醉药品、第一类精神药品购用印签卡》的医疗机构名单的部门是（　　）。

3. 办理审批《麻醉药品、第一类精神药品购用印签卡》变更事项的部门是（　　）。

4. 办理审批麻醉药品与精神药品邮寄与运输证明的部门是（　　）。

【5～8题共用选项】

A. 1年　　　　　　　　B. 5年

C. 2年　　　　　　　　D. 3年

5. 麻醉药品与精神药品专用账册的保存期限自药品有效期届满之日起不少于（　　）。

6. 第二类精神药品的处方至少应保存（　　）。

7. 麻醉药品与第一类精神药品的处方至少应保存（　　）。

8. 麻醉药品与第一类精神药品运输证明有效期（　　）。

（三）C型题（综合分析选择题）（题目分为若干组，每组题目基于同一个临床情景、病例、实例或者案例的背景信息逐题展开。每题的备选项中，只有1个最符合题意）

云南省某医院为患者郑某开具的处方中，包括二氢埃托啡、司可巴比妥、阿普唑仑、阿托品等药品。

1. 属于麻醉药品的是（　　）。

A. 二氢埃托啡　　　　B. 司可巴比妥

C. 阿普唑仑　　　　　D. 阿托品

2. 属于第一类精神药品的是（　　）。

A. 二氢埃托啡　　　　B. 司可巴比妥

C. 阿普唑仑　　　　　D. 阿托品

3. 属于第二类精神药品的是（　　）。

A. 二氢埃托啡　　　　B. 司可巴比妥

C. 阿普唑仑　　　　　D. 阿托品

4. 属于毒性药品的是（　　）。

A. 二氢埃托啡　　　　B. 司可巴比妥

C. 阿普唑仑　　　　　D. 阿托品

医疗用毒性药品因其毒性剧烈，使用不当会致人中毒或死亡，如果管理不严导致从药用渠道流失，将会对社会造成重大影响和危害。为此，国家对医疗用毒性药品实行特殊管理。

5. 根据《医疗用毒性药品管理办法》规定，毒性药品处方应保存几年备查（　　）。

A. 1 年　　　　　　　B. 2 年
C. 3 年　　　　　　　D. 5 年

6. 根据《医疗用毒性药品管理办法》规定，毒性药品生产记录应保存几年备查（　　　）。

A. 1 年　　　　　　　B. 2 年
C. 3 年　　　　　　　D. 5 年

7. 以下属于医疗用毒性药品的是（　　　）。

A. A 型肉毒素　　　　B. 伪麻黄碱
C. 罂粟　　　　　　　D. 阿片

购买药品类易制毒化学品的，应当申请办理药品类易制毒化学品购用证明

8. 药品类易制毒化学品购用证明有效期为（　　　）。

A. 3 个月　　　　　　B. 6 个月
C. 1 年　　　　　　　D. 3 年

9. 下列说法错误的是（　　　）。

A. 药品类易制毒化学品购用证明由省级药品监督管理部门发放

B. 购买药品类易制毒化学品时可以使用药品类易制毒化学品购用证明复印件

C. 药品类易制毒化学品购用证明只能在有效期内一次使用

D. 药品类易制毒化学品购用证明不得转借、转让

10. 下列不属于药品类易制毒化学品的是（　　　）。

A. 麦角酸　　　　　　B. 麦角胺
C. 麦角胺咖啡因片　　D. 麻黄素

（四）X 型选择题（多项选择题）（每题的备选项中，有 2 个或 2 个以上符合题意。错选、少选均不得分）

1.《2019 年兴奋剂目录》所列的品种类别包括（　　　）。

A. 蛋白同化制剂
B. 麻醉药品
C. 药品类易制毒化学品
D. 医疗用毒性药品

2. 关于第二类精神药品零售企业说法正确的是（　　　）。

A. 禁止无处方销售
B. 禁止超剂量销售
C. 应当将处方保持 2 年备查
D. 可以向未成年人销售

3. 下列属于免疫规划疫苗的有（　　　）。

A. 国家免疫规划确定的疫苗
B. 公民自费并且自愿受种的疫苗
C. 省、自治区、直辖市人民政府执行国家免疫

规划时增加的疫苗
D. 县级以上人民政府组织应急接种的疫苗

4. 药房经营第二类精神药品的要求包括（　　　）。

A. 设立专库或专柜储存
B. 建立专用账册
C. 实行双人双锁管理
D. 专库或专柜应当设有防盗设施并安装报警装置

5. 下列关于《麻醉药品和精神药品管理条例》内容的叙述，正确的有（　　　）。

A. 麻醉药品和第一类精神药品可以零售

B. 运输第一类精神药品的承运人在运输过程中应当携带运输证明副本

C. 第二类精神药品经营企业应当在药品库房中设置专区储存第二类精神药品

D. 医疗机构抢救患者急需麻醉药品而本医疗机构无法提供时，可以从定点生产企业借用

6. 下列关于麻醉药品监管的说法正确的是（　　　）。

A. 麻醉药品药用原植物种植企业由国家药品监督管理部门会同国家农业农村部确定

B. 麻醉药品目录由国家药品监督管理部门制定、调整并公布

C. 麻醉药品目录由国家药品监督管理部门会同公安部门、卫生行政部门制定、调整并公布

D. 麻醉药品流入非法渠道的行为由国家药品监督管理部门进行查处

7. 麻醉药品定点生产企业可以将药品销售给（　　　）。

A. 全国批发企业
B. 区域性批发企业
C. 取得麻醉药品、第一类精神药品购用印签卡的医疗机构
D. 药房

8. 以下关于科研单位使用麻醉药品与精神药品说法正确的是（　　　）。

A. 可以从定点生产企业购买
B. 可以从定点批发企业购买
C. 可以从定点零售企业购买
D. 应经所在地省级药品监督管理部门批准

9. 属于药品类易制毒化学品原料药的购销要求的是（　　　）。

A. 购买药品类易制毒化学品原料药的，必须取得药品类易制毒化学品购用证明

B. 药品类易制毒化学品经营企业之间不得购销药品类易制毒化学品原料药

C. 药品类易制毒化学品经营企业应当将药品类易制毒化学品原料药销售给本省、自治区、直辖

市行政区域内取得药品类易制毒化学品购用证明的单位

D. 教学科研单位凭药品类易制毒化学品购用证明只能从麻醉品区域性批发企业购买

10. 具有以下哪项资格的药品经营企业可以申请经营药品类易制毒化学品原料药（　　）。

A. 麻醉药品定点经营资格

B. 第一类精神药品定点经营资格

C. 第二类精神药品定点经营资格

D. 医疗用毒性药品定点经营资格

三、简答题

1. 第一类精神药品包括哪些品种？

2. 麻醉药品和精神药品定点批发企业除应当具备《药品管理法》第十五条规定的药品经营企业的开办条件外，还应当具备下列哪些条件？

（金文彬）

第八章 中药管理

一、名词解释

1. 中药饮片 2. 中药材 3. 中成药 4. 中药

二、选择题

(一)A型题(最佳选择题)(每题的备选项中,只有1个最符合题意)

1.《中药品种保护条例》制定的目的是( )。

A. 提高中药材和中药饮片的质量

B. 保护中药生产加工企业的权益

C. 提高中医临床治疗水平

D. 提高中药品种的质量、保护中药生产企业的合法权益、促进中药事业的发展

2.《中药品种保护条例》适用的范围是( )。

A. 中药人工制剂及半成品

B. 申请专利的中药品种

C. 中国境内生产制造的中药品种,包括中成药、天然药物提取物及其制剂和中药人工制成品

D. 中国境内生产制造的天然药物

3. 根据《中药品种保护条例》,我国鼓励研发临床有效的中药品种,对质量稳定、疗效确切的中药品种实行( )。

A. 分级保护制度   B. 行政审批制度

C. 分类管理制度   D. 逐级上报制度

4. 依照《中药品种保护条例》受保护的中药品种,必须是列入( )。

A.《国家基本药物目录》品种

B. 国家药品标准的品种

C. 国家规定的除毒性药材以外的品种

D. 国家规定的濒危药材及中成药

5. 下列选项中可以申请一级保护的中药品种是( )。

A. 对特殊疾病有疗效的中药品种

B. 分布区域缩小的野生药材物种

C. 从天然药物中提取的有效物质及特殊制剂

D. 用于预防和治疗特殊疾病的中药品种

6. 受保护的中药品种可分为( )。

A. 一、二级保护   B. 二、三级保护

C. 三、四级保护   D. 四、五级保护

7. 中药二级保护品种的保护期限是( )。

A. 8年   B. 7年

C. 10年   D. 9年

8. 中药一级保护品种因特殊情况需要延长保护

期限的,申报时间应当在保护期满前( )。

A. 4个月   B. 5个月

C. 6个月   D. 7个月

9. 中药二级保护品种在保护期满后可以延长( )。

A. 6年   B. 7年

C. 8年   D. 9年

10. 国家重点保护的野生药材物种分为( )。

A. 五级   B. 四级

C. 三级   D. 二级

11. 列入国家一级保护野生药材物种的是( )。

A. 熊胆   B. 人参

C. 血竭   D. 梅花鹿茸

12. 列入国家二级保护野生药材物种的是( )。

A. 刺五加   B. 五味子

C. 铁皮石斛   D. 甘草

13. 禁止采猎的野生药材物种是( )。

A. 濒临灭绝状态的稀有珍贵野生药材物种

B. 分布区域缩小的重要野生药材物种

C. 资源处于衰竭状态的重要野生药材物种

D. 资源严重减少的主要常用野生药材物种

14. 下列关于一级保护野生药材物种的叙述,正确的是( )。

A. 限量出口

B. 按照批准采猎

C. 禁止采猎

D. 必须持有采药证按计划采猎

15. 下列关于二、三级保护野生药材物种的叙述,错误的是( )。

A. 必须持有采药证

B. 不得使用禁用工具进行采猎

C. 不得在禁止采猎区、禁止采猎期进行采猎

D. 取得采药证后可以进行狩猎

(二)B型题(配伍选择题)(题目分为若干组,每组题目对应同一组备选项,备选项可重复选用,也可不选用。每题只有1个备选项最符合题意)

【1~3题共用选项】

A. 新发现和从国外引种的药材

B. 中国境内上市的药品

C. 地区性民间习用药材

D. 道地中药材

1. 应当经国务院药品监督管理部门批准，取得药品注册证书的是（　　）。

2. 经国家药品监督管理部门审核批准后方可销售的是（　　）。

3. 根据《药品管理法》鼓励培育的是（　　）。

【4～5题共用选项】

A. 从天然药物中提取的有效物质

B. 对特定疾病有特殊疗效的

C. 从天然药物中提取的特殊制剂

D. 申请专利的中药品种

　　　根据《中药品种保护条例》

4. 不得申请中药品种保护的是（　　）。

5. 可以申请一级保护的是（　　）。

【6～8题共用选项】

A. 肉苁蓉　　　　　　B. 梅花鹿茸

C. 甘草　　　　　　　D. 马钱子

　　　根据《野生药材资源保护管理条例》

6. 属于一级管理的野生药材物种是（　　）。

7. 属于二级管理的野生药材物种是（　　）。

8. 属于三级管理的野生药材物种是（　　）。

【9～10题共用选项】

A. 三七　　　　　　　B. 甘草

C. 羚羊角　　　　　　D. 连翘

9. 禁止采猎的野生药材物种是（　　）。

10. 资源严重减少的主要常用野生药材物种是（　　）。

（三）C型题（综合分析选择题）（题目分为若干组，每组题目基于同一个临床情景、病例、实例或者案例的背景信息逐题展开。每题的备选项中，只有1个最符合题意）

余某在中药材专业市场出售中药材，经营的药材除了包括了三七、天麻、枸杞子等常规中药材之外，还同时包括西洋参片、三七粉和熟地黄等一些中药饮片。偶尔还会买一些厂家特价的某口服液和某止痛膏。经当地药品监督管理局进行检查时发现，余某药品经营许可证上的经营范围仅限中药材销售，未包括中药饮片。

1. 根据上述信息，余某售卖三七、天麻、枸杞子的行为（　　）。

A. 违反了《药品管理法》的相关规定

B. 属于药品经营许可证的范围

C. 需要重新补办药品经营许可证

D. 属于售卖假药劣药

2. 对上述信息中售卖的西洋参片、三七粉和熟地黄，下列叙述正确的是（　　）。

A. 西洋参片、三七粉和熟地黄均属于销售假药

B. 三七粉须经国务院药品监督管理部门审核批准后，方可销售

C. 西洋参片、三七粉和熟地黄均属于实施批准文号管理的中药材

D. 西洋参片和熟地黄属于经加工炮制的中药饮片

3. 根据上述信息，下列说法错误的是（　　）。

A. 根据余某的药品经营许可证，可以合法经营的是中药材销售

B. 余某售卖西洋参片、三七粉和熟地黄的行为违反了《药品管理法》

C. 中成药可以在中药专业市场内销售

D. 实施批准文号管理的中药严禁在城乡集贸市场销售

4. 余某通过增加药品经营许可证中经营中药饮片的范围后可以销售的是（　　）。

A. 麝香追风膏　　　　B. 安神补脑液

C. 六味地黄丸　　　　D. 熟地黄

李某在城乡集贸市场租赁摊位经营农贸产品，该市药品监督管理局例行检查中发现李某在无药品经营许可证的情况下同时还经营党参、百合、蛤蚧等中药材和黄芪、生地黄、制何首乌等中药饮片。该市药品监督管理局为李某违反了《药品管理法》规定，没收了无证经营的药材，并处以行政处罚，但李某不服，认为《药品管理法》规定集贸市场可以出售中药材。

5. 根据上述信息，李某售卖中药饮片的行为（　　）。

A. 符合集贸市场出售中药材规定

B. 违反了《药品管理法》规定

C. 属于合法经营

D. 以上均不对

6. 根据上述信息，李某经营党参、百合、蛤蚧等中药材，正确的是（　　）。

A. 党参、百合、蛤蚧等中药材属于《药品管理法》中可以出售的中药材

B. 李某经营的党参、百合和蛤蚧属于农贸产品，其经营行为合法

C. 党参、百合可以在城乡集市贸易市场出售，但蛤蚧属于违法销售

D. 党参、百合、蛤蚧属于实施批准文号的中药材，所以李某属于违法销售

7. 根据上述信息，李某售卖的蛤蚧属于（　　）。

A. 特殊药品　　　　　B. 野生药材保护品种

C. 中药一级保护品种　D. 假药

8. 根据上述信息，李某售卖的制何首乌是（　　）。

A. 特殊药品　　　　　B. 医疗用毒性药品

C. 中药饮片　　　　　　D. 麻醉药品

　　2009 年某海关查获一批珍稀动物制品案,其中包括了国家一级保护动物羚羊角 53 根,梅花鹿茸 32 根。总价值超过了 100 万元。

9. 根据上述信息和国家《野生药材资源保护管理条例》,下列选项错误的是 (　　　)。

A. 该责任人破坏野生药材资源情节严重,已构成犯罪,由司法机关依法追究刑事责任

B. 违反《野生药材资源保护管理条例》,必须承担相应的法律责任

C. 该羚羊角属于工艺制品,不属于违反《野生药材资源保护管理条例》

D. 擅自经销保护野生药材者,没收野生药材及违法所得,并处以罚款

10. 根据国家《野生药材资源保护管理条例》,羚羊角属于 (　　　)。

A. 国家一级保护野生药材物种,须具备采猎证方可采猎

B. 国家一级保护野生药材物种,禁止采猎

C. 国家二级保护野生药材物种,须具备采药证和采猎证方可采猎

D. 国家二级保护野生药材物种,禁止采猎

(四) X 型选择题 (多项选择题)(每题的备选项中,有 2 个或 2 个以上符合题意。错选、少选均不得分)

1. 下列选项列入国家一级保护野生药材物种的有 (　　　)。

A. 豹骨　　　　　　　　B. 血竭

C. 蟾酥　　　　　　　　D. 羚羊角

2. 下列选项列入国家二级保护野生药材物种的有 (　　　)。

A. 龙胆　　　　　　　　B. 虎骨

C. 熊胆　　　　　　　　D. 麝香

3. 列入国家三级保护野生药材物种的是(　　　)。

A. 连翘　　　　　　　　B. 川贝母

C. 蛤蚧　　　　　　　　D. 黄芩

4. 下列选项符合申请一级保护中药品种的条件有 (　　　)。

A. 对特定疾病有特殊疗效的

B. 对特定疾病有显著疗效的

C. 相当于国家一级保护野生药材物种的人工制成品

D. 用于预防和治疗特殊疾病的

5. 中药一级保护品种的保护期限为 (　　　)。

A. 15 年　　　　　　　　B. 10 年

C. 30 年　　　　　　　　D. 20 年

6. 关于采猎二、三级保护野生药材物种的叙述,正确的是 (　　　)。

A. 必须按照批准的计划执行

B. 不得在禁止采猎区、禁止采猎期进行采猎

C. 不得使用禁用工具进行采猎

D. 由县级人民政府批准即可

7. 采猎二、三级保护野生药材物种的,必须持有 (　　　)。

A. 许可证　　　　　　　B. 采伐证

C. 采药证　　　　　　　D. 狩猎证

8. 被批准保护的中药品种,在保护期内 (　　　)。

A. 由获得中药保护品种证书的企业生产

B. 对临床用紧缺的中药保护品种仿制,须经国务院药监部门批准同意后方可生产

C. 其他生产企业均能生产

D. 其他生产企业均不能生产

9. 对野生药材物种的管理,下列叙述正确的是 (　　　)。

A. 采药证的格式由国家医药管理部门确定

B. 二、三级保护野生药材物种属于国家计划管理的品种

C. 二、三级保护野生药材物种的药用部分,除国家另有规定外,实行限量出口

D. 野生药材的规格、等级标准,由国家医药管理部门会同国务院有关部门制定

10. 《中药品种保护条例》适用于中国境内生产制造的中药品种,包括 (　　　)。

A. 中成药

B. 中药人工制成品

C. 天然药物的提取物

D. 申请专利的中药品种

三、简答题

1. 中药保护品种的保护期限是多久?申请一级保护的中药品种应具备什么条件?

2. 我国对二、三级保护的野生药材物种的采猎、收购管理办法有哪些?

3. 中药保护品种延长保护期限的管理办法有哪些?

4. 简述国家重点保护的野生药材物种分为几级?具体内容是什么?

四、论述题

论述《药品管理法》(2019 年版) 中有关中药饮片炮制管理的变化及带来的启示。

(张丽珠)

第九章　药品知识产权保护

一、名词解释

1. 知识产权
2. 药品知识产权
3. 药品专利权
4. 医药商业秘密
5. 药品商标权

二、选择题

（一）A 型题（最佳选择题）（每题的备选项中，只有 1 个最符合题意）

1. 药品知识产权的特征包括（　　）。
A. 专业性、无形性、时效性、多样性、可复制性、平衡性
B. 地域性、时间性、专业性、保密性、科学性、无形性
C. 无形性、专有性、时效性、地域性、法定性、可复制性
D. 专业性、地域性、时间性、多样性、创造性、无形性

2. 根据 2009 年 10 月施行的《中华人民共和国专利法》规定，发明专利的有效期为（　　）。
A. 10 年
B. 20 年
C. 不超过 25 年
D. 无时间限制

3. 根据《中华人民共和国商标法》（2013 年修订版）规定，下列选项不得作为商标注册的有（　　）。
A. 仅有本商品的通用名称、图形、型号的
B. 注册商标需要改变其标志的
C. 在中国政府主办的或者承认的国际展览会展出的商品上首次使用的
D. 有显著特征，便于识别，并不与他人在先取得的合法权利相冲突的商标

4. 对下列各项，能授予专利权的是（　　）。
A. 科学发现
B. 不属于现有技术的发明
C. 疾病的诊断和治疗方法
D. 用原子核变换方法获得的物质

5. 医药行业中用于药品辅料的新化合物可以申请（　　）。
A. 外观设计专利
B. 实用新型专利
C. 商品商标
D. 方法发明专利

6. 根据《中华人民共和国专利法》，实用新型专利权和外观设计专利权的期限为（　　）。
A. 至少 5 年
B. 10 年
C. 15 年
D. 15 年以上

7. 以下医药商业秘密论述错误的是（　　）。
A. 不为公众所知悉的产品研发和技术转让
B. 能够永久独占的技术信息和经营信息
C. 能带来经济利益的技术信息和市场营销信息
D. 具有实用性的技术信息和经营信息

8. 下列选项中不能申请授予专利权的发明或实用新型的是（　　）。
A. 申请日以前没有过同样的发明
B. 同以前已有的技术相比，有突出的实质性特点和显著的进步
C. 在国内外出版物上公开发表过，但没有他人向专利局提出过申请
D. 未在国内外出版物上公开发表过，但记载于已公布的专利申请文件中

9. 我国在规定的学术会议或技术会议上首次发表的发明创造在申请日以前（　　）内申请专利，不丧失新颖性。
A. 3 个月
B. 6 个月
C. 9 个月
D. 12 个月

10. 根据《中华人民共和国商标法》（2013 年修订版）规定，自核准注册之日起计算，注册商标的有效期为（　　）。
A. 6 年
B. 10 年
C. 15 年
D. 20 年

（二）B 型题（配伍选择题）（题目分为若干组，每组题目对应同一组备选项，备选项可重复选用，也可不选用。每题只有 1 个备选项最符合题意）

【1～3 题共用选项】
A. 6 年
B. 10 年
C. 无时间限制
D. 30 年

　　根据《中华人民共和国知识产权法》和《药品管理法实施条例》

1. 我国注册商标权的有效期是（　　）。
2. 我国商业秘密保护权的期限为（　　）。
3. 医药生产或销售中未披露数据保护的期限是（　　）。

【4～7 题共用选项】
A. 驰名商标
B. 知名商标
C. 联合商标
D. 注册商标

　　根据《中华人民共和国商标法》、《中华人民

共和国商标法实施细则》

4. 由国家市场监督管理总局负责认证,在市场上享有较高声誉并为相关公众所熟知的注册商标是( )。

5. 商标所有人在同一类别的不同商品上注册几个相同或近似的商标是( )。

6. 由当地市场监督管理局认定和管理,在本地市场上享有较高声誉并为相关公众所熟知的注册商标是( )。

7. 经商标管理机构依法核准注册,且权利主体对其商标依法享有专有使用权的商标是( )。

【8~10题共用选项】

A. 国家市场监督管理总局

B. 国家知识产权局

C. 国家版权局

D. 国家药品监督管理局

8. 审查药品标签和说明书的部门是( )。

9. 负责统一管理、监督和综合协调全国认证认可工作的是( )。

10. 负责拟订和组织实施国家知识产权战略的是( )。

(三)C型题(综合分析选择题)(题目分为若干组,每组题目基于同一个临床情景、病例、实例或者案例的背景信息逐题展开。每题的备选项中,只有1个最符合题意)

药品经营企业A公司核定注册了标识为"×脐贴"的注册商标,商标专用期为10年,两年后A公司发现B公司使用与"×脐贴"类似的商标"×贴剂",于是向省知识产权局报送请求,请求确认B公司使用"×贴剂"的商标属于商标侵权行为。之后省知识产权局发出批复认为:A公司"×脐贴"是国家药品监督管理局批准的产品名称,以主要药材缩合命名。根据A公司所报材料,B公司商品上使用的"×贴剂"商标近似"×脐贴"商标标记,属于《中华人民共和国商标法》第五十七条所述的商标侵权行为。B公司不服,向国家市场监督管理总局提起行政复议。同年,国家市场监督管理总局提出维持批复的行政复议决定。

1. 根据上述信息,A公司"×脐贴"以主要药材缩合命名应定性为( )。

A. "×脐贴"采用主要药材缩合命名,属于药品通用名,不属于商标

B. "×脐贴"不是药品通用名称,具有注册商标的有效性

C. "×贴剂"和"×脐贴"均采用了缩合命名,并不冲突

D. B公司的"×贴剂"商标不属于商标侵权

2. 对上述信息中 B 公司的行为,应定性为( )。

A. 向国家市场监督管理总局起行政复议属于越级上报

B. 使用"×贴剂"商标只是为了说明或者描述自己的商品

C. 在同一种商品或者类似商品上使用与注册商标相同或者近似的商标的行为

D. 以主要药材缩合命名,与A公司并不冲突

某药厂 A 企业研制生产获得发明专利的药物"×颗粒",在上市 6 年后发现B公司也上市了该同名药物。于是A企业向市高级人民法院提起发明专利侵权诉讼,要求判B公司专利侵权并立即停止生产、销售"×颗粒"。经法院一审判决认为B公司具有侵犯他人专利权的行为,应当承担相应的民事责任,判处B公司赔偿A企业因专利被侵权带来的经济损失。而B公司认为自己使用的是涉案专利之前的公知技术,药物组成有所不同,并不侵权。为此,A企业提交了大量证据,证明B公司"×颗粒"中的主要成分与发明专利的相同,最终法院判决A企业胜诉。

3. 根据上述信息,关于药品专利权保护,不正确的是( )。

A. 公知技术可以不受专利权的限制

B. B公司未经专利权人许可,擅自实施A企业专利属于侵权行为

C. 发明专利的保护期限为20年,A企业生产的药物在保护期限内

D. A企业既可以通过行政程序,也可以通过司法程序来维权

4. 根据上述信息,关于A企业和B公司的行为,正确的是( )。

A. B公司使用的是公知技术材料,并不违反《中华人民共和国专利法》相关规定

B. B公司未经A企业许可,实施其专利,属于侵犯其专利权

C. A企业专利侵权的司法诉讼时效必须在15日内提出,超过15日后无效

D. B公司其产品药物组成有所不同,不属于侵犯A企业专利权

(四)X型选择题(多项选择题)(每题的备选项中,有2个或2个以上符合题意。错选、少选均不得分)

1. 下列选项中,《中华人民共和国专利法》规定不授予专利权的是( )。

A. 动物和植物新品种

B. 药品和化学物质

C. 疾病的诊断和治疗方法

D. 科学发现

2. 申请专利的发明创造具备的新颖性包括（　　）。

A. 科学新发现

B. 在申请日以前没有他人向专利局提出过申请

C. 在中国政府主办或者承认的国际展览会上首次展出的

D. 不属于现有技术

3.《中华人民共和国商标法》规定不得作为商标使用的标志是（　　）。

A. 外国州、省行政区划名称

B. 与中央国家机关的名称、标志或标志性建筑物的名称、图形相同的标志

C. 与中华人民共和国的国旗、国徽、国歌、军旗、军徽等相同或者近似的标志

D. 带有民族歧视性的标志

4.《中华人民共和国专利法》规定，发明专利的申请人应当提交的主要申请文件有（　　）。

A. 请求书　　　　B. 权利要求书

C. 说明书及摘要　　D. 照片

5. 作为药品发明专利人享有的权利包括（　　）。

A. 独占实施权　　　　B. 专利许可权

C. 专利标记权　　　　D. 专利终止权

6. 下列选项中，属于医药商业秘密的是（　　）。

A. 新药开发的产品信息

B. 企业的投资途径

C. 药品说明书

D. 客户情报信息

7. 下列选项中不视为侵犯专利权的是（　　）。

A. 依照专利方法直接获得的产品

B. 专为科学研究和实验而使用有关专利的

C. 参考专利的部分内容进行生产

D. 为提供行政审批所需要的信息，使用进口专利药品

三、简答题

1. 简述药品知识产权的概念和种类。

2. 药品知识产权保护的意义是什么？

3. 药品商标注册中的特殊要求有哪些？

4. 医药商业秘密的基本内容和特征是什么？

5. 医药未披露数据的特征及保护的特点有哪些？

四、论述题

联系实际，论述药品知识产权保护的意义。

（张丽珠）

第十章 药品信息管理

一、名词解释

1. 药品标签　2. 药品说明书　3. 药品广告
4. 药品包装　5. 药品质量公告　6. 药品标识物

二、选择题

（一）A 型题（最佳选择题）（每题的备选项中，只有 1 个最符合题意）

1. 制定药品标签、说明书印制规定的部门是（　　）。
A. 省级药品监督管理部门
B. 国家药品监督管理部门
C. 设区的市级监督管理部门
D. 省级市场监督管理部门

2. 根据《药品说明书和标签管理规定》，下列药品说明书规定说法正确的是（　　）。
A. 非处方药应列出主要辅料名称
B. 注射剂应列出主要辅料名称
C. 口服缓释制剂应列出全部辅料名称
D. 药品说明书应列出全部活性成分或者组方中的全部中药药味

3. 根据《药品说明书和标签管理规定》，下列药品有效期标注格式，正确的是（　　）。
A. 有效期至 2020 年 1 月
B. 有效期至 2020 年 1 月 1 日
C. 有效期至 2020.01
D. 有效期至 2020/1/1

4. 根据《药品说明书和标签管理规定》，说明书【药品名称】项中内容及排列顺序的要求，正确的是（　　）。
A. 应按通用名称、商品名称、英文名称、汉语拼音顺序排列
B. 应按通用名称、英文名称、商品名称、汉语拼音顺序排列
C. 只需要注明通用名称和汉语拼音
D. 只需要列明通用名称和商品名称

5. 某片剂的有效期为 2 年，根据《药品说明书和标签管理规定》，生产日期为 2020 年 1 月 31 日的产品，有效期可标注为（　　）。
A. 有效期至 1 月/2022 年
B. 有效期至 2022 年 2 月
C. 有效期至 2022 年 1 月 30 日
D. 有效期至 2022 年 2 月 1 日

6. 根据《药品说明书和标签管理规定》，药品说明书中，化学药品处方药合并用药的注意事项应列在（　　）。
A.【注意事项】　　　B.【用法用量】
C.【药物相互作用】　D.【适应证】

7. 根据《药品说明书和标签管理规定》，药品说明书中，服用药品对于临床检验的影响应列在（　　）。
A.【注意事项】　　　B.【用法用量】
C.【不良反应】　　　D.【适应证】

8. 根据《药品说明书和标签管理规定》，药品说明书中，仅处方药需要列出的是（　　）。
A.【注意事项】
B.【孕妇及哺乳期妇女用药】
C."警示语"
D.【药物过量】

9. 根据《药品说明书和标签管理规定》，药品说明书中，【注意事项】中不包含（　　）。
A. 影响药物疗效的因素如烟、酒
B. 用药过程需要观察的情况如过敏反应
C. 禁止应用该药品的疾病情况如患高血压、心绞痛等疾病
D. 需要慎用的情况如肝肾功能不全

10. 根据《药品说明书和标签管理规定》，药品内标签可不标注（　　）。
A. 产品批号　　　　B. 药品通用名称
C. 规格　　　　　　D. 批准文号

11. 药品商品名称单字面积计不得大于通用名称单字面积的（　　）。
A. 1/4　　　　　　B. 1/3
C. 1/2　　　　　　D. 1/1

12. 药品注册商标的名称单字面积计不得大于通用名称单字面积的（　　）。
A. 1/4　　　　　　B. 1/3
C. 1/2　　　　　　D. 1/1

13. 根据《药品说明书和标签管理规定》，原料药标签可以不标注（　　）。
A. 药品名称　　　　B. 适应证
C. 执行标准　　　　D. 运输注意事项

14. 根据《药品说明书和标签管理规定》，运输、储藏包装的标签可以不标注（　　）。
A. 不良反应、适应证、禁忌、注意事项

B. 生产日期、产品批号、有效期

C. 批准文号、生产企业

D. 药品通用名称、规格

15. 根据《药品说明书和标签管理规定》，下列关于药品说明书的格式和书写要求，说法不正确的是（　　）。

A. 如果是处方药，则必须标注："请仔细阅读说明书并在医师指导下使用"忠告语，且采用加粗字体印刷

B. 如果是非处方药，则必须标注："请仔细阅读说明书并按说明使用或在药师指导下购买和使用"，并印制在说明书标题下方

C. "×说明书"，其中的"×"是指该药品的通用名称或商品名称

D. 核准和修改日期应当印制在说明书首页左上角

16. 根据《药品说明书和标签管理规定》，以下关于药品说明书的核准和修改日期说法正确的是（　　）。

A. 存在专用标识的药品，专有标识在说明书首页左上方标注

B. 修改日期位于核准日期下方，按时间顺序逐行书写

C. 核准日期应当印制在说明书首页右上角

D. 核准日期为该药品生产的时间

17. 根据《药品说明书和标签管理规定》，以下关于标签通用名称的书写要求，说法正确的是（　　）。

A. 字体颜色可以使用浅黑、亮白等颜色

B. 可以选用篆书、隶书等字体

C. 对于竖版标签，必须在左 1/3 范围内显著位置标出

D. 对于横版标签，必须在右 1/3 范围内显著位置标出

18. 根据《药品说明书和标签管理规定》，药品标签可以印制（　　）。

A. 企业形象标志　　　B. 专利药品

C. 原装正品　　　　　D. 驰名商标

19. 根据《药品说明书和标签管理规定》，【用法用量】项下要求的内容不包括（　　）。

A. 疗程期限　　　　　B. 计量方法

C. 用药的剂量　　　　D. 药品的装量

20. 根据《药品说明书和标签管理规定》，不需要印制专有标识的是（　　）。

A. 麻醉药品、精神药品

B. 非处方药品、外用药品

C. 放射性药品

D. 兴奋剂

（二）B 型题（配伍选择题）（题目分为若干组，每组题目对应同一组备选项，备选项可重复选用，也可不选用。每题只有 1 个备选项最符合题意）

【1～4 题共用选项】

A.【禁忌】　　　　　B.【注意事项】

C.【不良反应】　　　D.【执行标准】

1. "服用本品后可能出现皮疹，停药后可恢复"应列入说明书的（　　）。

2. 影响药物疗效的因素如烟、酒的内容应列入说明书的（　　）。

3. 列出某药品不能应用的人群、疾病等情况的说明书项目是（　　）。

4. 原料药的标签所特有的列入项是（　　）。

【5～9 题共用选项】

A.【药物过量】　　　B.【注意事项】

C.【不良反应】　　　D.【用法用量】

5. 过量用药可能发生的毒性反应、剂量及处理方法应列在（　　）。

6. 列出处方中可能引起严重不良反应成分或辅料应列在（　　）。

7. 使用某药品需要观察过敏反应的内容应列在（　　）。

8. 了解用药疗程，可查阅（　　）。

9. 用药剂量、次数应列在（　　）。

【10～12 题共用选项】

A. 药品通用名称、规格、批号、有效期

B. 药品名称、贮藏、生产日期、产品批号、有效期、执行标准、批准文号、生产企业

C. 药品通用名称、贮藏、规格、生产批号、有效期、生产日期、批准文号、生产企业

D. 药品商品名称、规格、批号、批准文号、有效期

10. 原料药的标签应当注明（　　）。

11. 尺寸过小的药品内包装，其标签至少应当注明（　　）。

12. 用于运输、储藏的包装标签，其至少应当注明（　　）。

【13～15 题共用选项】

A. 有效期 10 月/2023 年

B. 2023 年 1 月 14 日

C. 2023 年 1 月 31 日

D. 2023 年 1 月

　　某药有效期为 3 年。

13. 生产日期为 2020 年 1 月 15 号的有效期至（　　）。

14. 生产日期为 2020 年 2 月 1 号的有效期至（　　　）。

15. 生产日期为 2020 年 2 月的有效期至（　　　）。

【16～18 题共用选项】

A. 1 年　　　　　　　　B. 2 年

C. 3 年　　　　　　　　D. 5 年

16. 篡改经批准的药品广告内容进行虚假宣传的，由药品监督管理部门责令立即停止该药品广告的发布，撤销该品种药品广告批准文号，几年内不受理该品种的广告审批申请（　　　）。

17. 对提供虚假材料申请药品广告审批，几年内不受理该企业该品种的广告申请（　　　）。

18. 对提供虚假材料申请药品广告审批，并取得药品广告批准文号的，几年内不受理该企业该品种的广告申请（　　　）。

【19～20 题共用选项】

　　甘肃省 A 药品生产企业未经审查批准在河南省电视台发布虚假广告，有关机关按照行政程序对其进行处罚。

A. 甘肃省药品监督管理部门

B. 河南省市场监督管理部门

C. 甘肃省市场监督管理部门

D. 河南省药品监督管理部门

19. 如果 A 要申请药品广告批准文号，其广告审查机关是（　　　）。

20. 如果 A 拿到药品广告批准文号，想要在河南省进行广告，需要到哪个机关备案（　　　）。

（三）C 型题（综合分析选择题）（题目分为若干组，每组题目基于同一个临床情景、病例、实例或者案例的背景信息逐题展开。每题的备选项中，只有 1 个最符合题意）

　　某期刊刊文宣传的是一种名为"×口服液"的药品（国药准字 Z2302321X），并取得了广告批准文号国药广审（文）第 201002333X。广告中写明该药为"多病一药"的"神药"，其适应证范围：各种癌症（如肺癌、肝癌等 7 种癌症）、高血压、健脾固肾等大小多达 69 种疾病！并承诺服用该药后，一般 3～5 天即可见效，最多不超过 10 天。经调查，×口服液"的药品（国药准字 Z2302321X）是药品监督管理局批准的非处方药。该药的功能主治仅为益气养血、健脾固肾、宁心安神。适用于气血不足、脾肾两虚等症。

1. 针对案例违法行为，药监部门做出的处罚为（　　　）。

A. 撤销该品种药品广告批准文号，5 年内不受理该品种的广告审批申请

B. 撤销该品种药品广告批准文号，3 年内不受理

该品种的广告审批申请

C. 撤销该品种药品广告批准文号，2 年内不受理该品种的广告审批申请

D. 撤销该品种药品广告批准文号，1 年内不受理该品种的广告审批申请

2. 针对该药品广告，可以宣传的内容为（　　　）。

A. 一般 3～5 天即可见效

B. 健脾固肾、国药准字 Z2302321X

C. 治疗脑血栓、国药广审（文）第 201002333X

D. 多病一药

3. 该药广告批准文号有效期说法正确的是（　　　）。

A. 该药品广告批准文号有效期 6 个月

B. 该药品广告批准文号有效期 12 个月

C. 该药品广告批准文号有效期 24 个月

D. 该药品广告批准文号有效期 36 个月

4. 该药广告批准文号格式说法正确的是（　　　）。

A. 批准文号中的"文"代表广告媒介形式，可以用于期刊报纸及广播电视

B. 批准文号应为 9 位数，所以直接认定这个批准文号为虚假文号

C. 批准文号中数字前 6 位代表年月，后 4 位代表批准顺序号

D. "国"字开头意为全国有效，异地发布该广告无须申请备案

（四）X 型选择题（多项选择题）（每题的备选项中，有 2 个或 2 个以上符合题意。错选、少选均不得分）

1. 标签上必须印有专有标识的药品是（　　　）。

A. 外用药品　　　　　　B. 中成药

C. 处方药　　　　　　　D. 医疗用毒性药品

2. 标签上必须印有专有标识的药品是（　　　）。

A. 999 皮炎平

B. 葡萄糖酸锌钙口服溶液

C. 哌甲酯

D. 葡萄糖注射液

3. 内标签标示内容至少包括的是（　　　）。

A. 产品批号、有效期

B. 药品通用名称、规格

C. 成分、性状、储藏、批准文号

D. 不良反应、禁忌、注意事项

4. 小儿氨酚黄那敏颗粒的有效期是 2019 年 1 月 3 日，则标签上正确的表述方式为（　　　）。

A. 有效期至 2019.01.03

B. 有效期至 2019/1/3

C. 有效期至 2019 年 1 月 3 日

D. 有效期至 2019 年 01 月 03 日

5. 根据《药品说明书和标签管理规定》,下列说法正确的是( )。

A. 药品包装必须按照规定印有或者贴有标签

B. 药品说明书和标签的文字表述应当科学、规范、准确

C. 药品包装不可夹带其他任何介绍或者宣传产品、企业的文字、音像及其他资料

D. 非处方药说明书应当使用容易理解的文字表述,以便患者自行判断、选择和使用

6. 药品标签不得印制( )。

A. 安徽省专销　　　　B. 进口原料

C. 专利药品　　　　　D. 企业防伪标识

7. 以下关于药品标签说法,正确的是( )。

A. 允许以企业名称等作为标签底纹的

B. "印刷企业"可以在药品标签中标注

C. 同一药品生产企业生产的同一药品,药品规格及包装规格不同的,其标签应当明显区别或者规格项明显标注

D. 处方药品与非处方药品其说明书和标签必须印有规定的标识

8. 以下哪种药品广告无须审查( )。

A. 非处方药在电视上仅宣传药品通用名称和商品名称的

B. 处方药在指定的医学药学专业刊物上仅宣传药品商品名称

C. 处方药在指定的医学药学专业刊物上仅宣传药品通用名称

D. 非处方药在指定的医学药学专业刊物上仅宣传药品通用名称

9. 药品广告批准文号的申请人可以是( )。

A. 具有合法资格的药品生产企业

B. 具有合法资格的药品进出口企业

C. 具有合法资格的药品零售企业

D. 具有合法资格的医疗机构

10. 下列说法符合药品广告管理规定的是( )。

A. 药品广告不得含有不科学表示功效的断言或者保证

B. 不得利用国家机关、医药科研单位、学术机构或者专家、学者、医师、患者的名义和形象作证明

C. 处方药不得在大众媒介发布广告

D. 药品经营企业可以独自申请广告批准文号,无须征得药品生产企业同意

三、简答题

1. 药品广告内容中不能出现哪些情形?

2. 药品标签管理中,药品通用名应该注意哪些书写规范?

四、论述题

请结合实际生活中的药品标签、药品说明书或者药品广告来论述药品信息管理的重要性。

(金文彬)

第十一章 药品生产监督管理

一、名词解释

1. 药品生产　　2. 药品委托生产
3. 验证　　　　4. 批
5. 质量控制　　6. 质量保证

二、选择题

（一）A 型题（最佳选择题）（每题的备选项中，只有 1 个最符合题意）

1. 药品生产许可证登记事项不包括（　　）。
A. 企业名称　　　　B. 生产范围
C. 法定代表人　　　D. 企业负责人

2. 药品生产企业、经营企业和使用单位应当建立和保存完整的购销记录，保证销售药品的（　　）。
A. 可溯源性　　　　B. 来源可靠
C. 真实性　　　　　D. 安全性

3. 药品委托生产批件有效期不得超过（　　）。
A. 1 年　　　　　　B. 2 年
C. 3 年　　　　　　D. 5 年

4. 关于对批准生产的新药品种设立监测期规定的说法，错误的（　　）。
A. 药品生产企业应当经常考察处于监测期内新药的生产工艺
B. 新药的监测期自新药批准生产之日起计算，最长不超过 5 年
C. 监测期内的新药，国家药品监督管理部门不再受理其他企业进口该药的申请
D. 监测期内的新药应根据临床应用分级管理制度限制使用

5. 根据国家药品监督管理部门对药品委托生产管理的相关规定，下列品种可以委托加工的是（　　）。
A. 葡萄糖氯化钠注射液
B. 阿奇霉素原料药
C. 清开灵注射液
D. 人血白蛋白注射液

6. GMP 对机构与人员严格要求，下列关于关键人员的说法正确的是（　　）。
A. 质量管理负责人和生产管理负责人可以兼任
B. 质量受权人和生产管理负责人可以兼任
C. 质量管理负责人和质量受权人可以兼任
D. 质量受权人不可以独立履行职责

7. 委托生产药品应由（　　）进行质量负责。
A. 委托方
B. 受托方
C. 委托方和受托方
D. 委托方、受托方及药品监管部门

8. 根据 GMP，必须采用专用和独立的厂房、生产设施和设备进行生产的是（　　）。
A. 天然药物
B. 高致敏性药品（如青霉素类）
C. 中药
D. 注射剂

9. 根据 GMP 要求，洁净区与非洁净区之间、不同级别洁净区之间的压差应当不低于（　　）。
A. 5Pa　　　　　　B. 10Pa
C. 15Pa　　　　　 D. 20Pa

10. 药品生产所用的原料、辅料、直接接触药品的包装材料和容器应当符合（　　）。
A. 药用要求　　　　B. 国家药品标准
C. ISO 标准　　　　D. GMP 标准

11. 1963 年，世界上第一部 GMP 在（　　）颁布实施。
A. 德国　　　　　　B. 日本
C. 美国　　　　　　D. 英国

12. 根据 GMP 的要求，全面负责企业日常管理并且作为药品质量的主要责任人的是（　　）。
A. 企业负责人　　　　B. 生产管理负责人
C. 质量管理负责人　　D. 质量受权人

13. 药品生产许可证的有效期为（　　）。
A. 1 年　　　　　　B. 2 年
C. 3 年　　　　　　D. 5 年

（二）B 型题（配伍选择题）（题目分为若干组，每组题目对应同一组备选项，备选项可重复选用，也可不选用。每题只有 1 个备选项最符合题意）

【1～4 题共用选项】
A. GLP　　　　　　B. GCP
C. GSP　　　　　　D. GMP

药品认证是药品监督部门对药品研究、生产、经营、使用单位，实施相应质量管理规范进行检查、价并决定是否发给相应认证证书的过程。其中，

1.《药品生产质量管理规范》的英文缩写为

（　　）。

2.《药品经营质量管理规范》的英文缩写为（　　）。

3.《药物非临床研究质量管理规范》的英文缩写为（　　）。

4.《药物临床试验质量管理规范》的英文缩写为（　　）。

【5～7题共用选项】

A. 质量风险管理　　　B. 质量改进
C. 质量控制　　　　　D. 质量保证

5.（　　）是指在整个产品生命周期中采用前瞻或回顾的方式，对质量风险进行评估、控制、沟通、审核的系统过程。

6.（　　）是质量管理的一部分，企业必须建立该系统，同时建立完整的文件体系，以保证系统有效运行。

7.（　　）包括相应的组织机构、文件系统及取样、检验等，确保物料或产品在放行前完成必要的检验，确认其质量符合要求。

【8～10题共用选项】

A. 硬件系统　　　　　B. 软件系统
C. 管理系统　　　　　D. 人员系统

8.（　　）是药品生产的基础条件，主要包括厂房、设施、设备等的目标要求，主要涉及必需的资本投入。

9.（　　）从事药品生产管理、检验和各类操作的人员。

10.（　　）主要包括组织机构、组织工作、生产工艺、记录、卫生、制度、方法、标准化文件、教育等。可概括为以智力为主的投入产出。

（三）C型题（综合分析选择题）（题目分为若干组，每组题目基于同一个临床情景、病例、实例或者案例的背景信息逐题展开。每题的备选项中，只有1个最符合题意）

甲药品生产企业经批准可以生产第二类精神药品（口服剂型）、生物制品（注射剂），心血管类药品（注射剂和片剂），中药注射液和中药提取物的部分品种，乙药品生产企业持有与甲药品生产企业相同品种的药品GMP证书。

1. 甲药品生产企业可以委托乙药品生产企业生产药品的情形是（　　）。

A. 甲药品生产企业生产线出现故障不再具有生产能力的

B. 甲药品生产企业的某药品部分生产工序过于复杂，希望该部分生产工序委托生产的

C. 甲药品生产企业能力不足暂不能保障市场供应的

D. 甲药品生产企业被药品监督管理部门处以停产整顿处罚的

2. 甲药品生产企业可以委托乙药品生产企业生产的品种是（　　）。

A. 生物制品（注射剂）

B. 第二类精神药品（口服剂型）

C. 心血管类药品（注射剂和片剂）

D. 中药注射液和中药提取物

3. 如果甲药品生产企业计划生产中药饮片，关于其生产行为的说法，正确的是（　　）。

A. 必须采购有批准文号的中药饮片进行生产

B. 必须严格遵守相应的GMP

C. 可以外购中药饮片半成品进再加后销售

D. 可以外购中药饮片成品，改换包装标签后销售

2006年8月4日国家药品监督管理局向全国发布，患者使用安徽某公司生产的克林霉素磷酸酯葡萄糖注射液后，出现胸闷、心悸、心慌等不良反应，截至2006年8月17日，该药造成99例不良反应事件，10人死亡。经查，该公司2006年6～7月生产的该药未按批准的工艺参数灭菌，降低灭菌温度，缩短灭菌时间，增加灭菌柜装载量，影响了灭菌效果。经中国药品生物制品检定所对相关样品进行检验，结果表明，无菌检查和热原检查不符合规定。

4. 根据《药品管理法》，事件中的药物应属于（　　）。

A. 假药　　　　　　　B. 劣药

C. 被污染药品　　　　D. 变质药品

5. 根据该药安全隐患的严重程度，应启动的药品召回等级为（　　）。

A. 一级召回　　　　　B. 二级召回

C. 三级召回　　　　　D. 四级召回

6. 开展此次药品召回的责任主体为（　　）。

A. 各地药品监督管理部门

B. 该药品的生产企业

C. 该药品的经营企业

D. 各地卫生监督管理部门和相关医疗机构

7. 上述主体在实施召回的过程中，应当（　　）向所在地省、自治区、直辖市药品监督管理部门报告药品召回进展情况。

A. 每日　　　　　　　B. 每3日

C. 每5日　　　　　　D. 每7日

2015年1月，广东某药业有限公司在四川眉山经济开发区新区斥资2亿元新建药厂，用于生产抗抑郁药原料及制剂。项目建成后，年生产总值预计超过2亿元。

8. 根据《药品管理法》，从事药品生产活动，应

当具备的条件不包括（　　　）。

A. 有依法经过资格认定的药学技术人员、工程技术人员及相应的技术工人

B. 有与药品生产相适应的厂房、设施和卫生环境

C. 有新药研发的机构、人员及必要的仪器设备

D. 有能对所生产药品进行质量管理和质量检验的机构、人员及必要的仪器设备

9. 该药厂在取得药品生产许可证后，欲变更生产范围，则应报经（　　　）审查决定。

A. 国家药品监督管理部门

B. 所在地省、自治区、直辖市药品监督管理部门

C. 国家市场监督管理部门

D. 所在地省、自治区、直辖市市场监督管理部门

10. 该企业的药品生产许可证于 2017 年 3 月 5 日取得，若该企业计划继续生产药品，则向原发证机关申请换发药品生产许可证的时间应不迟于（　　　）。

A. 2021 年 9 月 4 日　　B. 2021 年 12 月 4 日
C. 2022 年 3 月 4 日　　D. 2022 年 9 月 4 日

（四）X 型选择题（多项选择题）（每题的备选项中，有 2 个或 2 个以上符合题意。错选、少选均不得分）

1.《药品召回管理办法》的适用范围包括（　　　）。

A. 中华人民共和国境内生产并且在境内上市销售的药品的召回及其监督管理

B. 中华人民共和国境内生产并且在境外上市销售的药品的召回及其监督管理

C. 中华人民共和国境外生产并且在境内上市销售的药品的召回及其监督管理

D. 中华人民共和国境外生产并且在境外上市销售的药品的召回及其监督管理

2. 药品的安全隐患是指由于（　　　）原因可能使药品具有的危及人体健康和生命安全的不合理危险。

A. 研发　　　　　　　B. 生产
C. 经营　　　　　　　D. 使用

3. 根据《药品召回管理办法》，药品召回主体包括（　　　）。

A. 药品生产企业

B. 药品经营企业

C. 医疗机构

D. 进口药品的境外制药厂商

4.（　　　）应当建立和保存完整的购销记录，保证销售药品的可溯源性。

A. 药品生产企业　　　B. 药品经营企业
C. 药品使用单位　　　D. 药品监督管理部门

5. 药品生产企业违反《药品召回管理办法》规定，

发现药品存在安全隐患而不主动召回药品的，应（　　　）。

A. 予以警告

B. 责令召回药品

C. 处应召回药品货值金额 3 倍的罚款

D. 造成严重后果的，由原发证部门撤销药品批准证明文件，直至吊销药品生产许可证

6. GMP 的宗旨在于最大限度地降低药品生产过程中的（　　　）。

A. 污染　　　　　　　B. 交叉污染
C. 混淆　　　　　　　D. 差错

7. 以下关于药品委托生产的说法正确的是（　　　）。

A. 委托方应当取得委托生产药品的批准文号

B. 受托方对委托生产药品的质量负责

C. 不包括部分工序的委托加工

D. 药品委托生产批件有效期不得超过 3 年

8. 下列药品中不得进行委托生产的是（　　　）。

A. 药品类易制毒化学品及其复方制剂

B. 医疗用毒性药品

C. 多组分生化药品

D. 中药注射剂

9. 根据 GMP 的要求，关键人员应当为企业的全职人员，至少应当包括（　　　）。

A. 企业负责人　　　　B. 生产管理负责人
C. 质量管理负责人　　D. 质量受权人

10. 根据 GMP，下列关于关键人员的说法正确的是（　　　）。

A. 应当为企业的全职人员

B. 质量管理负责人和生产管理负责人不得互相兼任

C. 质量管理负责人和质量受权人可以兼任

D. 应当制定操作规程，确保质量受权人独立履行职责

11. 根据 GMP 的要求，药品生产企业的生产管理负责人应当具备的资质包括（　　　）。

A. 药学或相关专业本科学历（或中级专业技术职称或执业药师资格）

B. 至少 3 年从事药品生产和质量管理的实践经验

C. 至少有 1 年的药品生产管理经验

D. 接受过与所生产产品相关的专业知识培训

12. 根据 GMP 的要求，药品生产企业的质量管理负责人应当具备的资质包括（　　　）。

A. 药学或相关专业本科学历（或中级专业技术职称或执业药师资格）

B. 至少 5 年从事药品生产和质量管理的实践经验

C. 至少有 1 年的药品质量管理经验

D. 接受过与所生产产品相关的专业知识培训

13. 根据 GMP 的要求，药品生产企业的质量受权人应当具备的资质包括（　　　）。

A. 药学或相关专业本科学历（或中级专业技术职称或执业药师资格）

B. 至少 5 年从事药品生产和质量管理的实践经验

C. 从事过药品生产过程控制和质量检验工作

D. 接受过与所生产产品相关的专业知识培训

14. 根据 GMP 的要求，（　　　）等影响产品质量的主要因素等发生变更时，应当进行确认或验证。必要时，还应当经药品监督管理部门批准。

A. 原辅料

B. 生产设备

C. 生产环境（或厂房）

D. 检验方法

三、简答题

1. 开办药品生产企业应具备哪些条件?

2. 委托生产有哪些品种限制?

3. 简述药品召回的分级管理。

四、论述题

请结合《药品委托生产监督管理规定》的有关内容，论述药品委托生产中委托方和受托方的权利和义务。

（洪　亮）

第十二章　药品经营监督管理

一、名词解释

1. GSP
2. 药品零售企业
3. 药品电子商务
4. 药品批发企业
5. 首营企业
6. 首营品种

二、选择题

（一）A 型题（最佳选择题）（每题的备选项中，只有 1 个最符合题意）

1. 根据《药品管理法》，从事药品零售活动，应当经所在地（　　）批准，取得药品零售经营许可证。
   A. 省级人民政府药品监督管理机构
   B. 国务院药品监督管理部门
   C. 市级人民政府药品监督管理机构
   D. 县级以上地方人民政府药品监督管理部门

2. 从事药品批发活动，应当经所在地（　　）批准，取得药品批发经营许可证。
   A. 国务院药品监督管理部门
   B. 省、自治区、直辖市人民政府药品监督管理部门
   C. 市级人民政府药品监督管理机构
   D. 县级以上地方人民政府药品监督管理部门

3. 开办药品批发企业的申办人完成拟办企业筹建后，原审批部门应当自收到申请之日起（　　）个工作日内组织验收。
   A. 30
   B. 20
   C. 15
   D. 40

4. 开办药品零售企业的申办人完成拟办企业筹建后，原审批部门应当自收到申请之日（　　）个工作日内组织验收。
   A. 30
   B. 20
   C. 15
   D. 40

5. 国家根据非处方药品的安全性，将非处方药分为（　　）。
   A. A 类非处方药和 B 类非处方药
   B. 绿色非处方药和红色非处方药
   C. 一类非处方药和二类非处方药
   D. 甲类非处方药和乙类非处方药

6. 根据《药品管理法》，下列关于药品零售企业错误的是（　　）。
   A. 从事药品经营活动，应当经所在地省、自治区、直辖市人民政府药品监督管理部门批准，取得药品经营许可证

B. 经营处方药、甲类非处方药，应当配备执业药师或者其他依法经资格认定的药学技术人员
   C. 经营乙类非处方药的药品零售企业，应当配备县级药品监督管理机构组织考核的业务人员
   D. 经营处方药、甲类非处方药，应当配备经设区的药品监督管理机构直接设置的县级药品监督管理机构组织考核合格的业务人员

7. 药品经营企业变更药品经营许可证许可事项的，应当在许可事项发生变更（　　）前，向原发证机关申请药品经营许可证变更登记。
   A. 15 日
   B. 30 日
   C. 20 日
   D. 60 日

8. 当交通不便的边远地区没有药品零售企业时，当地药品零售企业经所在地市场监督管理局办理登记注册后，可以在该城乡集市贸易市场内设点并在批准经营的药品范围内销售（　　）。
   A. 处方药品
   B. 处方药和甲类非处方药
   C. 非处方药品
   D. 中成药

9. 药品经营许可证有效期届满，需要继续经营药品的企业应当在许可证有效期届满前（　　）申请换发药品经营许可证。
   A. 1 年
   B. 6 个月
   C. 8 个月
   D. 3 个月

10. 根据《药品管理法实施条例》，药品经营许可证的有效期为（　　）。
   A. 5 年
   B. 3 年
   C. 10 年
   D. 8 年

11. 药品按批号堆码，不同批号的药品不得混垛，垛间距不小于（　　）。
   A. 5cm
   B. 10cm
   C. 15cm
   D. 20cm

12. 购买处方药必须有（　　）。
   A. 执业药师处方
   B. 执业医师处方
   C. 药店销售人员介绍
   D. 消费者自行购买

13. 药品经营企业应当按照规定留存销售凭证，销售凭证的保存期限为（　　）。
   A. 应当保存至超过药品有效期 1 年，但不得少于 2 年
   B. 应当保存至药品有效期限，但不得少于 2 年

C. 应当保存至超过药品有效期 1 年，但不得少于 3 年

D. 应当保存至药品有效期期限，但不得少于 3 年

（二）B 型题（配伍选择题）（题目分为若干组，每组题目对应同一组备选项，备选项可重复选用，也可不选用。每题只有 1 个备选项最符合题意）

【1～3 题共用选项】

A. 从事药品采购工作的人员

B. 从事疫苗配送工作的人员

C. 从事质量管理部门的负责人

D. 从事中药材、中药饮片验收工作的

　　根据 GSP

1. 具有中药学专业中专以上学历或者具有中药学中级以上专业技术职称的是（　　）。

2. 具有执业药师资格和 3 年以上药品经营质量管理工作经历，能独立解决经营过程中质量问题的是（　　）。

3. 具有药学或者医学、生物、化学等相关专业中专以上学历的是（　　）。

【4～6 题共用选项】

A. 红色　　　　　　　B. 绿色

C. 白色　　　　　　　D. 黄色

　　企业根据药品的质量特性对药品进行合理储存，在人工作业的库房储存药品，按质量状态实行色标管理。

4. 合格药品为（　　）。

5. 不合格药品为（　　）。

6. 待确定药品为（　　）。

【7～8 题共用选项】

A. 新发现和从境外引种的药材

B. 中药材

C. 麻醉药品

D. 疫苗、血液制品

7. 可以在城乡集市贸易市场出售的是（　　）。

8. 经国务院药品监督管理部门批准后方可销售的是（　　）。

【9～10 题共用选项】

A. 药品上市许可持有人

B. 企业法定代表人

C. 企业质量负责人

D. 质量管理人员

9. 可以自行销售其取得药品注册证书的药品，也可以委托药品经营企业销售的是（　　）。

10. 全面负责药品质量管理工作，独立履行职责，在企业内部对药品质量管理具有裁决权的是（　　）。

【11～13 题共用选项】

A. 临床急需进口药品

B. 疫苗、血液制品等进口药品

C. 一般进口药品

D. 精神药品

11. 应当按照国务院药品监督管理部门疫苗类等生物制品的规定进行检验和审批，合格后方可进口的是（　　）。

12. 因临床急需，持医疗机构执业许可证向国务院药品监督管理部门提出申请，经批准后方可进口的是（　　）。

13. 凭药品监督管理部门出具的进口药品通关手续，从允许药品进口的口岸进口的是（　　）。

（三）C 型题（综合分析选择题）（题目分为若干组，每组题目基于同一个临床情景、病例、实例或者案例的背景信息逐题展开。每题的备选项中，只有 1 个最符合题意）

　　某药店持有的药品经营许可证中经营类别包括了处方药和非处方药，核定的经营范围是"中成药、中药饮片、化学药制剂、抗生素制剂"。该药店的供货商所持有的药品经营许可证中核定的经营范围是"生化药品、中药材、中药饮片、生物制品（不含预防性生物制品）、化学原料药、中成药、化学药制剂、抗生素制剂、第二类精神药品制剂"，经营方式为"批发"。

1. 该药店可以从该供货商采购的药品是（　　）。

A. 抗生素制剂和中药饮片

B. 中成药和化学原料药

C. 第二类精神药品制剂和中药材

D. 血液制品和疫苗

2. 下列药品中，药店不能从供货商处购进的药品是（　　）。

A. 化学药制剂　　　　　B. 中成药

C. 抗生素制剂　　　　　D. 化学原料药

3. 下列药品中，药店可以通过增加经营范围才能从供货商处购进的药品是（　　）。

A. 麻醉药品　　　　　　B. 中药材

C. 第二类精神药品　　　D. 疫苗

4. 下列药品中，药店不能购进和供货商也不能经营的药品是（　　）。

A. 治疗性生物制品

B. 含麻黄碱类复方制剂

C. 医疗机构制剂

D. 中药饮片

　　某药品零售连锁店店员向顾客李某推荐了某医院配制的治疗痤疮的外用膏剂，李某买回来使用后，出现了面部红肿、瘙痒等不良反应。于

是李某向该药店索赔，经立案调查，查实该医院虽然具有医疗机构制剂许可证，但该治疗痤疮的外用膏剂并未取得制剂批准文号，属于医院制剂部门擅自配制后，药剂人员王某购买后出售给某药品零售连锁店，该药品零售连锁店所持有的药品经营许可证的经营范围包括化学药制剂、中成药、生化药品、中药材、中药饮片、生物制品、化学原料药、抗生素制剂、第二类精神药品。经抽验，该外用膏剂相应检验项目符合制剂标准规定。

5. 根据上述信息，正确的是（   ）。

A. 李某自己对该痤疮膏过敏，药店不应承担责任

B. 药店违反了医疗制剂不得市场销售的相关条例，应当承担责任

C. 该痤疮膏未经药品监督管理部门认定和检验，药店可不承担责任

D. 药店不是痤疮膏的生产者，不应承担责任

6. 根据上述信息，该医院配制的痤疮膏可定性为（   ）。

A. 按假药论处的药品

B. 需要补办制剂批准文号的合格药品

C. 合法药品

D. 能在医院内部使用或者医院间调剂的药品

7. 上述信息中的药品零售连锁店在柜台销售痤疮膏的行为可定性为（   ）。

A. 痤疮膏属非处方药，药店可以采购并在柜台开架销售

B. 该痤疮膏取得制剂批准文号后，该药品连锁店方能销售

C. 无论该痤疮膏是否取得制剂批准文号，该药店均不能销售

D. 药剂人员王某需经医院批准后才能出售给该药品零售连锁店

8. 对上述信息中的药剂人员王某将制剂出售给药品零售连锁店的行为，应定性为（   ）。

A. 生产假药

B. 合法调剂药品的职务行为

C. 销售假药

D. 非法经营

2017年，某药品监督管理部门在监督检查中发现辖区内一家药品经营企业在营业期间驻店执业药师蒋某不在岗，而店员售出的药物复方福尔可定口服液未凭处方销售。药监部门根据《药品流通监督管理办法》，对该药品经营企业进行了处罚。

9. 根据上述信息，该药品经营企业销售复方福尔可定口服液的行为应定性为（   ）。

A. 违反了《药品管理法》，福尔可定口服液属于处方药，应凭处方进行销售

B. 蒋某补开复方福尔可定处方后，药品经营企业就属合法销售

C. 凭执业药师开具处方后方可销售

D. 福尔可定口服液不属于处方药，不需要处方销售

10. 根据上述信息，当执业药师蒋某不在岗时，下列叙述正确的是（   ）。

A. 应挂牌告知，但可销售复方福尔可定口服液

B. 应挂牌告知，并停止销售复方福尔可定口服液

C. 不用挂牌告知，但应停止销售复方福尔可定口服液

D. 不用挂牌告知，但可销售复方福尔可定口服液

（四）X型选择题（多项选择题）（每题的备选项中，有2个或2个以上符合题意。错选、少选均不得分）

1. 根据《药品管理法》，从事药品经营活动应当具备的条件有（   ）。

A. 依法经过资格认定的药师或其他药学技术人员

B. 有保证药品生产过程的规章制度

C. 与所经营药品相适应的营业场所、设备、仓储设施和卫生环境

D. 与所经营药品相适应的质量管理机构或者人员

2. 从事药品经营活动的企业应当（   ）。

A. 遵守GSP，建立健全药品经营质量管理体系

B. 有依法经过资格认定的药师或者其他药学技术人员

C. 按照要求进行GSP认证，取得GSP认证证书

D. 企业的法定代表人和主要负责人对本企业的药品经营活动全面负责

3. 国家对药品实行处方药与非处方药分类管理制度，具体办法由（   ）制定。

A. 国务院主管部门

B. 国务院药品监督管理部门

C. 国务院卫生健康主管部门

D. 国家质量监督管理部门

4. 下列哪些药品应当经药品检验机构进行检验或检验合格后方可销售或进口（   ）。

A. 首次在中国境内销售的药品

B. 超过有效期的

C. 国务院药品监督管理部门规定的生物制品

D. 国务院规定的其他药品

5. 企业的采购药品的活动应当符合以下要求（　　）。

A. 确定供货单位的合法资格

B. 签订合法合同

C. 确定所购入药品的合法性

D. 核实供货单位销售人员的合法资格

6. 在药品经营活动中，下列有关药品上市许可持有人，叙述正确的是（　　）。

A. 可以自行销售其取得药品注册证书的药品

B. 可以委托符合条件的药品经营企业销售

C. 应当与受托经营企业签订委托协议

D. 从事药品零售活动，无须取得药品经营许可证

7. 下列有关药品网络交易的叙述，正确的是（　　）。

A. 麻醉药品、精神药品等国家实行特殊管理的药品不得在网络上销售

B. 医疗机构制剂可通过药品网络交易第三方平台销售

C. 药品网络交易第三方平台提供者应当向所在地药品监督管理部门备案

D. 药品网络交易违反了《药品管理法》药品经营的有关规定

8. 药品经营企业在购进药品和销售药品时，应当（　　）。

A. 建立并执行进货检查验收制度

B. 有真实、完整的购销记录

C. 从药品上市许可持有人或者具有药品经营资格的企业购进药品

D. 只能从具有药品生产资格的企业购进药品

9. 药品零售企业在销售药品时，对所售药品处方的要求应当（　　）。

A. 核对调配处方，对处方所列药品不得擅自更改或者代用

B. 对有超剂量的处方，经执业药师重新调整后方可调配

C. 拒绝调配有配伍禁忌或者超剂量的处方

D. 处方零售药品准确无误，并正确说明用法、用量和注意事项

10. 药品经营企业所经营内容的范围包括（　　）。

A. 中药材、中药饮片、中成药

B. 麻醉药品、精神药品、医疗用毒性药品

C. 化学原料药及其制剂

D. 抗生素原料药及其制剂

三、简答题

1. 简述开办药品经营企业必须具备的条件。

2. 简述 GSP 的特点。

3. 简述药品经营企业中对从事质量管理、验收及养护等岗位人员的要求。

4. 简述药品经营许可证的申请程序。

5. 简述储存、运输冷藏、冷冻药品应当配备的设施设备。

四、论述题

1. 论述《药品管理法》（2019 年版）中有关药品网络交易第三方平台提供者的责任和义务。

2. 论述药品批发企业销售药品时应提供何种材料。

（张丽珠）

第十三章　医疗机构药事管理

一、名词解释

1. 处方
2. 医疗机构制剂
3. 医疗机构药事管理
4. 静脉用药集中调配

二、选择题

（一）A 型题（最佳选择题）（每题的备选项中，只有 1 个最符合题意）

1. 根据《抗菌药物临床应用管理办法》，医疗机构开展细菌耐药监测工作，建立细菌耐药预警机制。对主要目标细菌耐药率超过 30%未达到 40%的抗菌药物，应采取的措施是（　　）。
A. 慎重经验用药
B. 参照药敏试验结果选用
C. 暂停临床应用，追踪细菌耐药监测结果
D. 将预警信息通报本医疗规构医务人员

2. 根据《处方管理办法》关于处方限量的说法错误的是（　　）。
A. 每张处方一般不得超过 7 日用量
B. 急诊处方一般不得超过 3 日用量
C. 为门诊癌症疼痛患者开具第一类精神药品控缓释制剂，每张处方不得超过 7 日常用量
D. 为门诊一般患者开具第一类精神药品片剂，每处方不得超过 3 日常用量

3. 根据《处方管理办法》，关于处方书写要求的说法，正确的是（　　）。
A. 西药与中药饮片可以开具在同一张处方上
B. 中成药与中药饮片可以开具在同一张处方上
C. 药品用法可用规范的中文、英文、拉丁文或缩写体书写
D. 药品名称可用规范的中文、英文或拉丁文书写

4. 不合理处方可以分为不规范处方、用药不适宜处方和超常处方。下列属于用药不适宜处方的是（　　）。
A. 处方医师签名不能准确识别的处方
B. 存在有潜在临床意义配伍禁忌的处方
C. 慢性病需延长处方用量未注明理由的处方
D. 中成药与中药饮片未分别开具的处方

5. 药学服务是指药师应用药学专业技术知识提供的与药物应用有关的各种服务，药学服务的对象是（　　）。
A. 医护人员
B. 患者
C. 患者及其家属
D. 社会公众

6. 根据《医疗机构药事管理规定》，（　　）医院应当设立药事管理与药物治疗学委员会，其他医疗机构应当成立药事管理与药物治疗学组。
A. 一级以上
B. 二级以上
C. 三级以上
D. 省级

7. 医疗机构制剂配制应在药剂部门设制剂室、药检室和质量管理组织。机构与岗位人员的职责应明确，其中（　　）的负责人不得互相兼任。
A. 制剂室和门诊药房
B. 药库和药检室
C. 制剂室和药检室
D. 临床药学部门和药检室

8. 处方开具当日有效。特殊情况下需延长有效期的，由开具处方的医师注明有效期限，但有效期最长不得超过（　　）。
A. 1 天
B. 2 天
C. 3 天
D. 4 天

9. 根据《医疗机构药事管理规定》，医疗机构药学专业技术人员不得少于本机构卫生专业技术人员的（　　）。
A. 5%
B. 8%
C. 10%
D. 15%

10. 根据《医疗机构药事管理规定》，医疗机构应当根据本机构性质、任务、规模配备适当数量临床药师，三级医院临床药师不少于（　　）。
A. 3 名
B. 5 名
C. 10 名
D. 12 名

11. 根据《处方管理办法》的有关要求，负责处方审核、评估、核对、发药及安全用药指导的应为具备（　　）以上专业技术职务任职资格的人员。
A. 药士
B. 药师
C. 执业药师
D. 主管药师

12. 医疗机构配制，必须经（　　）批准，并发给制剂批准文号后，方可配制。
A. 国务院药品监督管理部门
B. 所在地省级药品监督管理部门
C. 国务院卫生行政管理部门
D. 所在地省级卫生行政管理部门

（二）B型题（配伍选择题）（题目分为若干组，每组题目对应同一组备选项，备选项可重复选用，也可不选用。每题只有1个备选项最符合题意）

【1～4题共用选项】

A. 临床诊断　　　　B. 药品
C. 处方　　　　　　D. 药品性状、用法用量

根据《处方管理办法》，药师调剂处方时必须做到"四查十对"，包括：

1. 查（　　　），对科别、姓名、年龄。
2. 查（　　　），对药名、剂型、规格、数量。
3. 查配伍禁忌，对（　　　）。
4. 查用药合理性，对（　　　）。

【5～8题共用选项】

A. 1年　　　　　　B. 2年
C. 3年　　　　　　D. 5年

处方由调剂处方药品的医疗机构妥善保存，其中，

5. 急诊科医师开具的吗啡注射液处方的保存期限为（　　　）。
6. 肿瘤内科医师开具的盐酸曲马朵片处方的保存期限为（　　　）。
7. 心外科医师开具的盐酸肾上腺素注射液处方的保存期限为（　　　）。
8. 儿科医师开具的蒙脱石散剂处方的保存期限为（　　　）。

【9～11题共用选项】

A. 1日常用量　　　　　B. 不超过15日常用量
C. 不超过3日常用量　　D. 不超过7日常用量

9. 医疗机构门诊开具第二类精神药品片剂，每张处方用量要求为（　　　）。
10. 医疗机构为住院患者开具第一类精神药品处方，每张处方用量要求为（　　　）。
11. 医疗机构门诊开具麻醉药品（非缓控释制剂），每张处方用量要求为（　　　）。

（三）C型题（综合分析选择题）（题目分为若干组，每组题目基于同一个临床情景、病例、实例或者案例的背景信息逐题展开。每题的备选项中，只有1个最符合题意）

处方点评是近年来在中国医院管理系统中发展起来的用药监管模式，是医院将医生处方用药过程中对临床处方进行综合统计分析，从不同层面和不同角度反映医疗机构处方工作的整体和细分情况，为医疗机构管理层进行决策提供科学的数据支持，以达到提高处方质量，促进合理用药，保障患者用药安全、经济、有效的目的。

1. 根据上述信息，下列关于医疗机构开展处方点

评的说法，错误的是（　　　）。

A. 处方点评主要是针对处方书写的规范性及药物临床使用的适宜性进行评价
B. 医院处方点评工作在医院药物与治疗学委员会（组）和医疗质量管理委员会领导下，由医院医疗管理部门和药学部门共同组织实施
C. 医院药学部门应当确定具体抽样方法和抽样率，其中门急诊处方的抽样率不应少于总处方量的1%，且每月点评处方绝对数不应少于100张
D. 处方点评结果分为合理处方和不合理处方

2. 若医师A在其为患者B开具的某张处方上开列的药品包括当归、川芎、白芍、熟地黄、乳酸亚铁口服液，则该处方应被判定是（　　　）。

A. 合理处方　　　　　　B. 不规范处方
C. 用药不适宜处方　　　D. 超常处方

2019年初，某医院召开药事管理与药物治疗学委员会会议和抗菌药物管理工作组审议会议，会议通报了医院合理用药情况，拟定了2019年全院抗菌药物专项整治工作方案，并对院内抗菌药物品种遴选、采购、清退、更换等事宜进行表决。

3. 若该医院计划遴选和新引进抗菌药物品种，则其需要经过程序的要求是（　　　）。

A. 临床科室提交申请报告，药学部门提出意见，经抗菌药物管理组全体成员审议同意
B. 临床科室提交申请报告，经抗菌药物管理组2/3以上成员审议同意
C. 临床科室提交申请报告，药学部门提出意见，经药事管理与药物治疗学委员会1/2以上委员审核同意
D. 临床科室提交申请报告，药学部门提出意见，经抗菌药物管理组2/3以上成员审议同意，并须经药事管理与药物治疗学委员会2/3以上委员审核同意

4. 抗菌药物临床应用实行分级管理。根据安全性、疗效、细菌耐药性、价格等因素，将抗菌药物分为三级，不包括（　　　）。

A. 非限制使用级　　　　B. 限制使用级
C. 专业使用级　　　　　D. 特殊使用级

近期，甲省药品监督管理局对全省医疗机构制剂室开展为期1个月的全面检查。严厉查处医疗机构制剂室责任落实、生产质量规范方面的违法违规行为，对存在的苗头性、倾向性问题及时警示与消除，逐一落实医疗机构制剂质量安全管理责任，切实保障医疗机构制剂质量安全。

5.《医疗机构制剂注册管理办法》（试行）对制剂范围做了进一步规定，以下可以作为医疗机构制剂申报的是（　　　）。

A. 医疗用毒性药品

B. 中药注射剂

C. 中药、化学药组成的复方制剂

D. 变态反应原

6. 某医疗机构制剂的批准文号为 X 药制字 H20190038，其中的字母 H 代表其为（　　　）。

A. 化学制剂

B. 中药制剂

C. 中药、化学药组成的复方制剂

D. 生物制品

7. 下列关于医疗机构制剂的说法，错误的是（　　　）。

A. 医疗机构配制的制剂，应当是本单位临床需要而市场上没有供应的品种

B. 医疗机构配制制剂，须取得医疗机构制剂许可证

C. 市场上暂时缺乏供应的品种可以作为医疗机构制剂申报

D. 医疗机构配制的制剂必须按照规定进行质量检验，凭医师处方在本医疗机构使用

8. 《医疗机构制剂配制质量管理规范》（试行）是医疗机构制剂配制和质量管理的基本准则，适用于制剂配制的（　　　）。

A. 配制、分装过程

B. 中药材的前处理、提取、浓缩等过程

C. 影响产品质量的关键环节

D. 全过程

9. 以下关于《医疗机构制剂配制质量管理规范》（试行）中对于机构与人员的要求，表述错误的是（　　　）。

A. 制剂室负责人对制剂质量负责

B. 制剂室和药检室的负责人应具有大专以上药学或相关专业学历，具有相应管理的实践经验

C. 制剂室和药检室的负责人不得互相兼任

D. 从事制剂配制操作及药检人员，应经专业技术培训，具有基础理论知识和实际操作技能

（四）X 型选择题（多项选择题）（每题的备选项中，有 2 个或 2 个以上符合题意。错选、少选均不得分）

1. 关于医疗机构药事组织机构的说法，正确的有（　　　）。

A. 二级以上医院药学部门负责人，应具备高等学校药学专业本科以上学历及本专业高级技术职务任职资格

B. 各医疗机构应根据医院级别设置药学部、药剂科或药房

C. 医疗机构药学部门具体负责药品管理，药学

技术服务和药事管理工作

D. 各级医疗机构应当设立药事管理与药物治疗学委员会

2. 医疗机构是依法成立的，以救死扶伤，防病治病，保护人们健康为宗旨，从事疾病诊断、治疗活动的社会组织。下列属于医疗机构范畴的是（　　　）。

A. 妇幼保健院

B. 村卫生室（所）

C. 临床检验中心

D. 各级卫生行政主管部门

3. 处方组成（格式）包括（　　　）。

A. 前记　　　　　　B. 正文

C. 后记　　　　　　D. 附记

4. 根据《处方管理办法》，以下符合处方书写规则的是（　　　）。

A. 每张处方限于一名患者的用药

B. 患者年龄应当填写实足年龄，新生儿、婴幼儿写日、月龄

C. 每张处方不得超过 10 种药品

D. 西药和中成药可以分别开具处方，也可以开具一张处方，中药饮片应当单独开具处方

5. 以下关于医疗机构药事管理的说法，正确的是（　　　）。

A. 医疗机构临床使用的药品应当由医务部门统一采购供应

B. 经药事管理与药物治疗学委员会（组）审核同意，核医学科可以购用、调剂本专业所需的放射性药品

C. 化学药品、生物制品、中成药和中药饮片应当分别储存

D. 肠外营养液、危害药品静脉用药应当实行集中调配供应

6. 根据《处方管理办法》，以下符合中药饮片处方书写规则的是（　　　）。

A. 中药饮片应当单独开具处方

B. 中药饮片处方的书写，一般应当按照"君、臣、佐、使"的顺序排列

C. 饮片剂量可以使用传统剂量单位，如钱、两等

D. 对饮片的产地、炮制有特殊要求，应在药名之前写明

7. 处方点评为不合理处方包括（　　　）。

A. 不规范处方　　　　B. 用药不适宜处方

C. 超常处方　　　　　D. 不合法处方

8. 根据《医院处方点评管理规范（试行）》，下列应当判定为不规范处方的是（　　　）。

A. 单张门急诊处方超过五种药品的

B. 重复给药的

C. 未使用药品规范名称开具处方的

D. 无正当理由开具高价药的

9. 在医疗机构进行的处方点评中,下列应当判定为超常处方的是（　　）。

A. 无适应证用药

B. 无正当理由不首选国家基本药物的

C. 重复给药的

D. 无正当理由为同一患者同时开具 2 种以上药理作用相同药物的

10.《医疗机构制剂注册管理办法》（试行）对制剂范围做了进一步规定。有下列情形之一的，不得作为医疗机构制剂申报（　　）。

A. 市场上已有供应的品种

B. 含有未经国家食品药品监督管理局批准的活性成分的品种

C. 除变态反应原外的生物制品

D. 中药注射剂

三、简答题

1. 根据《处方管理办法》,简述处方的格式与内容。

2. 根据《处方管理办法》,简述处方的颜色要求。

3. 根据《处方管理办法》,简述处方的书写规则。

4. 简述处方审核的"四查十对"原则。

四、论述题

我国是世界上最大的抗生素生产和使用国，同时也是抗生素滥用和细菌耐药性的重灾区。抗生素滥用所导致的"超级细菌"风险、环境污染加重等问题，正在挑战国人健康底线。请结合实际论述抗菌药物分级管理的基本原则及其应用。

（洪　亮）

第十四章 其 他

一、名词解释

1. 药物经济学 2. 成本 3. 收益
4. 药品的需求 5. 药品供给
6. 合理用药 7. 成本-效益分析法（CBA）
8. 成本-效果分析法（CEA）
9. 成本-效用分析法（CUA）
10. 最低成本分析法（CMA）
11. 质量调整生命年（QALY）

二、选择题

（一）A 型题（最佳选择题）（每题的备选项中，只有 1 个最符合题意）

1. 在药物经济学研究中，效益是指（ ）。
A. 临床效果指标提高
B. 以临床效果指标表现的收益
C. 以货币形态表现的收益
D. 诊疗时高水平医生带给自己的满足

2. 在药物经济学评价中，间接收益是指（ ）。
A. 患者的健康得以恢复
B. 患者的健康得以促进
C. 疾病疗程缩短而减少的工资损失
D. 减少了卫生资源的消耗

3. 在药物经济学评价中，直接收益是指（ ）。
A. 患者的健康得以恢复
B. 疾病疗程缩短而减少的工资损失
C. 疾病疗程缩短而减少的家人陪护损失
D. 减少了卫生资源的消耗

4. 影响药品需求量的核心因素是（ ）。
A. 患者的经济承受能力
B. 文化与亚文化
C. 社会保障制度与医疗保险
D. 个人的健康观念和生活方式

5. 下列属于间接成本的是（ ）。
A. 药品费 B. 误工费
C. 营养食品费 D. 检验费

（二）B 型题（配伍选择题）（题目分为若干组，每组题目对应同一组备选项，备选项可重复选用，也可不选用。每题只有 1 个备选项最符合题意）

【1～3 题共用选项】
A. 直接成本 B. 间接成本
C. 隐性成本 D. 生产成本

1. 医疗费属于（ ）。
2. 检验费属于（ ）。
3. 误工费属于（ ）。

【4～7 题共用选项】
A. 成本-效益分析法（CBA）
B. 成本-效果分析法（CEA）
C. 成本-效用分析法（CUA）
D. 最低成本分析法（CMA）

4. 旨在评估和比较改进生命质量所需成本的相对大小或质量调整生命年所需成本的多少，以此描述人们在改进健康上每花费一定成本所获得的最大满意程度的分析方法是（ ）。

5. 一种结果以某一特定的临床治疗目标（如症状缓解、疾病治愈或延长生命的时间等）为衡量指标，并据此计算和比较与效果比率或每单位所需成本的经济学分析方法是（ ）。

6. 将成本和结果均以货币单位进行测量与评估，并据此计算和比较成本得失净值或成本与效益比值的经济学分析方法是（ ）。

7. 当两种或多种方案效益相等时从中选出成本最低方案的一种分析方法是（ ）。

（三）X 型选择题（多项选择题）（每题的备选项中，有 2 个或 2 个以上符合题意。错选、少选均不得分）

1. 下列属于药物经济学分析方法的是（ ）。
A. CBA B. CEA
C. CUA D. CMA

2. 下列不属于药品需求特征的是（ ）。
A. 集中性 B. 信息对称性
C. 波动性大 D. 消费结构单一

3. 下列属于药品需求量影响因素的是（ ）。
A. 经济承受能力影响 B. 社会环境影响
C. 社会阶层影响 D. 相关群体影响

4. 药品供给量的影响因素包括（ ）。
A. 药品价格 B. 生产成本
C. 药品质量 D. 生产技术水平

5. 从用药的过程和结果考虑，合理用药要素包括（ ）。
A. 安全性 B. 有效性
C. 经济性 D. 适用性

6. 当前我国不合理用药的表现有（ ）。
A. 用药不足 B. 选用药物不当

C. 给药时间不适当 D. 有病症未得到治疗

三、简答题

1. 效果、效用、效益的区别是什么?
2. 简述药物经济学的主要评价方法。
3. 简述药物经济学的作用。

四、论述题

1. 论述药物经济学在促进合理用药中有何作用?
2. 新药研发中开展药物经济学评价有何意义?

（杨 雁）

案例分析、启示与参考文献

案例1 药品全生命周期安全性管理的重要性——沙利度胺事件的思考

【分析】

1. 当时缺乏对药品研发阶段的安全性要求，药品安全性风险极高 20世纪中叶，随着制药工业的不断发展，大批新药问世，但世界各国对药品的管理水平参差不齐，特别是在药品研发方面的管理制度缺失。

沙利度胺是德国Chemie Gruenethal公司持有的专利，对于沙利度胺的宣传卖点是镇静效果明显，且无副作用。当时大部分国家的药品监管制度宽松，几乎没有一个国家的药品监督部门提出药品必须进行严格的临床试验，制药企业仅凭部分研究资料就可以上市。1957年，沙利度胺凭借几份实验室报告和医生证词，在德国、英国等20多个国家销售。当它上市作为人用药品之后，才逐渐暴露出了安全隐患。

从沙利度胺事件可以看出，当时药品监管部门对药品上市前缺乏科学有效的监管制度，导致药品的安全性还没有得到充分的验证就上市用于临床治疗，存在极大的安全隐患。

2. 上市后保持必要的质疑有助于确保药品安全 1957～1962年，虽然加拿大和欧洲亚洲多国批准沙利度胺上市，但是美国并没有批准。当时负责受理沙利度胺上市申请的FDA专家弗朗西丝·凯尔西根据该药可致神经炎，临床上一些患者服药后感到手指刺痛的医学报告，怀疑该药对孕妇可能会产生不良反应，对胎儿的发育有很大的风险。虽然当时的美国进口商和制药企业都宣称，该药已经做过妊娠大鼠和孕妇的影响试验，并没有发现问题，但是她仍然坚持必须有更多的临床案例才能证明药品的使用是安全的。直到此药引起了严重事件，药商撤回申请后，美国才幸运地避过了这一次药害事件。此后，美国通过立法，要求药品上市之前，要制订合理的药品试验计划，并在试验过程中遵循严格的科学原则，以确保药品上市前有足够的安全性证据。

【启示】

沙利度胺没有经过严格的临床试验竟然在市场上流通了6年之久，也没有在上市后进行跟踪研究。这在今天是不可能发生的，但沙利度胺事件确实给全世界上了沉重的一课——药品必须进行全生命周期安全性管理。

1. 加强药品上市前的安全性研究 经过对沙利度胺事件中大量病史资料的回顾性分析发现，停经35～36日（相当于21～22日的胚胎）服用沙利度胺者，其胎儿可发生外耳缺损和脑神经瘫痪。在此后3～5日服用沙利度胺者，其胎儿主要发生短肢畸形，并以前臂短缺为主。若再服用1～2日，其胎儿将相继发生腿部短缺，提示沙利度胺的致畸作用与服药时间关系密切。但是在早期研发阶段，以大鼠、兔子和犬为研究对象的毒性实验并没有发现沙利度胺有明显的不良反应。事件发生后的研究显示，大鼠体内缺少一种将沙利度胺转化成有害异构体的酶，不会引起畸胎。

目前我国在新药研发阶段要求，临床前安全性评价要进行"三致"毒理实验，以了解药物的致畸、致癌、致突变效应；经过临床前的风险评估后进入临床试验，在一期、二期、三期试验中评价新药对目标适应证患者的疗效、治疗作用和安全性，评价利益和风险关系，最终为药物注册申请的审查提供充分的依据。新药上市后，进行四期临床，考察在广泛使用条件下药物的疗效和不良反应，评价在普通或者特殊人群中使用的利益与风险关系。

2. 加强药品上市后的安全性监管 沙利度胺造成的惨剧成为药物不良反应（ADR）的典型案例，暴露出了当时世界各国对药品安全监管认识存在着重大缺陷。为避免类似药害事件，美国国会在1962年10月通过了《科尔夫-哈里斯修正案》，将处方药品广告管理的权限从联邦贸易委员会移交给 FDA，并要求药品生产商必须在标签上说明药品副作用。通过对药品标签和广告的管理和审批，FDA 进一步加强对制药企业的控制。该修正案还修改了新药提出申请 60 天内，如果 FDA 未提出反对，药品便可以自行上市的规定；规定了新药上市审批的必要程序；第一次要求药品生产企业在新药上市前必须向 FDA 提供临床试验证明的安全性和有效性双重信息；要求制药公司必须保留所有药品的不良反应记录；FDA 有权将已上市的但被认为缺乏安全性或者缺乏有效性的药品从市场上取缔。《科尔夫-哈里斯修正案》的通过成为全球药品监管史上的重要一页，FDA 由此也逐渐成为世界食品药品监管最权威的机构。此后，各国的药品监管部门效仿 FDA，制定监管措施，执行相关的监管法规。

沙利度胺事件发生后，英国于 1968 年建立了药品安全委员会；WHO 于 1968 年制订了一项有 10 个国家参加的国际药物监测合作计划，该计划的主旨是收集和交流药物不良反应报告。1970 年，WHO 在日内瓦设立了一个永久性组织，名为 WHO 药物监测中心（WHO Drug Monitoring Centre）。该中心于 1978 年迁至瑞典东部城市乌普萨拉（Uppsala），1997 年更名为乌普萨拉监测中心（Uppsala Monitoring Centre，UMC）。自 1968 年至 2010 年 9 月，全世界有 99 个国家先后参加了 WHO 国际药物监测合作计划，中国于 1998 年成为该计划的正式成员国。UMC 已收到药物不良反应报表约 550 万份。这些报表成为了解和评价药物安全性的重要依据之一。

现在世界各国的政府部门都非常重视药品上市后安全性管理，因为在上市前是以动物实验为主，而临床试验的病例数并不多，药品上市后才大量用于各种人群，所以我国政府监管部门要求药品上市许可持有人或者制药企业应当开展药品上市后不良反应监测，主动收集、跟踪、分析药品不良反应信息，对已识别风险的药品及时采取风险控制措施。

按照 WHO 国际药物监测合作中心的规定，药物不良反应是指正常剂量的药物用于预防、诊断、治疗疾病或调节生理功能时出现的有害的和与用药目的无关的反应。该定义排除有意的或意外的过量用药及用药不当引起的反应。而药物警戒（pharmacovigilance）是与发现、评价、理解和预防不良反应或其他任何可能与药物有关问题的科学研究与活动。药物警戒不仅涉及药物的不良反应，还涉及与药物相关的其他问题，如不合格药品、药物治疗错误、药物的滥用与错用、药物与其他药物和食品的不良相互作用。

通过二者的对比，可以看出药品上市后，从药物警戒的层面来监管药品的安全性更加全面。

3. 树立药品全生命周期安全性管理的理念　药品的有效性固然重要，但安全性才是应该放在第一位的。药品安全是重大的基本民生问题、经济问题、政治问题。《药品管理法》早在 1984 年开始实施，此后经多次修订，2019 年 12 月 1 日新修订的《药品管理法》开始施行，经过 30 多年发展，日趋完善。依法管理我国境内从事药品研制、生产、经营、使用和监督管理活动，是为了加强药品管理，保证药品质量，保障公众用药安全和合法权益，保护和促进公众健康。

2017 年 10 月，中共中央办公厅、国务院办公厅印发了《关于深化审评审批制度改革鼓励药品医疗器械创新的意见》，明确提出加强药品、医疗器械全生命周期管理，要求各地区各部门结合实际认真贯彻落实。药品安全的风险管理最核心的要求，就是要将事前预防、事中控制、事后处置有机结合起来，坚持预防为主，发挥多元主体作用，落实好各方责任，形成全链条管理，把药品安全风险管控起来。

药品安全风险管理的目的在于将使用药品风险最小化，从而保障公众用药安全。加强药品安全风险管理可以从三个方面着手，一要健全药品安全监管的各项法律法规；二要完善药品安全监管的相关组织体系建设；三要加强药品研制、生产、经营、使用环节的管理。

【参考文献】

国家药品监督管理局，2018. 国家药品监督管理局关于药品上市许可持有人直接报告药品不良反应事宜的公告.

全国人大常委会，2019. 中华人民共和国药品管理法.

向梅，2005. 妊娠期妇女用药的评价与分析. 中国社区医师，21（3）：17-19.

张国庆，李丹阳，2003. 美国联邦政府食品药物管制的公共政策分析. 中山大学学报（社会科学版），43（6）：55-61.

中华人民共和国卫生部, 2011. 药品不良反应报告和监测管理办法.

周颖, 2010. 反应停致短肢畸形事件.药物不良反应杂志, 12（5）: 335-337.

（岳　睿）

案例2　国家基本药物制度——以云南省基层医疗卫生机构为例

【分析】

1. 我国不断完善、积极稳妥地推行基本药物制度　实施基本药物制度是党中央、国务院在卫生健康领域作出的重要战略部署，积极推动我国医疗改革的进程，为广大基层患者带来了实惠。在取得一定成效的同时，随着经济社会发展和医改的不断深化，基本药物制度也暴露出一些短板，突出表现在基本药物不能完全适应临床基本用药需求、缺乏使用激励机制、与医疗体系存在脱节、仿制品种与原研品种质量疗效还有差距、保障供应机制不够健全等，亟需顺应新时代、新形势、新要求，加强制度顶层设计，进一步完善相关政策。2018年国家在对基本药物目录修订时释放出强烈信号，一是不再由各省增补目录，增强国家目录的权威性；二是品种覆盖了更多临床主要疾病病种，能更好地适应基本医疗卫生需求；同时也出台了一批配套政策，为进一步完善基本药物制度提供了重要支撑。此外，2019年12月1日生效的新版《药品管理法》，首次将"基本药物"纳入其中，第九十三条："国家实施基本药物制度，遴选适当数量的基本药物品种，加强组织生产和储备，提高基本药物的供给能力，满足疾病防治基本用药需求。"从法律层面给予了充分保障，政府对基本药物的规制日趋规范。建立基本药物制度是一项系统工程，是对现行体制机制的重大创新和利益格局的深刻调整。我国政府将进一步强化组织领导，健全工作机制，确保资金投入，推动基本药物制度不断完善；强化健康教育和舆论宣传，引导群众正确认识基本药物制度，形成科学合理的用药习惯；调动广大医务人员和基层医疗卫生机构的积极性，更好地发挥改革主力军作用，积极稳妥地推行基本药物制度。

2. 全国各地认真落实基本药物制度，助力医改难题　中央和地方两级政府积极落实相应责任，做到有目标、有计划、有分工、有落实、有检查、有评估，不断巩固完善基本药物制度。国家层面制定了基本药物目录遴选、基本药物价格控制、集中招标采购、医保费用支付、监管评价等系列文件，为基本药物的实施提供了政策保证，有效衔接了WHO关于国家基本药物制度的指导目标。而各省在制定地方政策时既要严格贯彻国家文件精神，又要结合自身实际和特点来开展。例如，云南地处西南边陲，山区、半山区面积占94%，边境线长达4060公里，农村人口多，贫困面大，2017年底贫困人口居全国第一，如果云南的基本药物制度落实了，相当于基层医疗卫生改革基本能实现，国家医改难题就成功了一大步。基本药物在云南的实施保障措施中，配送问题是难点和重点，只有在确保基本药物及时配送、足量配备的情况下，再考虑降低群众药费负担、促进基本药物优先使用等方面。云南省卫生管理部门增补了地方基本药物目录，遴选以州市为单位的配送体系，加强对配送企业的考核，提高有效供给能力，同时做好上下级医疗机构用药衔接、建立优先使用激励机制、实施临床使用监测、加强短缺药预警应对、强化质量安全监管、推进仿制药质量和疗效一致性评价等系列工作。新医改以来，国家基本药物制度作为一项重大民生工程，经历了制度创新、配套政策不断完善的发展历程，对助力医改、降低药品价格、减轻患者用药负担、缓解"看病贵"问题、保证群众基本用药需求、促进社会公平正义等发挥了积极作用。

3. 基本药物制度实施效果评价文献综述分析　许多学者就基本药物制度的实施效果进行了实证研究。王洪涛等基于山东、湖北、四川三省的监测数据，主要从制度可及性、药品质量和合理用药三个方面对基本药物制度实施效果进行评价研究。研究发现，实施国家基本药物制度后基本药物的可及性得到保障与提高；抗生素使用率、联用率，激素使用率均有所降低，合理用药水平提高。武宁等对基本药物制度实施成效进行了回顾性分析，分析了18个省份的90个监测点2009~2011年监测数据，发表了《医改3年来基本药物制度实施成效的回顾性评价》一文，用数据表明我国自

2009 年实施国家基本药物制度后，药品费用趋于合理，基层医疗机构门急诊人次上升、门急诊费用下降，住院费用下降显著，人民群众受益明显；抗菌药物使用比例下降，合理用药情况改变；基层医疗机构各项财政补助逐步到位，尤其是药品零差率补助的上升，使基层医疗卫生机构的公益性逐步增强。财政收入明显增加，药品收入呈下降趋势，总收入增加。基于这些研究，可以看出在我国新医改中基本药物制度的实施成效是显著的。

【启示】

1. 国家基本药物制度是我国现阶段实施的必须且重要的国家药物政策 新医改对基层医疗卫生机构的改革涉及诸多方面，其中，建立国家基本药物制度，推行国家基本药物政策，保障群众基本用药是人人享有基本医疗卫生服务的重要保障，是新医改的重要内容。新医改实施 10 年来，我国推行基本药物制度从开始的"摸着石头过河"到"瓶颈期"再到"发展新时期"，在此期间政府为巩固和完善基本药物制度和基层运行新机制上做出了很多努力，一直秉承着为群众提供安全、有效、方便、价廉的医疗卫生服务的理念，通过创新思想，积极探索，朝着"保基本、强基层、建机制"的目标前进。我国幅员辽阔，城乡、地区发展差异大，在全国范围内建立国家基本药物制度的必要性在于保证群众用药安全可及，规范用药行为，降低患者医药费用，促进社会公平正义。从整体内容来看，从基本药物目录遴选到监管评价过程，基本药物相关政策体系健全、条理清晰、指导充分，且以规范性文件为主，相关工作的开展有法可依，规章可循，制度体系作用明显。总体来说，我国实施国家基本药物制度以来，基本药物的可及性和可获得性显著提高，供应保障各环节流畅，各项工作也在稳步推进，群众的就医负担有所减轻，解决了世界上人口最多的发展中国家的基本用药问题。同时不断探索形成激励性的薪酬分配机制、规范性的药品采购机制和长效性的补偿机制，构建了基层医疗机构维护公益性、调动积极性、保障可持续的运行新机制，为实现人人享有基本医疗卫生服务的目标做出了突出贡献。

2. 基本药物制度的实施发挥了积极的社会作用 基本药物制度的实施从多方面发挥了积极的社会作用，一是保障公民健康权益，体现社会主义公平正义。自实施国家基本药物制度以来，全国所有省份已经实现了政府办基层医疗卫生机构（城市社区、农村乡镇）全部配备使用基本药物，基本药物制度全覆盖，常见疾病的基本用药问题得以保障。二是改变"以药养医"的运行机制，彰显基层医疗卫生的公益性。取消药品加成，实行药品零差率销售，是一个根本性的变化，为后续公立医院的改革探索了可行性。卫生主管部门每年对基层医疗卫生机构进行绩效评估，建立补偿机制，结束了多年来"以药养医"的局面，基层医疗卫生的公益性得以体现。三是促进合理用药、遏制药物滥用。基层卫生机构的不合理用药现象非常严峻，由抗生素、激素、维生素和葡萄糖溶液组成的"三素一汤"处方占到一半以上。基本药物目录推行期间，合理用药培训同期跟进，基层医务人员原先以经验为主、利益导向的用药行为得到了一定的约束，合理用药水平明显提升。四是净化流通环节，规范药品市场。目前在我国药品从生产到最终患者手中需要经过多个环节，每个环节都会产生一部分利润从而使药品价格抬高。配合基本药物制度，省级人民政府公开招标生产企业，并由招标选择的配送企业统一配送，入围的基本药物在质量、价格、数量方面都成为国家重点关注的对象，对于整个药品流通环节的净化起到了积极示范作用。

【参考文献】

国务院办公厅，2009.《关于建立国家基本药物制度的实施意见》的通知.

王洪涛，唐玉清，刘云云，等，2012. 我国基本药物制度政策效果评价——基于山东、湖北、四川三省的监测数据. 中国卫生政策研究，5（4）：30-34.

武宁，杨洪伟，2013. 医改 3 年来基本药物制度实施成效的回顾性评价. 中国合理用药探索，10（5）：78-82.

鄢闻，2018. 基本药物制度实施效果评价研究. 经济师，（4）：228-230，233.

Ghei P，1995. How to investigate drug use in health facilities. Selected drug use indicators. Health policy，34（1）：1-5.

（李 璠）

案例 3 行政许可超期推定延续效力的思考——从许可证有效期说起

【分析】

1. 许可证的许可期早于发证日期，许可证是否有效 通过调查，发现 B 企业上一轮医疗器械经营企业许可证有效期 2010 年 11 月 18 日满前三十天就向行政机关申请续证，虽然企业申请早就得到受理，但行政机关却迟迟未下审批决定。药品监管部门两年后作出审批决定，将许可期限起算点提前到了两年前的受理时间，作为后补许可。依据是《行政许可法》第五十条规定："……行政机关应当根据被许可人的申请，在该行政许可有效期届满前作出是否准予延续的决定；逾期未作决定的，视为准予延续。"因此，B 企业凭原医疗器械经营企业许可证及行政机关受理其续证申请的通知书，行政机关不应对企业进行行政处罚，也不会对医疗机构进行处罚。

2. 行政许可的办理期限如何规定 行政许可是指在法律一般禁止的情况下，行政主体根据行政相对人的申请，通过颁发许可证或执照等形式，依法赋予特定的行政相对人从事某种活动或实施某种行为的权利或资格的行政行为。

（1）我国《行政许可法》第四十二条："除可以当场作出行政许可决定之外，行政机关应当自受理行政许可申请之日起二十日内作出行政许可决定。二十日内不能作出决定的，经本行政机关负责人批准，可以延长十日，并应当将延长期限的理由告知申请人。但是，法律、法规另有规定的，依照其规定。依据本法第二十六条的规定，行政许可采取统一办理或者联合办理、集中办理的，办理的时间不得超过四十五日；四十五日内不能办结的，经本级人民政府负责人批准，可以延长十五日，并应当将延长期限的理由告知申请人。"第四十三条："依法应当先经下级行政机关审查后报上级行政机关决定的行政许可，下级行政机关应当自其受理行政许可申请之日起二十日内审查完毕。但是，法律、法规另有规定的，依照其规定。"第四十四条："行政机关作出准予行政许可的决定，应当自作出决定之日起十日内向申请人颁发、送达行政许可证件，或者加贴标签、加盖检验、检测、检疫印章。"

（2）《医疗器械经营监督管理办法》第十条："设区的市级食品药品监督管理部门应当自受理之日起 30 个工作日内对申请资料进行审核，并按照医疗器械经营质量管理规范的要求开展现场核查。需要整改的，整改时间不计入审核时限。符合规定条件的，依法作出准予许可的书面决定，并于 10 个工作日内发给《医疗器械经营许可证》；不符合规定条件的，作出不予许可的书面决定，并说明理由。"

3. 为何会出现行政许可超期推定的情况 我国《行政许可法》第五十条："……行政机关应当根据被许可人的申请，在该行政许可有效期届满前作出是否准予延续的决定；逾期未作决定的，视为准予延续。"本案的关键就是许可证有效期早于发证时间两年，所折射出的核心问题是行政许可超期推定延续效力如何定位。当前对行政许可超期推定延续制度的关注与研究都较少，而司法实践中，因超期推定延续而产生的行政纠纷并不少见，这些行政纠纷的出现凸显了我国行政许可超期推定延续制度亟待规范的问题。

行政许可超期推定延续是一种因行政许可机关消极不作为而产生的法律后果，它不像常态性行政许可延续决定，有行政许可机关明确的行政决定作支撑，有明示的行政许可效力外化载体可供社会公众加以识别。在本案中，尽管 B 企业于 2010 年向相关部门申请医疗器械经营企业许可证，但外在形式上其并没有获得药监管理部门的明示决定，客观上缺少了延续效力证明文件，而推定延续下的效力隐性状态影响了行政机关与社会公众对其法律身份状态的认同。此外，超期推定延续效力与实质法治效力如何调适？超期推定延续效力的产生是基于行政许可机关的审批消极不作为，是非常态化的隐性行政许可延续决定，而至于延续申请人是否在实体上具备延续条件，则并没有得到行政许可机关的审查确认，因此在客观上就存在着不具备条件的申请人因超期推定而获得行政许可延续的可能。

在超期推定延续后，行政许可机关为被许可人办理相关行政许可证理应成为一项职责，但我国目前只有极少数地方行政许可规定体现了这样的理念。例如，《上海市行政许可办理规定》第十六条："行政机关逾期未作出决定，依法视为准予延续的，行政机关事后应当及时补办准予延续的手续。"因此，我国《行政许可法》是存在立法缺憾的，《行政许可法》第五十条仅仅规定逾期未作决定的，视为准予延续，但并没有规定准予延续后的行政许可机关必须履行的后续法律程序要求，立法的缺失对于视为准予延续后的行政许可延续申请人权利保护显然也是不利的。

【启示】

1. 我国行政许可制度发挥的积极作用　国家对对公共安全、人身健康、产品质量等有重要影响的事务通过行政许可进行宏观控制，对一些特殊领域或行业进行严格控制，防止公民、法人和其他组织随意经营这些对社会秩序和公民权益关系重大的领域，药品监管就是关系民生、社会安定的问题，因此药品监管的很多环节都涉及行政许可。在药品管理领域实行行政许可制度有效保障了广大人民群众的用药安全和合法权益，通过对申请人是否具备特定条件的审核，把可能危害到生命健康、社会公众利益的隐患控制在最小范围，从药品研制、生产、流通、使用等各个环节把好关口，有效配置资源，营造良好的市场秩序，构建和谐的药品生态环境。

国家实行行政许可的目的不是为了限制社会的自由，而是从宏观层面出发，维护社会稳定，保障社会平衡、有序发展。但是，随着经济发展和变化，行政许可的法律规制在某些方面已经落后社会需求，因此不断完善行政许可，防止行政机关在行政许可执行中自由裁量影响公平、公正，成为保护公民权益，构建和谐法治社会的必然趋势。

2. 我国行政许可制度存在的不足

（1）行政许可对实施主体约束不足。行政许可中虽然规定了公民的监督权，但缺乏实质约束效力，对行政机关的行政行为是否恰当无法形成监督。

（2）行政机关行政许可自由裁量权缺乏监督。行政裁量权是在特定情况下依照行政职能适当和公正地作出行为的权利，行政不作为或延迟也是滥用行政裁量权的表现之一。我国的行政监督主要内容体现在对行政许可相对人的约束，而对行政许可职能机构的约束、限制较少。

行政许可实施制度不完善。《行政许可法》第七十二条："行政机关及其工作人员违反本法的规定，有下列情形之一的，由其上级行政机关或者监察机关责令改正；情节严重的，对直接负责的主管人员和其他直接责任人员依法给予行政处分……（五）未依法说明不受理行政许可申请或者不予行政许可的理由的……"但并未规定其处理方式和后果、情形等，很难追究法律责任。

任何国家的法律体系都会存在不足，作为药学生在学习专业知识、技能的同时，也要学会正确的处理和看待法治体系的现状及存在的问题，同时也鼓励广大药学生为我国药品监管法制化建设的规范性、完整体、系统性建设贡献自己的力量。

【参考文献】

董桂林，张观连，梁柳婉，等，2019. 我国卫生行政许可制度的缺陷及完善策略探讨. 中国卫生产业.（23）：175.

国家食品药品监督管理局，2004. 国家食品药品监督管理局关于施行行政许可项目的公告（国食药监法〔2004〕504 号）.

国家食品药品监督管理局，2004. 医疗器械经营监督管理办法.

国家食品药品监督管理局，2017. 医疗器械经营监督管理办法.

蒋海洪，2012. 我国医疗器械行政许可制度中的问题及对策. 上海食品药品监管情报研究，（5）：11-14.

肖泽晟，2016. 论许可证有效期的延续——基于《行政许可法》第五十条的解释. 浙江学刊，2016（3）：146-154.

徐晓明，2015. 行政许可超期推定延续法律效力问题研究. 浙江学刊，（3）：147-155.

（杨晓莉）

案例 4 执业药师职业资格制度——基于药师"挂证"乱象的案例分析

【分析】

1. 本案中黄某的行为有以下的违规之处

（1）私自将执业药师资格证书借给某药业临沧分公司注册挂证。

黄某的行为违反了《执业药师职业资格制度规定》和《中国执业药师道德准则适用指导》规定：严禁执业药师注册证挂靠，不得将自己的执业药师资格证书、执业药师注册证、徽记、胸卡交于其他人或机构使用。

（2）不在职在岗执业，影响公众用药安全。

执业药师是经全国统一考试合格，取得执业药师资格证书并经注册登记，在药品生产、经营、使用单位中执业的药学技术人员。执业药师具备相关的药学专业知识、药事管理与法规及药学综合知识与技能，每年这些知识和技能需要经过继续教育从而不断更新和提高，以此保障执业药师的执业水平。零售药店中执业药师外，主要是普通销售人员，许多为非涉药人员，可能夸大药物疗效，误导消费者；可能没有医学证据就向消费者推荐药品；可能调配处方时，由于店内缺货或其他原因擅自用其他药品代替；可能对于老年人、妊娠期妇女及小儿用药未充分考虑药品禁忌证、用法、用量，造成用药安全隐患；调配处方时可能出现差错事故。例如，医院处方中开颠茄合剂口服，零售药店却以颠茄酊调配，导致患者产生严重不良反应。可见由执业药师负责处方的审核及调配，提供用药咨询与信息，指导合理用药，才能有效保障公众用药安全。

（3）每个月收取"挂证"费，利用执业之便谋取不正当利益。

《中国执业药师职业道德准则适用指导》第三十七条："执业药师应当遵守行业竞争规范，公平竞争，自觉维护执业秩序，维护执业药师的职业荣誉和社会形象。执业药师不得有下列行为……以提供或承诺提供回扣等方式承揽业务……私自收取回扣、礼物等不正当收入。"

（4）有违中国执业药师道德准则与医疗机构从业人员行为规范。

1）《执业药师职业资格制度规定》第十七条："执业药师应当遵守执业标准和业务规范，以保障和促进公众用药安全有效为基本准则。"

2）《中国执业药师道德准则适用指导》第十三条："执业药师应当遵守药品管理法律、法规，恪守中国执业药师职业道德准则，依法独立执业，认真履行职责。"第三十四条："执业药师应……珍视和维护职业声誉，模范遵守社会公德，提高职业道德水准。"

3）《医疗机构从业人员行为规范》第五条："遵纪守法，依法执业。"第八条："廉洁自律，恪守医德。"第十九条："恪尽职守，勤勉高效，严格自律，发挥表率作用。"

2. 本案中黄某的行为有以下的违背药师职业道德基本准则之处

（1）不伤害原则：药师对患者高度不负责及缺乏保护患者健康和生命的理念，执业药师的"缺岗"会导致患者不合理用药，引起残疾、伤亡的事件发生。

（2）尊重原则：药师没有维护患者用药的合法权益，将自己的执业药师证挂靠药店，只见证件不见人，还让一些销售员"滥竽充数"，习惯性地兜售高价药品和保健品已成为药店销售的常态，使得老百姓根本得不到合理的药品知识普及和药学专业服务。

【启示】

零售药房是患者获取药品的主要来源之一，执业药师是保证药品质量、用药安全的专业人员，药店营业时由执业药师指导合理用药，进而保证患者能够获得可靠的药学服务。虽然国家规定禁止执业药师证挂靠，但药师"挂证"现象仍时有发生，究其原因是多方面因素造成的。

1. 执业药师供不应求 以云南省为例，截至 2019 年 3 月 31 日，全省执业药师有效注册人数为 10 906 人，注册率为 50.75%，平均每万人口执业药师人数为 2.29 人，云南省目前执业药师注册在零售药店的人数远远小于药店数量，执业药师数量不足一直是困扰药店开展药学服务的主要问题之一。其次，云南省各地市每万人口执业药师数相差较大，经济发展较好的昆明市和玉溪市每万人口执业药师数相对较高，而经济发展较差地市和部分少数民族自治州执业药师配备情况较弱。由于执业药师配比严重不足，间接导致部分地区零售企业倾向于选择药师"挂证"来达到要求。

2. 利益驱动 某些经营单位仅仅为了提升自己的经济效益，或是几家连锁药店为了销售业绩相互比拼，而不重视药学服务，不愿聘请全职专业的执业药师，毕竟全职执业药师月薪远远高于"租证"的价格，在这样的情况下，执业药师和药店各自为了其利益最大化，不谋而合、各取所需，药师"挂证"的产业链悄然出现。

3. 自律不够 个别药师对于药学职业道德原则和规范的意识还不够强，对执业药师管理规范理解不全面，抱着侥幸心理私自将执业药师资格证书租借给零售药店，赚取额外收入。

为制止药师"挂证"乱象的行为，政府部门要依法治药、强化监管，建立持续长效机制。《执业药师职业资格制度规定》第二十五条："建立执业药师个人诚信记录，对其执业活动实行信用管理。执业药师的违法违规行为、接受表彰奖励及处分等，作为个人诚信信息由负责药品监督管理的部门及时记入全国执业药师注册管理信息系统。"监管部门可以利用大数据，切实建立执业药师"挂证"黑名单，健全证件管理，坚决遏制"影子药师"的不正之风，一定要让执业药师违法"挂证"者出局，对挂证的药师和药店予以处罚，不让违法者获利。

另外，要加快加大药师人才培养。根据国务院印发《"健康中国 2030"规划纲要》宗旨：从广泛的健康影响因素入手，以普及健康生活、优化健康服务、完善健康保障、建设健康环境、发展健康产业为重点，把健康融入所有政策，全方位、全周期保障人民健康，大幅提高健康水平，显著改善健康水平。零售药店作为健康保障的一道窗口，执业药师指导合理用药就是这道窗口中的"核心产品"，执业药师就是窗口里的"明星"。由此可见，未来公众的用药安全需要更多的高素质的执业药师。通过提升执业药师的社会地位和薪资水平，吸引更多的高素质人才加入这一队伍中，弥补目前的人才缺口。发达的药事服务，离不开高质量的执业药师，因此应注重提高执业药师水平，对于取得法定资格的执业药师，不仅重视技能培训，还需不断强化其遵循法规和职业规范的职业道德意识，更要重视其知识价值，充分发挥零售药店执业药师指导合理用药的作用。随着严查"挂证"，激励执业药师认真从业，药师行业正在重塑职业内涵，未来的药学人员要从现在起，树立正确的药学职业道德观念，焕发职业自豪感，将来以职业道德规范自律行为，增强职业责任心，为人民安全用药服务，做一个合格、称职的药学工作者。

【参考文献】

班粼涓，李朝辉，李瑞锋，2019. 云南省零售药店执业药师配备及使用情况分析.中国药业，28（8）：76-78.

国家药品监督管理局，2019. 执业药师职业资格制度规定.

蒋龙福，田春生，2015. 对零售药店执业药师"挂证"的思考.医学信息，28（41）：320-321.

吕冰，姚凤，王璐，等，2016. 我国与部分国家及地区零售药店监管与药学服务模式的对比分析.中国药房，27（4）：569-572.

张佩佩，景浩，2018. 大型连锁药店药学服务的对策研究.中国市场，11：131-132.

中国药师协会，2009. 中国执业药师职业道德准则适用指导.

中华人民共和国卫生部，国家食品药品监督管理局，国家中医药管理局，2012. 医疗机构从业人员行为规范.

（翁稚颖）

案例 5 药品回扣与淡化的职业道德

【分析】

1. 药品回扣与商业贿赂的判定 在我国，"商业贿赂"作为一个法律用词,最早明确出现于1996年11月15日国家行政管理总局通过的《关于禁止商业贿赂行为的暂行规定》（国家工商行政管理局令第60号）中。根据该规定的第二条，可以将"商业贿赂"理解为经营者为争取交易机会，暗中给予交易对方有关人员和能够影响交易的其他相关人员以财物或其他好处的不正当竞争行为。

根据《关于禁止商业贿赂行为的暂行规定》第五条规定，药品回扣在医药领域中可理解为药品生产、经营企业给医疗机构、医疗机构负责人、药品采购员、具有处方权的医生在药品交易价格上的提成，属于暗扣。

回扣是商业贿赂最典型的表现形式，药品回扣可能发生于药品购销过程中的所有环节，所涉及的主体包括药厂、药监、物价、代理商、配送商、医药代表、医院及医生等。结合本案案情，某公司在华经营期间，其销售人员多次向医药行业协会、基金会等非国家工作人员和医务人员行贿，此种行为可定性为药品回扣即暗扣，亦属于商业贿赂行为。

2. 法律责任 为何该公司被判处罚金人民币 30 亿元，该公司多名中国区高管被告被判有期徒刑 2~4 年？

根据《关于禁止商业贿赂行为的暂行规定》第五条，《中华人民共和国反不正当竞争法》第七条、第二十二条，《药品管理法》第八十八条的规定，经营者采用财物或者其他手段进行贿赂以销售或者购买商品，构成犯罪的，依法追究刑事责任。故该公司不能免责，依《刑法》对其作出此判处。

3. 医药人员的职业道德规范约束力不足 该案例中企业高管及药品营销人员都跨越了职业道德的界限。为规范药品营销人员的执业行为，2008 年各省食品药品监督管理局印发的《药品营销人员实行诚信稽核登记备案工作公告》要求，省内药品生产企业，省外药品生产企业、药品批发企业，在各省境内从事药品经营活动的营销人员均需要进行备案，药品销售人员一旦出现违法违规的药品营销活动将被列入"药品销售人员黑名单"，而对销售假劣药品负有直接责任或连带责任的相关企业，将一同被列入"药品经营企业黑名单"，并向社会公布。但显然这样的措施并未能有效防范药学职业道德的缺失，导致药品回扣案屡屡发生。

近年来，国家相关部门发布了一系列的官方文件：2017 年 2 月 9 日，国务院办公厅印发《关于进一步改革完善药品生产流通使用政策的若干意见》。意见要求，食品药品监管部门要加强对医药代表的管理，建立医药代表登记备案制度。医药代表只能从事学术推广、技术咨询等活动，不得承担药品销售任务，其失信行为记入个人信用记录。对医药代表违反规定、从事药品销售行为的，应当按照有关规定严肃处理。2017 年 12 月 22 日，国家食品药品监督管理总局、国家卫生和计划生育委员会发布《医药代表登记备案管理办法（试行）（征求意见稿）》。《医药代表登记备案管理办法（试行）（征求意见稿）》界定，所谓医药代表，是指持有药品批准文号的企业，在国内从事药品信息传递、沟通、反馈的专业人员。《医药代表登记备案管理办法（试行）（征求意见稿）》明确规制了医药代表的工作——不得参与统计医生个人开具的药品处方数量，不得直接销售实物药品，不得收款和处理购销票据，不得误导医生使用药品，不得夸大或误导疗效等。2018 年，相关表述有"推进医药代表备案管理，构建回扣治理体系"。2019 年，相关表述有"实行医药代表院内登记备案管理，规范医药代表院内接待制度"。这些都预示着国家版的法规规范即将启动。

通常职业道德规范在职业活动中起着不可或缺的指导和约束作用，一般通过社会舆论发挥监督作用，通过教育发挥引导作用，依靠执业人员的品德修养和对职业的坚定信念进行自我约束。但与法律规范、岗位纪律规范等强制性约束作用相比，制约力较弱。因此，为药师执业行为制定相关法律规范能够更好地保障药学职业道德规范的遵守。

【启示】

1. 规范法律，严管药品营销行为 我国自古就是"医药不分家"，有"以药养医"的现实。药品低水平的重复生产及大量生产导致供过于求，大部分药品由生产企业自行定价，这种管理方式可能把庞大的促销开支都打入药品成本，包括回扣、销售提成及药品的广告宣传费等。再加上法律对依法实行市场调节价的药品只是提出自律性的规定，各行业部分人员职业道德的些许淡化，这些都成为药品回扣的成因。药品回扣不仅严重地危害了广大人民群众的生命健康，损害人民群众的利益，而且严重扰乱国家正常市场经济秩序，阻碍我国药品市场健康发展。

某公司商业贿赂案对医药行业的"严惩重处"极具有示范效应，提示我们应不断完善相关法律法规，规范行业作风。此次开出的 30 亿元罚单，也同时提醒应对涉事药企进行严打，而不是只停留在对医生及医药代表的查处。在严刑重罚的同时，完善医疗制度如医保制度等，逐步解决"以药养医"的问题。

2. 加强对职业道德的认识，坚定职业信念 医学、药学都是与人类健康和生命安全、与社会公共利益密切相关的特殊职业。药学职业道德规范是药学执业人员在药学实践中所要遵守的标准和准则，药学职业道德所要求的基本内容，集中体现在作为药学执业人员，如何正确履行药学职业的职责，如何承担和使用药学职业的职权，以及如何处理各种利益之间的关系等方面。流通领域药师的职责是充分了解市场状态，收集和传递产品的相关知识及信息，负责产品的售后服务跟踪及医院用药反馈工作。中华人民共和国《医务人员医德规范及实施办法》要求执业医师实行社会主义人道主义，自觉遵纪守法，不以医谋私。作为医药学专业的学生，应热爱医药健康事业，掌握医药学理论知识和技能，而且应不忘初心，加强法律意识和职业道德意识。在以后的工作中，面对职业功利化思想，对职业行风监管不到位等问题，应自觉守法守纪，向行业内的优秀人物学习，树立正确的职业信念，不断培养自身的责任感、同情感、关怀感和尊重感。

3. 了解药品回扣的危害与治理 收受医药回扣，包括在药品、医用耗材、设备采购过程中收受回扣及在医疗过程中收受医药回扣。这种行为极大地损害了卫生系统行业的形象，败坏医德医风，扰乱医疗秩序。其次，药品、医用耗材等回扣导致的医疗费用上升，损害了患者的切身利益，危害了人民的生命健康。

对于此种现象的治理，应从以下两个方面入手。①完善医药价格机制，防止药品"虚高定价"。药品作为一种特殊商品，应当由政府结合市场共同定价，同时由物价主管部门负责对执行药价情况进行严格的监督检查，包括药品生产、流通和使用各个部门。②健全相关法律制度，加大违法成本和执法力度。严厉打击药品回扣，也要追究其相关负责人及相关单位的责任，对收受药品回扣的所有人员进行惩处。

【参考文献】

曹源原，左娟，2015. 从行政法的视角浅析药品回扣治理. 商，（38）：244.

陈雪，刘毅，2019. 药品回扣的违法性判断. 医学与法学，11（2）：18-22.

第十一届全国人民代表大会常务委员会，2009. 中华人民共和国执业医师法.

冯玉，郭恒，2015. 浅谈药品回扣的治理. 现代医院，（12）：113-114.

国家药品监督管理局，2019. 中华人民共和国药品管理法.

王东海，2004. 葛兰素史克30亿元罚单带来的警示. 中国医药报.2014-10-15（003）

王琼书，赵育新，杜进兵，2005. 医务人员收取药品回扣的法律理性思考——兼谈《执业医师法》和《药品管理法》立法缺陷. 医学与哲学，26（23）：54-55.

中国药师协会，2009. 中国执业药师职业道德准则适用指导.

最高人民法院，最高人民检察院，2008. 关于办理商业贿赂刑事案件适用法律若干问题的意见.

（翁稚颖）

案例6 海外代购药品合法了吗？——"药侠"现象引发的讨论

【分析】

1. 假药判定[按照《药品管理法》（2015年版）] 通常意义上的假药有两种含义，①实质上的假药，即药品成分作假或不符，不具有治愈疾病或治愈所适应疾病的功效，这种实质上的假药通常产生诸多不良反应等直接危害人体健康，即使无毒无害，不直接危害健康也会因缺乏有效治病成分、延误治疗最佳时间，从而也间接危害健康。②形式上的假药，所谓形式上的假药，即药品本身具有有效成分且具有治病救人的功效，但是因缺乏药品所必须具有的形式特征，破坏国家药品管理秩序而被界定为假药。海外代购的药品，大多均属于形式上的假药。

根据《药品管理法》（2015年版）第四十八条："……有下列情形之一的药品，按假药论处……（二）依照本法必须批准而未经批准生产、进口，或者依照本法必须检验而未经检验即销售的"，以及第三十九条："药品进口，须经国务院药品监督管理部门组织审查，经审查确认符合质量标准、安全有效的，方可批准进口，并发给进口药品注册证书。"陆勇在印度帮忙购买的甲磺酸伊马替尼仿制药、翟某代购的德国抗癌药物 PD-1 利尤单抗注射液和 E7080 仑伐替尼胶囊均未获得我国药品监管机关的进口审批和检验，未在国内备案并取得注册证书，均应属于假药。

2. 法律责任

（1）翟某案判处罪名更改的缘由是什么？

翟某被拘时间为 2018 年 7 月，按照《药品管理法》（2015 年版），其行为属于涉嫌销售假药。判决时间为 2019 年 10 月，根据"法不溯及既往"原则，法律一般不能适用于它颁布生效以前所发生的行为和事件。但同年 8 月新修订《药品管理法》已通过表决，全国人大常委会向社会颁布了正式法律文本，没有再把未经批准进口的药品列为假药，把假药的判定变更为是否有疗效而非是否经过审批，回应了百姓长期关切的问题，这是法律的进步之处。故翟某销售的海外药品依据《药品管理法》（2019 年版）将其罪名变更为"非法经营罪"更能顺应民意。

（2）翟某案为何只判处有期徒刑 3 年，缓刑 3 年，处罚金人民币 3 万元？

《药品管理法》（2019 年版）第一百二十四条："……未经批准进口少量境外已合法上市的药品，情节较轻的，可以依法减轻或者免予处罚。"翟某代购的是国外已经上市的合格产品，确实对很多患者起到了延长生命的作用。另外，依据 2014 年最高人民法院、最高人民检察院《关于办理危害药品安全刑事案件适用法律若干问题的解释》第十一条："……销售少量根据民间传统配方私自加工的药品，或者销售少量未经批准进口的国外、境外药品，没有造成他人伤害后果或者延误诊治，情节显著轻微危害不大的，不认为是犯罪。"这涉及检察机关在行使起诉权时候的自由裁量权，即不起诉权，同时也为法院在定罪量刑时候提供了重要参考。上海铁路运输法院认为，翟某伙同他人共同违反国家药品管理法律法规，在未取得药品经营许可证的情况下非法经营药品，数额达 470 余万元，情节特别严重，其行为已构成非法经营罪；但翟某在共同犯罪中起次要、辅助作用，系从犯，归案后能如实供述犯罪事实，对认罪认罚可能导致的法律后果有明确的认知，在五年以下来量刑，且对其适用缓刑，依法可以从轻处罚，最终判处有期徒刑 3 年，缓刑 3 年，并处罚金人民币 3 万元。司法机关考虑到法律效果和社会效果的统一，不机械执法，其做法有一定的示范和引领作用。

3. 以《药品管理法》（2019 年版）分析该案例　在《药品管理法》（2019 年版）中，假药的定义发生了很大的变化，与海外代购药品有关的法条"依照本法必须批准而未经批准生产、进口，或者依照本法必须检验而未经检验即销售的按假药论处"已经删除，也就说这类药品不再归为假药。但这并不意味着海外购药合法，医疗机构及个人因临床需要采购少量药品入境，需要按照国家有关规定办理。如果是以盈利为目的，到了国内有销售行为的，也依然是违法行为，务必分清楚帮忙购买和代购的区别。在国外上市的药品，临床试验主要在申报国家完成，但同个品种在不同人种中的药效和不良反应不尽相同，不能简单套用，经过进口，由国家药品监管部门的专业把关，其有效性、安全性和合法性才能得以保障。

【启示】

1. 法律的人性化执行，体现了法治的进步　在 2018 年"长安剑致敬政法英雄"活动上，当年对"陆勇代购抗癌药"案件决定不予起诉的检察官团队获得了"致敬英雄"称号。当时，专家对陆勇是否犯罪意见分歧很大，一种意见认为，陆勇帮助销售未予批准的进口药品，按《药品管理法》的规定是假药，所以认为其销售假药。另外一种意见认为，陆勇的行为是一种帮助购买行为，不是销售行为，他是利用自己的英语特长帮助白血病患者从境外购买药品，并没有赚取差价，因此陆勇的行为是帮助购买。最终，经反复研究及调查取证，认为民情中人民群众的诉求是合理的，所以最终采纳第二种意见不予起诉。这个案件也促进了我国相关法律法规的改革，体现更好保障和服务群众生命健康的理念。

《药品管理法》（2019 年版）出台，对相关法律法规进行了修改，其中一个亮点惹人注目，即对假药定义作出了新的界定，删除了"按假药论处"的部分，8 种情形减为 4 种。没有再把"未经批准进口的药品"列为假药，这是陆勇案、翟某案中百姓最为争议及关注的问题，是一个与时俱进的、顺应民生需求的变化。此外，新增"未经批准进口少量境外已合法上市的药品，情节较轻的，可以依法减轻或者免予处罚"。也就是说在《我不是药神》电影中的假药，放到《药品管理法》（2019 年版）定义下即为合法药品。定义的改变并非之前的认知缺陷，将其定义为假药，主要是为了监管的便捷性和防止潜在的药品安全风险，但未能充分考量药品本身价值。《药品管理法》（2019 年版）对假药定义的"松宽"，实际是对民众生命权的"舒展"，从本质上来看，其蕴含的是法律救济，恰是对患者生命权的切实保障，凸显了法律本身的温度。

在翟某案中，虽然案件所处时期应当以《药品管理法》（2015 年版）作为法律依据进行判决，但是在《药品管理法》过渡期间办理，司法机关依据现行《刑法》、相关司法解释等依法依规谨慎执行，体现出执法的人性化。

2. 认识海外药品代购的危害，需要理性对待　同时，我们应该明确的是，尽管《药品管理法》（2019 年版）对假劣药定义及论处情形进行了修改，药品的海外代购仍然属于违法行为，不可取。法律规定个人可携带少量符合规定的海外药品，但是仅供家庭人员使用，一旦进行销售即为违法行为。再者，即使是家庭使用，也不倡导海外代购药品，因为未经批准进口的海外药品存在许多隐患，尤其是安全隐患。例如，运输途中达不到温湿度要求，没有中文说明书指导，不仅容易产生经济损失，还耽误了治疗时期，用药不当或严重的不良反应可危及生命安全。代购可能是犯罪分子圈钱的手段，如果上当受骗，维权的渠道很难，所以倡导尽量购买符合我国国家标准的药品。为了使国民更方便、安全地使用海外优质药品，国家正在优化简化海外药物的进口审批流程、降低或减免关税。此外，国家近年也加快了对进口药品的审批，有条件地接受境外临床试验数据，2019 年审批 30 个品规进口药，是前三年速度和数量的两倍。

3. 了解法律法规含义，明确《药品管理法》立法宗旨　《药品管理法》（2015 年版）共 10 章，104 条，而这次通过的修订案共 12 章，内容达到了 155 条。虽然《药品管理法》（2019 年版）亮点很多，但作为一部完整的法律，并不仅仅是亮点的增多，而是整部法律立法原则与立法理念的更新。在《药品管理法》（2015 年版）中，强调的是"保护公众健康"，而在 2019 年版中加入了"促进公众健康""药品管理应当以人民健康为中心"。显然，以促进健康为宗旨，体现了时代要求，这是主动性的递增，更是立法精神的前移。作为药学学生应当掌握与药品相关的法律法规，学会运用所学知识以辩证的思维来分析相关案例；了解法律法规深层的含义，以促进相关法律法规的改进和完善，切实保障人民群众的用药安全和用药方便为己任。同时，当受到不良事件影响时，能够冷静和理性地运用专业法律武器来维护自身权益。

【参考文献】

国家药品监督管理局，2015. 中华人民共和国药品管理法.
国家药品监督管理局，2019. 中华人民共和国药品管理法.
伍富河，2015. 我国网络海外代购存在的问题及对策建议. 对外经贸，（1）：138-140.

（李　璠）

案例 7　药品监管中的法律效力——从中药饮片中的干燥剂说起

【分析】

1. 包装材料及干燥剂是否需要取得药包材注册证的界定　《直接接触药品的包装材料和容器管理办法》附件 1《实施注册管理的药包材产品目录》中包括药用瓶和药用干燥剂，B 饮片公司生产甘草等系列中药饮片使用的塑料易拉罐和干燥剂均直接与药品接触，属于直接接触药品的包装材料和容器，应当取得药包材注册证。

2. 法律、规范的效力　我国法律的效力是多层次性的结构体系。在法律效力层次结构体系中，各种法律的效力既有层次之分，又有相互联系，从而构成一个庞大的法律效力体系。按照《中华人民共和国立法法》（以下简称《立法法》）规定，在不同位阶的各种法律渊源中，法律的效力高于规章；行政法规的效力高于规章；地方性法规的效力高于本级和下级地方政府规章；省、自治区人民政府制定的规章的效力高于本行政区域内较大市的人民政府制定的规章。确立法律位阶制度增强了司法实践的可操作性，确立了我国司法实践对异位法的适用规则，遵循上位法优于下位法的规则有助于做出正确的选择。

　　不同立法机关制定的法规、规章不可避免地会存在冲突，但在司法实践中，还是以"特别法优于一般法""上位法优于下位法"进行判断。在本案中涉及《药品管理法》《药品管理法实施条例》《直接接触药品的包装材料和容器管理办法》及药品监督管理局公告等，从法律效力的角度是依次递减的，从特别法与一般法的角度来分析，在药事案件中《药品管理法》是一般法，《药品管理法实施条例》是补充，《直接接触药品的包装材料和容器管理办法》及药品监督管理局公告应该是在某个具体领域的细化或实施细则。依据《中华人民共和国宪法》（以下简称《宪法》）《立法法》等的基本规定，国务院部门规章可以对法律、行政法规作出实施性细则规定；行政法规、地方性法规、地方政府规章作为下位法时，其制定的基本原则和精神就是把上位法的内容具体化，但较之上位法其内容更为详尽和更有操作性，而不宜使下位法与上位法规定有冲突，或特别法较一般法标准低的问题（图 3-7-1）。

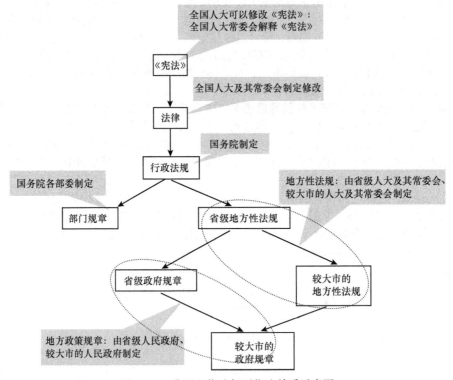

图 3-7-1　我国上位法与下位法关系示意图

　　本案例中，国家食品药品监督管理总局 2014 年 6 月 27 日发布第 32 号公告，即《药品生产质量管理规范》（2010 年修订）中药饮片等 3 个附件的公告，该公告自 2014 年 7 月 1 日正式实施，《附件 1 中药饮片》第三十四条："直接接触中药饮片的包装材料应至少符合食品包装材料标准。"但涉及本案的《药品管理法》是 2015 年 4 月 24 日十二届全国人大常委会第十四次会议修版，国家食品药品监督管理总局第 32 号公告是 2014 年 6 月 27 日颁布的，早于《药品管理法》（2015 年版）发布，根据最高人民法院"法律、行政法规或者地方性法规修改后，其实施性规定未被明文废止的，实施性规定与修改后的法律、行政法规或者地方性法规相抵触的，不予适用"的原则判断，本案的判罚主要依据《药品管理法》。因此，判处 B 饮片公司生产甘草等系列中药饮片使用的塑料易拉罐及干燥剂没有取得药包材注册证，按照劣药论处。

【启示】

　　1. 加强对我国药用干燥剂的认识　　2015 年颁布的《国家药包材标准》，明确规定中药饮片干燥剂也属于药包材范畴，我国并未明确区分药用和食用干燥剂，目前使用的药品食品用干燥剂的标准主要是由国家药品监督管理局制定的药品包装容器（材料）标准：《药用固体纸袋装硅胶干燥剂》

YBB00122005。该标准规定了对固体制剂滤纸袋包装的细孔球型硅胶干燥剂的要求，其中除了对其外观、抗跌性、含水率、吸湿率等基本性能要求外，着重就干燥剂在有害物质含量（如砷含量等）、微生物限度、脱色性能等方面进行了规定。我国干燥剂领头企业针对药用食品用干燥剂制定了两种产品标准，分别为《小圆柱干燥剂产品标准》WS-QWS-824-55 和《透明条连续式干燥剂产品标准》WS-QWS-824-56，这两种产品在满足 YBB00122005 的基础上，增加了吸湿速度要求、粉尘要求、交货方式等要求，另外有使产品更适合进行自动化分装的要求。

药用干燥剂是用于药品的，所以制作药用干燥剂的企业需要拥有国家药品监督管理局颁发的药品包装用材料和容器注册证（Ⅰ类）（生产的干燥剂允许直接接触食品和药品），而省级药品监督管理局只能办理药品包装用材料和容器注册证（Ⅱ类）（生产的干燥剂不允许直接接触食品和药品）。国家对于药用干燥剂的审批很严格，要求干燥剂的制作过程在十万级净化车间完成，车间具有微生物检测等功能。药用干燥剂要求安全环保、无毒无害，以及超强的吸湿性能，还应获得国家药品监督管理局颁发的药包材注册证。

本案中干燥剂生产企业虽然委托公司按照《食品安全国家标准食品微生物学检验菌落总数测定》（GB 4789.2-2010）和《食品安全国家标准食品微生物学检验大肠菌群计数》（GB 4789.3-2010）进行了检测，但以上两个食品安全国家标准只是针对食用干燥剂而非药用干燥剂。

2. 正确看待法律间的冲突 在法律体系中下位法不得与上位法相冲突是一个通行的规则，在司法实践中具体案件涉及的法律是由不同位阶的规范性法律文件组成的规范体系，它不可避免地会遇到各种法律冲突问题。《立法法》规定，宪法、法律、行政法规、地方性法规、部门规章和政府规章各有自己规定的范围。不同立法机关制定的存在位阶关系的一般法和特别法不可避免地会存在冲突。2004 年最高人民法院《关于审理行政案件适用法律规范问题的座谈会纪要》在澄清认识误区及促进法院对上下位法冲突处理规则的适用等方面发挥了非常积极的作用。

法律之间的冲突在司法实践中是普遍存在的，其解决的措施并不是唯一的。不过，在实践中可以采取一些有效的措施减少它们之间的适用冲突。首先，上级立法机关应该加强对下级立法机关的立法审查和监督，如果发现不符合上位法的立法情形，要及时地按照《立法法》的要求予撤销或者改变；其次，当司法实践中出现两者冲突时，法律解释机关应当对法律适用作出合理的司法解释，以便指导我们在实践中很好地解决这种冲突；再次，下级立法机关在制定法律、行政法规、规章时，要严格遵守宪法和法律的规定，不能为了地区的利益任意跨越《宪法》和法律的界限；最后，应当充分发挥广大人民群众的监督作用。

【参考文献】

第十二届全国人民代表大会，2015. 中华人民共和国立法法.

国务院，2002. 中华人民共和国药品管理法实施条例.

刘冉冉，2013. "上位法优于下位法"存在的冲突. 青年与社会，2013（11）：58-59.

刘莘，2003. 行政立法研究. 法律出版社.

王元升. 饮片中放入未取得《药包材注册证》的干燥剂如何定性. 中国医药报，2016-1-27（3）.

（杨晓莉）

案例 8　药品上市许可持有人制度——以上海试点为例

【分析】

1. 浅议 MAH 制度对研发机构和生产企业的益处 伴随着 MAH 制度的试点，该机制有利于充分调动研发者的积极性，促进药品创新，并使批准上市的药品可以迅速地扩大占领市场，能让研发机构自由地选择自己委托生产或者转让成果，研发机构能将工作重心从追求短平快获利转移到真正关注产品研发，关注研发的持续性，也保证了研发企业后续生存问题。对于生产企业而言，开放药品 MAH 可以合理配置生产资源，减少资源浪费，有优势的生产企业还可将接受国内外委托作为工作重点，发挥所长，确保药品质量，获得持续稳定的生产效益。对于一部分产品结构单一，创新能力不强的企业，能进一步提高产品的集中度，提升管理水平。企业还可将节省下来的资金和人力投入新品种研发，从而促进医药产业结构的调整和转型升级。

2. 根据案例，简述 MAH 试点前后药品研发主体资格变化及安全责任落实相关措施 2016 年 5 月颁布的《药品上市许可持有人制度试点方案》中，药品生产企业、药品研发机构、其他企业、相关科研人员均可以申请成为 MAH。但从《药品管理法》（2019 年版）第三十条规定来看，企业或者药品研制机构可以申请成为 MAH，MAH 主体仅限于相关企业和药品研制机构，相关科研人员不在之列。根据上海试点来看，科研人员以自然人身份作为持有人存在较大局限性，暂时不宜推广。一是科研人员作为自然人，受到自身能力和精力限制，缺乏团队支持，无法对药品研发、生产、流通、质量保证领域进行严格管理，在药品交易、商品流通、信息统计等公司经营活动上无法兼顾。此外，大多数科研人员缺乏充足的资金支持，药品上市责任承担能力较弱，无法履行保证药品全周期质量管理责任。

MAH 试点前，我国对药品领域的监管采取分散的、多环节风险防控和承担机制，即由多个主体对药品的研制、生产、销售等活动进行分段式管理，并承担各自对应环节的药品责任。MAH 制度的核心之一在于改变了药品管理和责任承担机制，根据《药品管理法》（2019 年版）第三十条的规定，MAH 将承担药品全生命周期的质量与风险管理责任，其他从事药品研制、生产、经营、储存、使用等活动的单位和个人依法承担相应责任。药品安全责任明确，保护了广大人民的用药安全。另外，为提高药品研发机构责任承担能力，上海试点选择部分具备医药领域保险经验的保险公司，推出药品研发、生产和上市等一揽子保险方案，包括产品责任险、临床试验责任险、疏漏责任险等险种。MAH 可以考虑通过购买相应的商业保险以符合 MAH 责任赔偿能力的要求。

【启示】

1. 简述 MAH 制度在我国的试点的意义 我国开展 MAH 制度试点是一项全新的工作，必将对药品研发、产业发展产生重要而深远的影响。该试点工作授权期限由原来的三年延长了一年，相对于药物研发周期、注册申报时限、配套制度的建立等来说时间是紧迫的。鉴于美国、欧盟的药品上市许可制度的经验，今后有必要围绕药品"上市许可"与"生产许可"分离管理的核心内涵，推动管理制度创新，把握重要的发展机遇。同时需要加强配套制度建设，实施药品整个生命周期的安全管理，始终将"确保药品质量、保障公众生命健康权益"放在首位，将 MAH 制度试点成果向制度成果转化，完善我的药品监管制度，提高新药研发和药品生产的质量和效益。

2.《药品管理法》（2019 年版）中 MAH 制度的相关规定、优势及问题 2019 年 8 月 26 日，新版《药品管理法》正式发布，专设第三章药品上市许可持有人，对持有人的条件、权利、义务、责任等作出全面系统的规定。标志着试点工作的阶段性成功，MAH 制度至此将成为一项全国通行的制度。MAH 制度的发展是一个以实践为导向，逐步推进的过程。《药品上市许可持有人制度试点方案》《关于推进药品上市许可持有人制度试点工作有关事项的通知》中的规定，与《药品管理法》（2019 年版）中的相关规定亦有所差异。《药品管理法》（2019 年版）引入的 MAH 制度的重大好处之一是从制度设计上鼓励创新。长期以来，我国对国产药品实行上市许可与生产许可捆绑的合一管理模式，药品生产企业必须在取得药品批准文号，经《药品生产质量管理规范》认证后，才可以生产该药品。实践中，药品研发机构和科研人员往往因不具备生产能力而无法取得药品批准文号，只能将相关药品技术转让给药品生产企业，这在客观上有损新药研发人员的研发积极性，不利于保护他们的合法利益，也妨碍了最新研发成果尽早投入市场。通过 MAH 制度改革，由研发机构和科研人员直接持有药品批准文号，成为 MAH，不仅能够鼓励科研人员更积极地投入药品研发并享受合理报酬，而且有利于药品生产企业减轻负担，提高新药生产效率。实行 MAH 制度，也为其他领域的市场管理提供了可资借鉴的样板。一方面要鼓励研发创新，一方面又要加强监管，这两者看似矛盾，但通过这一制度能够得到和谐的统一。但是，MAH 制度实施过程中也存在很多问题，特别是 MAH 主体资格的审查、药品风险控制等问题亟待进一步研究，从操作层面看，《药品管理法》（2019 年版）中仍有需要明确的事项。

【参考文献】

董阳,2019. 药品上市许可持有人制度改革的政策分析——以上海市试点经验为例[J].中国食品药品监管,（1）:
32-36.

国家药品监督管理局, 2019. 中华人民共和国药品管理法.

国务院办公厅，2016. 关于印发药品上市许可持有人制度试点方案的通知.

王晨光，2016. 药品上市许可持有人制度——我国药品注册制度改革的突破口. 中国食品药品监管, （7）:
21-24.

王理群，2016. 药品上市许可持有人制度试点对上海生物医药产业的影响分析[J].上海医药，37（17）: 32-36.

赵怀全，2017. 我国开展药品上市许可持有人制度试点工作情况及相关政策建议.中国药房, 28（4）: 433-436.

（吴繁荣）

案例9　药品委托生产质量问题谁之过——由"治病"的维C银翘片说起

【分析】

1. 委托生产药品的委托方和受托方均应严格按照《药品管理法》GMP 等生产药品　药品生产企业 B 药业公司有限责任公司在生产维 C 银翘片过程中，没有对每一批所用干膏进行生产全过程的质量监控和技术指导，违反了《药品生产监督管理办法》第二十六条："委托方负责委托生产药品的质量和销售，委托方应当对受托方的生产条件、生产技术水平和质量管理状况进行详细考查，应当向受托方提供委托生产药品的技术和质量文件，对生产全过程进行指导和监督。"同时违反了GMP 第五条："企业应当建立符合药品质量管理要求的质量目标，将药品注册的有关安全、有效和质量可控的所有要求，系统地贯彻到药品生产、控制及产品放行、贮存、发运的全过程中，确保所生产的药品符合预定用途和注册要求。"第一百零二条："药品生产所用的原辅料、与药品直接接触的包装材料应当符合相应的质量标准"。第一百六十四条："物料和成品应当有经批准的现行质量标准；必要时，中间产品或待包装产品也应当有质量标准"。第一百六十八条："每种药品的每个生产批量均应当有经企业批准的工艺规程，不同药品规格的每种包装形式均应当有各自的包装操作要求。工艺规程的制定应当以注册批准的工艺为依据。"第一百六十九条："工艺规程不得任意更改。"广西壮族自治区药监部门已收回 B 药业公司片剂药品 GMP 认证证书，这意味着 B 药业公司失去了相关药品的生产资格。广东 A 制药公司违反委托合同，涉嫌使用山银花的非药用部位投料生产维 C 银翘片干浸膏，伪造生产记录和有关单据以达到规避监管的目的，违反《药品管理法》2001 年版中第十条："除中药饮片的炮制外，药品必须按照国家药品标准和国务院药品监督管理部门批准的生产工艺进行生产，生产记录必须完整准确。药品生产企业改变影响药品质量的生产工艺的，必须报原批准部门审核批准。"第十一条："生产药品所需的原料、辅料，必须符合药用要求。"第十二条："药品生产企业必须对其生产的药品进行质量检验；不符合国家药品标准或者不按照省、自治区、直辖市人民政府药品监督管理部门制定的中药饮片炮制规范炮制的，不得出厂。"违反了《药品生产监督管理办法》第二十六条："……受托方应当按照《药品生产质量管理规范》进行生产，并按照规定保存所有受托生产文件和记录。"广东省食品药品监督管理局公告称：鉴于 A 制药公司存在上述违法违规行为，违反了药品管理法律法规的规定，情节十分严重，揭阳市食品药品监督管理局依法提请广东省食品药品监督管理局吊销其药品生产许可证，并将本案及有关线索移交公安机关，严肃追究有关当事人的刑事责任。

2. 未来关于药品委托生产的立法和监管将会更加全面、严格、规范　根据《药品管理法》（2019 年版）的要求，为更好地指导、监督药品上市许可持有人和受托生产企业履行药品质量保证义务，国家药品监督管理局起草了《药品委托生产质量协议指南（征求意见稿）》和《药品委托生产质量协议参考模板（征求意见稿）》，2020 年 7 月 1 日起施行新的《药品生产监督管理办法》，其中四十二条对药品上市许可持有人委托生产药品进行详细的规定，药品上市许可持有人委托符合条件的药品生产企业生产药品的,应当对受托方的质量保证能力和风险管理能力进行评估,根据国家药品监督管理局制定的药品委托生产质量协议指南要求,与其签订质量协议及委托协议,监督受托方履行有关协议约定的义务。相信不久的将来,我国药品委托生产的立法和监管将会更加全面、严格和规范。

【启示】

1. 药监部门应加强对委托生产的监督与管理 案件发生后,国家药监部门马上修订了《药品委托生产监督管理规定》,对省、自治区、直辖市药监部门的监管责任进行了强调:各省、自治区、直辖市食品药品监督管理局应将药品委托生产作为日常监管的重要内容纳入工作计划,对委托生产药品的双方加强监管。对监督检查中发现的违法违规行为坚决依法予以查处,确保委托生产药品的质量。各省、自治区、直辖市食品药品监督管理局应制定药品委托生产审批工作程序和要求,完善管理系统,加强对委托生产审批的管理;应配备具有适当资质的人员承担药品委托生产审批工作,强化责任,严格按《药品委托生产监督管理规定》要求进行审批,不符合要求的,坚决不予审批。对于跨省的药品委托生产,委托方和受托方所在地省、自治区、直辖市食品药品监督管理局应按《药品委托生产监督管理规定》要求做好配合和衔接,通力协作,严格审批,联合监管,确保监管责任落实到位。对于敷衍塞责、推诿扯皮造成不良后果的,要依法依纪严肃追究责任。药监部门进一步加大新修订 GMP 实施力度,加快实施进度,推动医药产业转型升级。进一步加强中药提取监管,明确中药提取的生产和管理要求,防止中药提取物的非法生产和使用。进一步规范委托生产行为,完善委托生产技术要求和管理规范,强化委托生产药品的质量管理。

2. 药品生产企业的委托方与受托方应建立药品委托生产管理体系,保证药品质量 中药提取和提取物是保证中药质量可控、安全有效的前提和物质基础。近年来,随着中药生产的规模化和集约化发展,中药提取或外购中药提取物环节存在的问题比较突出,给中药的质量安全带来隐患。

中药提取是中成药生产和质量管理的关键环节,生产企业必须具备与其生产品种和规模相适应的提取能力。药品作为涉及人的生命安全的特殊商品,委托加工过程如何保证产品的质量,保证人民用药安全? 只有建立合法、规范、高效的药品委托生产管理体系才能保证药品生产企业的安全、稳定发展。药品生产企业的委托方负责委托生产药品的质量,药品生产企业应主动对所生产药品的安全、有效和质量负完全责任,建立全过程质量管理制度,责任到人,严把原材料购进关、严把生产质量关、严把产品检验关、严把上市后产品安全责任关,做到药品及其原料等可核查、可追溯,质量责任可落实。受托方应当按照 GMP 及双方签订的合同进行生产,并按照规定保存所有受托生产文件和记录,以保证药品的质量。

3. 药品上市许可持有人制度下药品受托生产企业的机遇与挑战 2015 年 8 月,国务院印发《关于改革药品医疗器械审评审批制度的意见》(国发〔2015〕44 号),提出开展药品上市许可持有人制度试点。2015 年 11 月 4 日第十二届全国人民代表大会通过《关于授权国务院在部分地方开展药品上市许可持有人制度试点和有关问题的决定》,授权国务院在包括北京、上海在内的 10 个省、直辖市开展药品上市许可持有人制度试点,允许药品研发机构和科研人员取得药品批准文号,对药品质量承担相应责任。2016 年 6 月 6 日,国务院办公厅发布了《关于印发药品上市许可持有人制度试点方案的通知》(国办发〔2016〕41 号)。药品上市许可持有人制度采用药品上市许可与生产许可分离的管理模式,允许药品上市许可持有人(药品上市许可证明文件的持有者,即研发机构或者科研人员、药品生产企业)自行生产药品,或者委托其他生产企业生产药品。《药品管理法》(2019 年版)规定药品上市许可持有人可以自行生产药品,也可以委托药品生产企业生产。药品上市许可持有人自行生产药品的,应当依照本法规定取得药品生产许可证;委托生产的,应当委托符合条件的药品生产企业。药品上市许可持有人和受托生产企业应当签订委托协议和质量协议,并严格履行协议约定的义务。伴随着药品上市许可持有人制度的试点及《药品管理法》(2019 年版)和《药品生产监督管理办法》(2020 年版)的实施,药品研发机构或科研人员将可以作为委托方,通过与药品生产企业的合作生产,不仅实现了科研成果的产业化,还可以获得药品上市后的长期收益。对谋求药品受托生产的制药企业而言,由于委托生产需求在横向和纵向上增加,有利于合理地配置药品生产资源,有效避免 GMP 生产线闲置,获得持续稳定的额外生产效益。同时,由于药品产业专业化分工，还将导致竞争后的优胜劣汰，促进受托生产企业的技术提高。部分研发能力不强的制药企业，一边从事仿制药生产，一边接受受托生产的企业比较多，而由于企业自有产品市场竞争力不足，依靠承接大公司的委托生产而生存，少量企业会成为专门的受托生产企业。作为受托生产企业，成为研究型企业的合作伙伴，发挥在生产领域的专长，通过生产出质量更高的药品，与研究型企业一起共同为制药工业的发展和医药事业惠泽人类健康做贡献。

【参考文献】

刘红宁，2016. 药事管理学. 北京：中国中医药出版社.

王静，徐蓉，2017. 我国药品受托生产企业发展对策探究. 通化师范学院学报（自然科学版），38（271）：133-136.

杨世民，2016. 药事管理学. 6版.北京：人民卫生出版社.

曾锦秀，廖耀辉，邓倩雯，等，2014. 浅述药品委托生产管理系的建立. 中国中医药现代远程教育，12（14）：144-146.

颛孙燕，2018. 药品上市许可持有人制度下委托生产的监管策略探讨. 上海医药，39（13）：48-51.

（张文平）

案例10 药品注册体系的改革——电影《我不是药神》折射的药品管理问题

【分析】

1. 新药研发发展滞后 我国整体的新药研发水平相对较低，有待提高；不注重临床价值，低水平重复严重。而注册审评审批周期较长，积压严重导致新药长时间无法上市，同时与新药研发配套的注册体系及制度相对缺失，鼓励措施不力或落实不到位，使新药发展滞后。长此以往，我国的新药研究的发展速度无法满足人民群众对新药的需求，《我不是药神》中的原型就是真实写照。

《药品注册管理办法》的第七、十三、六十三、六十八条，《药品管理法》第二章的第十六条、第二十六条、第二十七条，《关于发布化学药品注册分类改革工作方案的公告》对相关管理有明确要求。

2. 仿制药与原研药不一致现象严重 我国的仿制药一度陷入误区，其发展片面追求速度及经济效益，忽视产品质量及临床价值，同质化现象非常严重，质量、疗效与原研药不一致，导致其缺乏市场竞争力。人民群众面临买原研药价格太高而买仿制药疗效不能保障的困境。与新药一样，仿制药的注册审评审批周期也较长，积压严重。尽管国家很早提出要开展一致性评价工作，但该项工作直到2016年才基本落地推进。一致性评价工作进展缓慢，前几年的注册体系对其缺乏有效指引和规范，企业得过且过，仿制药的质量和疗效自然得不到保证。

《药品注册管理办法》的第七、十三条，《药品管理法》第二章的第十六条、第二十七条，《关于发布化学药品注册分类改革工作方案的公告》对相关管理有明确要求。

3. 药品注册体系存在弊端 2015年以前，我国的药品注册体系的弊端主要有五方面：第一、注册审评审批速度较慢，积压严重，严重影响药品研发速度；第二、注册审评人员数量和质量达不到日益繁重的注册审评任务的要求；第三、缺乏对鼓励新药研发和提高仿制药质量的相关注册制度，尤其对于临床、公共卫生急需药品的注册审批缺乏精确措施，导致在危急关头人等药的现象时有发生；第四、对企业、研究机构等研发的规范和引领不到位；第五、注册审批体系缺乏与企业、研究机构等的有效沟通，交流、专家咨询机制不够健全。

《药品注册管理办法》的第七、十三、十七、六十三、六十八条，《药品管理法》第二章的第十六条、第二十六条、第二十七条有明确要求。

【启示】

1. 注册体系改革的重要举措 注册体系改革的重要举措归纳总结为十方面：第一、改革审评审批方式,加快药品审评审批速度,设置审批时限;第二、鼓励新药创新,优先审评,以临床价值为导向;第三、制定药品上市许可人制度,鼓励科研机构、个人等参与创新,享受上市收益,加速药物创新速度;第四、对急需药品附条件批准,以满足临床、公共卫生的应急需求;第五、明确接受境外临床试验数据,缩短国外新药进入中国的时间;第六、实行临床试验备案,默示许可制,节约临床注册审批时间,加快新药上市;第七、提高仿制药质量,设定时限进行一致性评价,强调与原研药品质量和疗效需一致;第八、带量采购,降低药品价格;第九、医保目录动态调整、医保议价;第十、全部抗癌药实现零关税。

备注:部分举措虽不直接为注册体系改革,但实则是关联的改革。如带量采购,须通过一致性评价的药品才能纳入。

2. 注册体系改革后的变化和方向 注册体系的改革是全方位的,不仅调整了职能部门的注册审评审批方式,且极大地调动了注册申请主体研究机构、企业等的积极性和研发力度,提效加速,成果明显,尤其是在2020年初暴发的新冠肺炎疫情中得到了充分体现,如新药瑞德西韦的临床试验快速有效开展、核酸检测试剂盒及法匹拉韦的快速审批上市。2018~2019年,新药的创新发展和仿制药质量的提高,审评审批速度的提升,让我们看到了注册体系改革的变化及实效。2018年国家药品监督管理局药品评审中心实现中药、化学药、生物制品各类注册申请按时限审评审批率已超过90%,基本在8~10个月内完成审评审批,共计批准了51个新药(含新分子实体、疫苗、新生物制品和创新中药),比2016年和2017年的总和还要多17个。2019年又有48个新药成功获批上市,新药的研发水平明显提升。截至2019年12月31日,已上市仿制药一致性评价受理号达到1722个,其中注射剂一致性评价受理号为557个。2019年,仿制药一致性评价承办的受理号达到1038个,同比增加69.61%。通过的受理号数为237个,同比增加111.61%(药智网数据统计)。

在今后的课题、项目研究中,我们应严格按照《药品注册管理办法》的规定,支持以临床价值为导向,拒绝低水平重复,把药品的质量和疗效放在首位。对于新药的研究过程,应在物质基础原创性和新颖性基础上,强调临床价值的要求,其中改良型新药要求比改良前具有明显的临床优势;对于仿制药,要与原研药品的质量和疗效一致。

【参考文献】

国家食品药品监督管理总局, 2015. 中华人民共和国药品管理法.

国家食品药品监督管理总局, 2016. 关于发布化学药品注册分类改革工作方案的公告.

国家食品药品监督管理总局, 2017. 关于深化审评审批制度改革鼓励药品医疗器械创新的意见.

国家药品监督管理局, 2018. 关于调整药物临床试验审评审批程序的公告.

国家药品监督管理局, 2019. 药品注册管理办法(修订草案征求意见稿).

国家药品监督管理局, 2019. 中华人民共和国药品管理法.

国家药品监督管理局, 2020. 药品注册管理办法.

国务院办公厅, 2015. 关于改革药品医疗器械审评审批制度的意见.

国务院办公厅, 2016. 关于开展仿制药质量和疗效一致性评价的意见.

陆涛, 李天泉, 2019. 中国医药研发40年大数据. 北京: 中国医药科技出版社.

（尹子丽）

案例 11　药品注册现场核查变化——从"7·22临床核查风暴"事件谈起

【分析】

2015年由"7·22临床核查风暴"引发的药品注册现场核查问题,给国内医药行业敲响了警钟。现将药品注册现场核查中存在的主要问题分析总结如下。

1. 试验数据不真实、不完整、不准确,研究不规范 药品研发和生产是一个漫长而严谨的过程，丝毫不能麻痹、放松。在核查中，发现试验数据造假、欠缺、表述不清，研究不规范等现象层出不穷，如数据难以溯源、修改原始数据、方案及计划与实际违背、药品管理不严、研制原始记录及生产记录伪造、后补试验或研究、篡改试验日志、任意增加物料投料量、凭空编造试验数据、物料不平衡、研究过程前后不一致、处方工艺不按工艺规程实施、随意修改批记录等。

《药品注册管理办法》第八、四十五条，《药品注册现场检查管理规定（征求意见稿）》第二、四条，《药品管理法》第二章的第二十四条有明确要求。

2. 部分药企、CRO 对药品注册现场核查重视程度不够 部分药企、CRO 心存侥幸，对药品注册现场核查重视程度不够，得过且过，视核查法规如无物，尤其是临床试验。临床试验是整个药品研发的最后一里路，也是花费最高的阶段，但对人民群众的生命健康却尤为关键，是确保药品的有效性和安全性的重要保障。2015 年临床核查前，国内临床试验一直被人诟病，试验结果通过率极高，费用明显低于实际所需，造假现象屡禁不止。药企和 CRO 片面追求经济效益，而临床医院把关不严，年复一年便造成了恶性循环。

《药品注册现场检查管理规定（征求意见稿）》第四条有明确要求。

3. 药监部门管理监管不严 其实药品注册现场核查所发现的问题由来已久，药监部门疏于管理也有一定的责任。这主要反映在监管不严、事后监督、对法规执行力度不够。尤其在地方，出于地方保护主义和人情考虑，部分省、市药监部门存在核查走过场现象。核查人员职业素养和业务水平有待提高，现场核查不严，尤其对数据的审查，无法满足与日俱增的药品注册核查数量的需求。此外 2008 年 5 月 23 日发布的《药品注册现场核查管理规定》因制定时间较早，规定的翔实程度不够、可操作性不强、对核查发现的问题惩治不够明确且不严，并未起到规范化统一管理的作用。

《药品注册现场检查管理规定（征求意见稿）》第十四条有明确要求。

【启示】

1. 药品注册现场核查体系的变化 2015 年以来，国家药品监督管理部门从临床试验入手，全面对药品注册现场核查中发现的问题进行整顿。其间，国家药品监督管理部门颁布了约 20 项法规和文件，优化注册审评审批程序，支持新药发展，提高仿制药质量，严肃查处注册申请弄虚作假行为，对违法行为从重从严处罚，情节严重的移送司法部门处置。落实药品监督管理部门负责制，加强对注册现场核查的重视，责任到人，将部分品种的核查权力收回国家食品药品监督管理总局，由国家食品药品监督管理总局统筹安排。此外，针对检查人员不足，技术水平有待提高，无法满足与日俱增的药品注册核查数量的需求等问题，制定了外部检查员选择和使用的管理办法，对核查的保密性、独立性和利益冲突等进行管理；建立了检查员培训机制，除基础培训外，检查中心还积极组织各种国内培训交流，不断提高检查员的专业技术及权威性。最后，严格规范药物研发市场，实施动态监管，建立药品研制立项备案制度。

2. 企业、研究机构等如何应对药品注册现场核查体系的变化 企业和研究机构等应高度重视药品注册现场核查的重要性，务必按照《药品注册现场检查管理规定（征求意见稿）》的要求执行，确保注册现场及申报资料等的真实性、准确性、完整性，研究行为须规范。同时，要做好统筹规划，落实责任到人，严格实行责任追究制。鉴于药物研发过程较漫长且工作烦琐，一定要从细节入手，层层把关，坚决将问题扼杀在摇篮，不给任何滋生的空间。

药品安全始终是党和政府重点关注的民生问题，问题的暴露不是起点，更不是终点。申请药品注册，应当提供真实、充分、可靠的数据、资料和样品，证明药品的安全性、有效性和质量可控性。

【参考文献】

国家食品药品监督管理局，2008. 关于印发药品注册现场核查管理规定的通知.
国家食品药品监督管理总局，2015. 关于发布药物临床试验数据现场核查要点的公告.
国家食品药品监督管理总局，2015. 关于改革药品医疗器械审评审批制度的意见.
国家食品药品监督管理总局，2015. 关于进一步规范药品注册受理工作的通知.
国家食品药品监督管理总局，2015. 关于开展药物临床实验数据自查核查工作的公告.
国家食品药品监督管理总局，2017. 关于调整药品注册受理的公告.

国家药品监督管理局，2019. 公开征求药品注册现场检查管理规定（征求意见稿）意见.

国家药品监督管理局，2019. 药品管理法.

国家药品监督管理局，2019. 药品注册管理办法（修订草案征求意见稿）.

国家药品监督管理局，2020. 药品注册管理办法.

陆涛，李天泉，2019. 中国医药研发40年大数据. 北京：中国医药科技出版社.

沈玉红，张琼光，王白璐，2016. 药物临床试验数据现场核查介绍与分析[J]. 中国临床药理学杂志，（32）23：2206-2208.

谢振伟，范华莹，王豪，等，2017. 药物临床实验数据核查常见问题与对策建议. 中国临床药理学杂志，（33）23：2299-2302.

赵志飞，常敬，2016. 药品注册现场核查工作现状及思考. 化工管理，（12）：115.

（尹子丽）

案例12 传统中成药制剂上市后的安全性管理——对"鸿茅药酒"事件的反思

【分析】

1. 鸿茅药酒是"毒药"吗 酒，素有"百药之长"之称，将强身健体的中药与酒"溶"于一体的药酒，不仅配制方便、药性稳定、安全有效，而且因为酒精是一种良好的半极性有机溶剂，中药的各种有效成分都易溶于其中，药借酒力、酒助药势而充分发挥其效力，提高疗效。《黄帝内经》有"汤液醪醴论"，专门讨论用药之道。所谓"汤液"即今之汤煎剂，而"醪醴"者即药酒也。显然在成书时对药酒的医疗作用已有了较为深刻的认识。医家之所以喜好用酒，是取其善行药势而达于脏腑、四肢百骸之性，故有"酒为百药之长"的说法。

中国药酒经历了几千年的发展过程，药酒的功能主治既包括了中国古代一些病名和病证，也包括了现代医学中的一些病名和病证，此分属两个理论体系，还很难统一。中药酒剂，系指中药材用蒸馏酒浸提成分而制成的澄清液体剂型。药酒多供内服，也有外用，并可加糖或蜂蜜矫味和着色。药酒是一种传统的中药剂型，具有悠久的历史。

鸿茅药酒，是中医药酒史上宝贵的67味大复方酒剂，始创于1739年（清乾隆四年），至今已有近300年历史。其组方庞大严谨，用药精妙，配制工艺精湛，历享盛誉。2014年，鸿茅药酒配制技艺入选第四批国家级非物质文化遗产代表性项目名录。

然而，一直以来有人认为鸿茅药酒是一群营销高手包装而成，"以名牟利"是多次鸿茅药酒事件产生的直接原因。本次谭某作为执业医师发文《中国神酒"鸿毛药酒"，来自天堂的毒药》，文章从心肌的变化、血管老化、动脉粥样硬化等方面，想说明鸿茅药酒对老年人会造成伤害，表述本身有所谓的科学依据，但是标题称其为"毒药"明显不妥。

2. 鸿茅药酒是符合国家药品标准药品吗

（1）鸿茅药酒的注册审批情况：鸿茅药酒为独家品种，现批件持有人为"内蒙古鸿茅药业有限责任公司"，由内蒙古自治区卫生厅于1992年10月16日批准注册，原批准文号为"内卫药准字（86）I-20-1355号"。2002年，国家药品监督管理局统一换发批准文号，该品种批准文号换发为"国药准字Z15020795"。后经内蒙古自治区食品药品监督管理局两次再注册。鸿茅药酒药品标准收载于中华人民共和国卫生部药品标准《中药成方制剂》第十四册，处方含有67味药味，规格为每瓶装250ml和500ml，功能主治为祛风除湿，补气通络，舒筋活血，健脾温肾。用于风寒湿痹，筋骨疼痛，脾胃虚寒，肾亏腰酸及妇女气虚血亏。

（2）鸿茅药酒作为非处方药的审批情况：我国于1999年发布《处方药与非处方药分类管理办法》，并按照该办法开展非处方药的目录遴选与转换。2004年以前公布的非处方药，是由国家食品药品监督管理局组织专家分批从已上市的标准中遴选产生；2004年之后公布的非处方药，是按照《关于开展处方药与非处方药转换评价工作的通知》，由企业对已上市品种提出转换申请，经对企业申报资料进行评价后确定转换为非处方药。2003 年 11 月 25 日，国家食品药品监督管理局印发《关于公布第六批非处方药药品目录的通知》（国食药监安〔2003〕323 号），公布鸿茅药酒为甲类非处方药。

3. 鸿茅药酒安全吗

（1）药酒是传统中成药制剂：药酒在古代民间季节性疾病的预防中应用也很广泛。据典籍记载，元旦除夕饮屠苏酒、椒柏酒；端午节饮雄黄酒、艾叶酒；重阳日饮茱萸酒、腊酒、椒酒等。《千金方》曰："一人饮，一家无疫；一家饮，一里无疫。"可见饮用药酒预防疾病的重要性。利用药酒延年益寿也是我国劳动人民的一项创造，这在医疗实践中已经得到了证实。鸿茅药酒组方中的制附子、制半夏、制天南星都是炮制品，按照药品说明书要求的日服用量，折算成药材剂量，上述药材日用量均在《中国药典》规定的安全用量范围之内。

（2）鸿茅药酒作为非处方药，监测到的不良反应：非处方药是药品，风险与获益并存，有些非处方药在少数人身上也可能引起严重的不良反应。所以，非处方药也要严格按照药品说明书的规定使用，不能随便增加剂量或用药次数，不能擅自延长用药疗程，更不能擅自改变用药方法或用药途径。如在用药过程中出现不良反应，应及时停药，严重者应及时去医院就诊。2004 年至 2017 年底，国家药品不良反应监测系统中，共检索到鸿茅药酒不良反应报告 137 例，不良反应主要表现为头晕、瘙痒、皮疹、呕吐、腹痛等。

对照鸿茅药酒的药品说明书，【不良反应】尚不明确。【禁忌】儿童、孕妇禁用；阴虚阳亢者禁服；肝肾功能不全及酒精过敏者禁服。【注意事项】中有 15 项提示，包含特殊人群需要在医师指导下使用等内容。上述监测到的药品不良反应均为新的一般的不良反应，安全性风险低，并且有监管和监测，说明药品使用的风险可控。

（3）鸿茅药酒的安全性研究：该公司表示主动开展过该药品的毒性试验、主要药效学研究和临床试验，研究和试验结论证明鸿茅药酒是安全有效的。

（4）鸿茅药酒的生产管理：该公司表示始终严格按照 GMP 的要求进行全面管理。在生产质量管理过程中，不断完善生产质量管理保证体系，保证产品质量稳定。在历次产品监督抽检中，未出现产品不合格情况。

鸿茅药酒的上市许可持有人从药品生产质量、药品毒性研究、药品上市后不良反应监测等方面开展了安全性监测和管理工作，能够确保药品的使用安全。

【启示】

1. 上市许可持有人应该进行药品不良反应监测吗 2019 年 12 月 1 日执行的《药品管理法》，明确药品安全管理就是药品安全的风险管理最核心的要求，要将事前预防、事中控制、事后处置有机结合起来，坚持预防为主，发挥多元主体作用，落实好各方责任，形成全链条管理，切实把药品安全风险管控起来。药品不良反应监测是药品安全风险管理的主要措施。那么，作为药品的上市许可持有人，应该怎么做才能做好安全风险管理呢？

虽然药酒在民间有良好的基础，市场得到广泛认可，但是在遇到质疑时，无论是企业还是监管部门，都只有"2004 年至 2018 年 2 月底，鸿茅药酒共有不良反应报告 137 例，不良反应主要表现为头晕、瘙痒、皮疹、呕吐、腹痛等"。这样的引用尚可，但是从上市许可持有人对药品全生命周期管理的角度看，还有很多提升的空间。例如，该药品说明书中【不良反应】尚不明确，这种中成药制剂普遍的表达方式，明显有不足之处。另外，该公司提到鸿茅药酒组方中制附子和制半夏同用在中成药制剂中具有普遍性，没有提出有力的证据证明药品的安全性。

假如该企业按照药品法规的要求建立了药物警戒体系，运用该产品的安全性监测数据，进行科学的分析评价，制订风险最小化措施，在回应公众的质疑时就有很强的说服力。建议企业应该从长远着手，认真开展中药制剂安全性研究，开展药品定期安全性报告，加强针对鸿茅药酒的重点监测和评价，及时修订药品说明书中的安全性提示语，更好地指导老百姓用药。

2. 如何确保药酒是安全的

（1）正确认识药酒：药酒是中医治疗预防疾病的一种传统制剂。

（2）建立起药物警戒体系：从建立药物警戒管理制度、组织构架、专业人员等多方面着手，加强上市后监测，用安全性监测数据来说明药品的安全性。

（3）修订药品说明书中药品安全性提示语：国家药品监督管理局在 2000 年 10 月发布的《药品包装、标签和说明书管理规定》中，已对药品说明书有明确规定：中药说明书格式：××××说明书、【药品名称】、品名：汉语拼音、【性状】、【主要成分】、【药理作用】、【功能与主治】、【用法与用量】、【不良反应】、【禁忌证】、【注意事项】、【规格】、【贮藏】、【包装】、【有效期】、【批准文号】、【生产企业】（地址、联系电话）。但目前市面销售的绝大多数药酒说明书并未完全按上述要求印制相关的说明内容，主要表现为【不良反应】、【禁忌证】、【注意事项】缺项或是内容不全。而且大多数的中药制剂【不良反应】尚不明确。经核对鸿茅药酒的说明书，其【不良反应】尚不明确。

企业应该制订相应的风险管理计划（RMP），风险管理贯穿于药品的整个生命周期。RMP 是动态变化的，公司要始终对其产品的 RMP 负责，并保持与监管部门的沟通交流。企业应该要确保 RMP 中的风险信息得到及时更新，并始终采取适当的药物警戒活动和风险最小化措施，以确保产品的获益大于风险。

【参考文献】

陈熠，1994. 中国药酒的起源和发展. 江西中医药，（2）：48-49.

董杰，2011. 鸿茅药酒事件及其反思. 内蒙古师范大学学报：哲学社会科学版，40（5）：18-21.

全国人民代表大会，2016. 中华人民共和国中医药法.

战渤玉，车绪凤，尉炳超，2010. 中药酒剂的研究进展. 中医药信息，27（3）：120-122.

张国豪，张国治，2009. 中国药酒研究进展概述. 实用中医药杂志，（11）：776-777.

注释：本文所引用的与鸿茅药酒相关的材料，均可在内蒙古鸿茅药业有限责任公司官方网站：http：//www.hongmaoshiye.com 中查询（本案例主要分析讨论中药制剂安全性，对于涉及侵权、名誉、广告违法等不展开讨论）

（岳　睿）

案例 13　麻醉药品规范化管理的重要性——以江苏徐州贩卖二氢埃托啡案件为例

【分析】

近年来，非法贩卖哌替啶、二氢埃托啡、美沙酮等麻醉药品的案件不断出现，国家出台了一系列相应的管理办法和措施，对麻醉药品进行严格的管制，但为何非法贩卖麻醉药品的行为仍然屡禁不止？

1. 麻醉药品在管理过程中存在的问题　麻醉药品在管理过程中需要做好专人管理，管理人员应当掌握与麻醉药品相关的法律法规，熟悉麻醉药品使用和安全管理工作，对进出专库（柜）的麻醉药品建立专用册，做好专册登记，保证账、物、批号相符。同时医疗机构在麻醉药品管理中，应建立麻醉药品使用专项检查制度，通过定期组织检查，及时纠正存在的问题和隐患，保证麻醉药品的规范管理。本案件中鼓楼区某医院因麻醉药品管理不到位导致大量二氢埃托啡舌下片流入非法渠道，出现麻醉药品的滥用及流失的情况，没有保证好麻醉药品的合理使用。

2. 麻醉药品在使用中存在的问题　具有麻醉药品处方资格的执业医师应当使用专用处方开具麻醉药品，为门（急）诊癌症疼痛患者和中、重度慢性疼痛患者开具长期使用的麻醉药品时，首诊医师应当亲自诊查患者，建立相应的病历，要求其签署知情同意书。为住院患者开具的麻醉药品处方应当逐日开具，二氢埃托啡处方为一次常用量，药师需要对医生开具的麻醉药品处方进行严格审核，对不符合规定的处方调配人和核对人应当拒绝发药。部分医生未定期参加麻醉药品使用的培训，不注意麻醉药品处方的书写规范及麻醉药品《处方管理办法》中的规定，以及药师审方不够严格均会导致麻醉药品不合理的使用。本案件中 5 名患者累计开出了二氢埃托啡舌下片 2500 多片，处方剂量明显超出《处方管理办法》中的规定，医生和药师对麻醉药品使用管理不够重视，给非法贩卖麻醉药品者留下可乘之机。

3. 法律责任 医疗机构使用麻醉药品时对其适应证、处方权、处方限量、处方的开具、处方调剂、处方使用均有严格的限制,上述案件主要违反了医疗机构使用麻醉药品的相关规定,造成严重社会危害,有关责任人需要承担相应的法律责任。鼓楼区某医院因管理不当致使大量麻醉药品流入非法渠道造成危害,应依法追究刑事责任,由原发证部门吊销其药品使用许可证明文件。医生违反规定开具麻醉药品处方和未按照临床应用指导原则的要求使用麻醉药品,由原发证部门吊销其执业证书。药师未按照规定调剂处方药品,由县级以上卫生行政部门责令改正、通报批评、给予警告,并由所在医疗机构或者其上级单位给予纪律处分。

【启示】

麻醉药品是一种特殊药品,管理不善,用之不当,直接危害个人健康,并且造成严重的公共卫生等社会问题。为满足患者需求,须保证麻醉药品的性能稳定,并加强管理力度,从而保证药品管理工作更加规范化。

1. 严格规范麻醉药品的使用 麻醉药品处方是开具麻醉药品的法律凭证,合格的麻醉药品处方能够保证患者的健康和生命安全,为麻醉药品的合理应用提供参考,对药师正确调配麻醉药品、患者安全用药、降低麻醉药品的滥用具有重要意义。处方的规范使用对麻醉药品管理具有特殊意义,一方面加强医务人员法规学习,提高重视程度,定期进行培训和考核,让医务人员掌握麻醉药品使用规范,强化对麻醉药品管理重要性的认识,是严防其流入非法渠道的重中之重。另一方面要提高医务人员的法律意识和自律性,提高自身职业道德素养,从而更加严格规范麻醉药品的使用。

2. 优化麻醉药品管理的流程 目前麻醉药品的日常管理涉及的科室比较多,部分医院由于患者较多、工作繁忙等因素影响,导致规范化管理措施受到影响。构建并优化管理制度和管理职责是医院做好麻醉药品管理的有效保障。健全的规章制度是实现麻醉药品优化科学管理的重要依据,医疗机构应该重视并完善相关规章管理制度。药师作为麻醉药品管理的主要人员,在进行麻醉药品调剂时,对于明显超出规定剂量的处方需要与医生进行核对,无正当理由的则应坚持原则拒绝调配。完善药师的培训可不断提高药师职业素质,规范特殊药品处方点评工作,药师应该及时将点评结果与医生进行沟通,以促进麻醉药品的规范使用,充分发挥医院麻醉药品管理人员在麻醉药品管理中的重要作用。

3. 提高公众对于麻醉药品的认识 麻醉药品具有特殊性,易产生生理和精神依赖性。由于公众对于麻醉药品的认识程度较低,在使用过程中容易发生药物滥用,防控药物滥用需要全社会共同关注和参与。药师可通过药师进社区活动举办专题讲座、线上线下问答等多种形式的宣传教育活动来引导公众合理用药,确保用药安全。同时充分利用媒介,加强对麻醉药品有关知识的宣传科普力度,提高公众对药物滥用的认识,最终提高公众对于麻醉药品安全用药的意识。

【参考文献】

国家药品监督管理局, 2005. 麻醉药品和精神药品管理条例.

姜柏林, 何苗, 冯艺, 等, 2016. 智能化管理模式优化临床麻醉药品的管理. 中国疼痛医学杂志, 22 (8):
  612-615.

李莎, 张丽娜, 李友佳, 2017. 运用 PDCA 循环提高门诊西药房麻醉药品处方合格率. 中国药事, 31 (5): 532-537.

韦宁, 盘红梅, 廖艺, 2015. 基于 PDCA 循环的病区麻醉药品、第一类精神药品管理研究.

中华人民共和国卫生部. 2005. 医疗机构麻醉药品、第一类精神药品管理规定.

中华人民共和国卫生部. 2007. 处方管理办法.

(张　阳)

案例 14 精神药品规范化管理——基于平和县贩卖复方磷酸可待因口服溶液事件的案例分析

【分析】

1. 药品的归属判定 依据人体对精神药品产生的依赖性和危害人体健康的程度，将精神药品分为一类和二类精神药品。虽然第二类精神药品比第一类产生的依赖性、毒性及成瘾性更低，但也有严格的管理要求。本案中复方磷酸可待因口服溶液属于第二类精神药品，第二类精神药品可以在医疗机构和经批准的药品零售企业中购买，但必须凭医生开具的第二类精神药品专用处方，经执业药师或其他依法经过资格认定的药学技术人员复核后方可使用，单方处方量不得超过 7 日常用量，并将处方保存 2 年备查。

2. 本案所涉及的违法行为

（1）本案中周某和陈某将从诊所、药店购买的复方磷酸可待因口服溶液卖给吸毒人员服用，属于非法贩卖。

（2）本案中药店没有凭执业医生开具的处方，大量频繁销售复方磷酸可待因口服溶液，使其流入非法渠道，违反《麻醉药品和精神药品管理条例》（2005 年 8 月 3 日颁布）：第二类精神药品零售企业应当凭执业医师出具的处方，按规定剂量销售第二类精神药品；禁止超剂量或者无处方销售第二类精神药品。

（3）本案中涉及的 12 名医务工作人员，明知该口服溶液是国家规定的特殊药品，却违反规定，未按照临床应用指导原则的要求开具第二类精神药品处方，给吸毒人员提供一个可乘之机，导致这种社会危害的发生。

3. 法律责任

（1）周某、陈某自己大剂量服用复方磷酸可待因口服溶液，还将其卖给其他吸毒人员服用，致使精神药品流入非法渠道造成危害，可依据《麻醉药品和精神药品管理条例》第八十二条规定，没收违法所得，处违法所得 2 倍以上 5 倍以下的罚款。

（2）药店违反规定销售第二类精神药品，可依据《麻醉药品和精神药品管理条例》第七十条规定，由药品监督管理部门责令限期改正，给予警告，并没收违法所得和违法销售的药品，取消其第二类精神药品零售资格。

（3）诊所违反精神药品的使用规定，可依据《麻醉药品和精神药品管理条例》第八十二条规定，处违法所得 2 倍以上 5 倍以下的罚款，由原发证部门吊销其药品使用许可证明文件。

（4）本案中医生未按照临床应用指导原则的要求使用第二类精神药品和未按照规定开具药品处方，可依据《麻醉药品和精神药品管理条例》第七十三条规定和《处方管理办法》第五十七条规定，由原发证部门吊销其执业证书。

（5）本案中的药师未按照规定调剂处方药品，可依据《处方管理办法》第五十八条规定，由县级以上卫生行政部门责令改正、通报批评，给予警告；并由所在医疗机构或者其上级单位给予纪律处分。

【启示】

1. 规范精神药品使用管理的必要性 精神药品属于特殊药品，具有双重性，安全管理能保证其在临床上合理使用，正确发挥治疗疾病的作用，一旦管理不当流入社会，则可能造成严重危害。我国为遏制该类药物滥用出台了不少具有法律效力的管理办法，规范化管理对于医疗机构的安全管理具有非常重要的意义，但目前精神药品管理仍存在较多的不足。为满足患者需求，须保证精神药品的性能稳定，并加强管理力度，从而保证药品管理工作更加规范化。伴随着此类药品的广泛应用，用药风险也越来越大，如果没有有效管理就会导致较多社会问题出现。只有管理到位，才能确保精神药品使用更安全、更合理。品管圈作为新兴的一种药学服务方法与管理模式，近几年在多数医院应用推广。在质量管理中，特别是品管圈中的 PDCA 循环得到了广泛的应用，并取得了很好的效果。PDCA 分别是 plan（计划）、do（执行）、check（检查）和 act（处理）的第一个字母，PDCA 是质量管理的基本方法。通过 PDCA 循环，一方面可完善药品管理制度，规范精神药品的管理；另一方面可强化医务人员对精神药品的监管意识，加强科室及医务人员之间的沟通，识别相关流程的潜在问题，提升管理水平，在精神药品管理中合理运用 PDCA 循环起到积极的作用。

2. 药师在精神药品管理中的职责 精神药品管理是我国特殊药品管理中的重要部分，第一类精神药品不能零售，只限于医疗机构内使用，第二类精神药品可以在医疗机构和经批准的药品零售企业中购买使用。药师作为药品直接管理者，是精神药品管理环节中最重要的一环，肩负着管理工作的重要职责，其作用是不可替代的。

药师应掌握好相关专业知识，了解管理的相关法律法规，这是做好管理工作的基础。由于药师审核处方不严而导致精神药品等不正当使用造成严重后果的情况，在临床中时有发生。与普通处方相比，药师在审核调剂精神药品处方时应注意以下内容：①是否使用专用处方开具精神药品；②注意处方前记中需要填写的患者身份证明编号、代办人姓名、性别、年龄等；③各剂型处方是否超过用量限制；④处方医生是否授予了精神药品处方资格；⑤调剂完毕后进行专册登记。

此外药师还需要将精神药品管理制度中的各环节切实落实到实际的工作之中，应熟练掌握该类药品专柜储存，实行双人双锁管理制度的做法和要求。药师更应该充分利用好自身专业特长，重视对医护人员药品管理相关法律法规的培训，提高其理论水平和业务素质，提高对精神药品规范化管理的意识使其更好执行管理制度，减少精神药品使用不合理的情况，以提升药学服务质量，更好地体现药师价值。

【参考文献】

付家甫，邹小柳，刘凤云，2015. PDCA 循环在麻醉和精神药品管理中的应用. 中国执业药师，12（4）：3-6.

国家食品药品监督管理局，2005. 麻醉药品和精神药品管理条例.

国家食品药品监督管理总局，2015. 关于将含可待因复方口服液体制剂列入第二类精神药品管理的公告.

国家药品监督管理局，2019. 中华人民共和国药品管理法.

刘文萍，刘绪林，2016. 我院 2014 年麻醉药品和第一类精神药品使用分析. 中国药房，27（5）：598-1601.

陆蕴华，2019. 医疗机构麻醉和精神药品管理中存在的问题及对策. 中国处方药，17（1）：46-47.

王临润，张国兵，汪洋，2010. 品管圈在医院药剂科质量管理持续改善中的应用. 中国药房，21（37）：3491-3492.

中华人民共和国卫生部，2007. 处方管理办法.

邹武捷，满春霞，杨淑苹，等，2017. 麻醉药品和精神药品管制研究 I—麻醉药品和精神药品国际管制的历程与现状. 中国药房，28（1）：5-10.

（张 阳）

案例 15 中药品种保护之痛——从抗癌平丸说起

【分析】

1. 一审法院严格执法，原告企业受损惨重 一审法院根据我国《中药品种保护条例》第十七条："被批准保护的中药品种，在保护期限内限于由获得《中药保护品种证书》的企业生产"，以及国家卫生部卫药发（1995）第 23 号《关于加强中药品种保护工作中同品种管理的通知》："一、根据《条例》第十七条的规定，由我部批准的中药保护品种，在保护期内，只限由取得该品种《中药保护品种证书》的企业生产，其他非持有保护证书的企业一律不得仿制和生产……三、对涉及同一品种，又未获得《中药保护品种证书》的企业，自我部《公告》发布之日起一律暂停生产，并且在六个月内按照要求向我部申报，由国家中药品种保护评审委员会组织有关单位进行同品种质量考核。根据考核结果，对符合药品审批规定和达到国家药品标准的，经征求国家中药生产和经营主管部门意见后，由我部补发《中药保护品种证书》；对不符合药品审批规定或者未达到国家药品标准的，由我部撤销该品种的药品生产批准文号。"（《条例》指《中药品种保护条件》，《公告》指《国家中药保护品种公告》）认为 A 公司 2002 年 9 月 12 日以后生产和销售抗癌平丸是违法的，属不正当竞争行为，已构成对 B 公司的侵权。取得国家药品监督管理局颁发的中药保护品种证书的 B 公司，具有中药品种保护专属权，该专属权是仅属于获得该保护权的企业的权利，其他非持有该权利的企业不享有此权利。A公司无视国家禁止性法律法规的规定，生产和销售原告的中药品种，使该期限内应当独占市场的 B 公司的产品受到冲击，侵害了原告的中药品种保护专属权利，构成侵权。

2. 二审法院从法规的制定目的出发，保护了原研药业的权益 二审法院则依据《中药品种保护条例》制定主要目的是控制中药生产低水平重复，实际是中药生产的市场准入制度，并非创设知识产权制度，根据《中药品种保护条例》的规定，中药品种保护只规定行政保护、刑事保护，但是没有规定民事保护，所以，本案当事人为生产、销售中药品种药物发生纠纷，不属于民事纠纷，应当请求国家有关行政部门处理。B 公司依照《中药品种保护条例》主张其享有民事权利的理由不能成立。B 公司主张 A 公司在未取得中药保护品种证书生产抗癌平丸，构成不正当竞争行为，要求停止侵权，赔偿损失，也无法律依据。一审判决认定事实不清，适用法律错误，本院应予纠正。同时考虑 A 公司是原研企业，不属于低水平重复和仿制，驳回一审赔偿 B 公司经济损失 480 万元；但是，高院尊重《中药品种保护条例》的规定，要求在 2004 年 4 月 15 日 A 公司在未取得中药品种保护证书之前停产。

【启示】

1. 国家重视中药品种保护的相关立法和监管工作 国务院于 1993 年 1 月 1 日起施行《中药品种保护条例》（中华人民共和国国务院令第 106 号，1992 年 10 月 14 日发布），后根据国务院令第703 号（2018 年 9 月 18 日）作出多项修改。国家食品药品监督管理局于 2006 年 2 月 6 日颁布《关于中药品种保护有关事宜的通知》来加强中药品种保护的监督管理。2009 年 2 月 12 日制定了《中药品种保护指导原则》，进一步规范中药品种保护受理审批程序。在实施过程中，中药品种保护制度的内容及职能随着产业需求及法律环境的变化而有调整。随着《药品管理法》的修订及中药产业创新发展的需求，其重心逐渐从统一药品标准、提高中药质量转向鼓励创新、保护先进，2006 年发布的《中药品种保护条例》（征求意见稿第一稿）及 2009 年发布的《中药品种保护指导原则》都体现了"创新"理念。中药品种保护制度除了发挥"提高中药品种质量、有效整顿市场竞争秩序"等作用外，还发挥了"促成中药智力成果产出并为其提供知识产权保护"的作用。

2. 企业应提高法律保护意识，注重行政保护与知识产权保护的结合 在 1993 年之前，药品还不能适用专利制度的保护，行政保护是主要的保护方式。但随着《中华人民共和国专利法》的修改，中药企业才开始依赖专利制度的保护。2008 年以来越来越少的中药企业寻求中药品种保护。但是在中医药领域，中药品种保护仍然是知识产权保护的重要补充，对于很多的中药老字号企业来说，行政保护手段仍发挥着作用，中药品种保护的行政保护方式，很好地弥补了知识产权制度的一些问题，中药制药企业应予以重视。法律制度的有效实施离不开中药企业内部对其知识产权的重视，中药企业也应根据自身特点建立专门的部门，加强知识产权的管理，以此来振兴中药品牌。中药企业具有中药品种保护的法律保护意识非常重要，因为没有及时申请抗癌平丸的中药品种保护证书，A公司站在被告席上，原研药企被仿制药企要求赔偿巨额损失，这不仅是经济上的巨大损失，也给企业的声誉造成不可估量的影响。中医药作为中华民族文化瑰宝，是我国医学科学的特色和优势，是我国各族人民在长期生活实践和与疾病做斗争中的智慧结晶。目前，对中医药研究成果的保护主要形成了以中药品种保护和专利保护为主的两条途径并行运作的保护体系。根据立法机关的不同，两种途径可分为行政保护途径和司法保护途径。其中行政保护途径包括中药品种保护、国家秘密保护、新药保护等途径，司法途径主要包括专利保护、商标保护、商业秘密保护等途径。其中，中药品种保护和专利保护制度是中药企业常用的两种保护途径。

【参考文献】

李慧，宋晓亭，2018. 中药品种保护制度的法律性质. 中草药，49（2）：499-504.

李莉，姚峥嵘，王艳翚，2018. 中药老字号配方及炮制技术保护现状及思考. 中国药房，29（9）：1171-1175.

刘红宁，2016. 药事管理学. 北京：中国中医药出版社.

刘梅，王瑞敏，2017. 中药品种保护与专利保护的冲突与对策. 中医药管理杂志，25（21）：15-17.

吴立坤，葛瀚麟，许光凯，等，2018. 论中药保护的典型模式. 现代医学与健康研究，2（8）：152.

杨世民，2016. 药事管理学.6 版.北京：人民卫生出版社.

（张文平）

案例 16 药品专利权与公众健康权益，孰轻孰重——达菲专利权引发的思考

【分析】

1. 广州某制药厂试图通过药品专利强制许可生产达菲仿制药的依据 我国的药品专利强制许可制度相关的法律文件有《专利法》《中华人民共和国专利法实施细则》《专利实施强制许可办法》《涉及公共健康问题的专利实施强制许可办法》。2008 年修正版《专利法》中涉及实施药品专利强制许可理由的规定体现在第四十八条至五十八条。我国《专利法》第四十九条规定："在国家出现紧急状态或者非常情况时，或者为了公共利益的目的"，可以实施强制许可。《涉及公共健康问题的专利实施强制许可办法》对"紧急状态"和"公共利益"作出了界定，指在我国预防或者控制传染病的出现、流行，以及治疗传染病。禽流感和流感大规模暴发属于法律中规定的"紧急状态"。我国《专利法》第五十条是关于为保护公共健康而制造并出口到国外的药品的强制许可。达菲作为抗流感疗效好的药物定价高且无法满足市场需求，广州某制药厂生产福泰的目的主要在于保障国内市场的供应，其试图通过强制许可途径生产达菲仿制药的行为符合我国现行法规规定，具有正当性。

2. 批准广州某制药厂生产达菲仿制药专利强制许可申请的必要性 广州某制药厂试图以强制许可的途径达到生产达菲仿制药的目的，该行为具有充分的法律依据，但在当时的形势下是否有必要批准其强制许可申请还有待考量。尽管批准福泰的强制许可，可以在一定程度上增加药物供应，帮助有效控制甲型流感的传播，但当时我国甲型流感病死率极低，批准强制许可后公众群体的获益也不多，而强制许可实施必然会损害专利权人的利益，因此尚不足以冒着带来不利国际影响的风险实施强制许可。相关部门研究讨论指出，批准广州某制药厂生产福泰专利强制许可申请弊大于利，因此，广州某制药厂最终没能通过专利强制许可生产达菲仿制药。

3. 药品专利权个人利益与社会公众利益的平衡探讨 药品专利权个人利益与社会公众利益的平衡问题如何实现？如果药品被授予专利，药品价格就会很高，公众难以负担，将影响到公众健康；如果不授予专利权，巨额的药品研发投入就得不到回报，新药研发积极性将受阻。面对这一两难的困境，国际公约给出了法律的解决方案，那就是强制许可制度。"强制许可"是 TRIPS 协议中关于防止滥用专利权的条款，该条款在我国也适用。当一个国家发生健康危机时，如 2020 年新冠肺炎传染性极强，病死率较高，如果对该疾病有效药品的专利拥有者价格过高且产能有限，这种情况下，该国政府可以通过"强制许可"的方式批准其他药品企业进行生产，满足大多数患者对数量及价格的需求（图 3-16-1）。

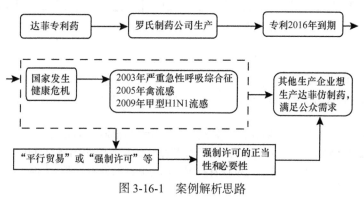

图 3-16-1 案例解析思路

【启示】

1. 药品专利权与公众健康权之博弈 达菲专利权保护争议给人们出了一道难题：药品专利权与公众健康权益孰轻孰重？利益是权利的核心，药品专利权与公众健康权主体的不同利益诉求是导致这场冲突的根本原因。药品研发的根本的目的是维护公众健康权益，但由于专利药可及性受限，从一定意义上阻碍了公众健康权的实现，药品专利权与公众健康权的冲突便不可避免。政府作为公众健康权的维护人，寻求公共权益最大化，是突发公共健康危机时公共健康权的捍卫者；药品企业作为经济人，追求自身利益最大化。在 WHO 提出的影响公众获得药品的四个因素中，药品的价格是药品可及性的核心。在药价利益博弈中，政府在专利药品的价格管制政策的问题上处于两难的境地，一是政府价格管制的利益挤出效应，并不能满足公共健康需求；另一方面也因为价格管制政策的最终失效，难以出现最优甚至次优的博弈均衡状态，博弈行为的选择结果可能是两个冲突利益主体的两难处境，正因如此我国目前尚无实施专利强制许可的先例。当然，必须明确的是，药品的最高价值就是捍卫人类的健康及生存，当此需求明显突出时，药品专利权将服从于公众健康权，但同时应给予药品专利权人一定的补偿。

2. 我国药企药品专利强制许可的出路 鉴于药品专利权的强制许可易于产生国际纠纷，我国目前虽有专利强制许可之立法，但尚无药品专利权强制许可的先例，我国药企如何更好地运用药品专利强制许可有待探究。第一，以从属专利申请强制许可，可以规避目前我国强制许可立法中"紧急状态""公共利益""公共健康"等概念尚未明确界定的问题。第二，作为仿制药大国，我国医药产业具备强大的药品生产能力及反向工程能力[提高一个国家或一个企业的自主创新能力主要有两种途径：一种是自主创新，即正向工程（forward engineering）；另一种是模仿创新，即反向工程（reverse engineering）]，这对专利药进行二次开发提供了技术上的可能性。第三，通过专利的二次开发申请强制许可，更容易得到国际社会的认可，有利于避免国际社会认为我国专利保护力度不够的不良影响（图 3-16-2）。

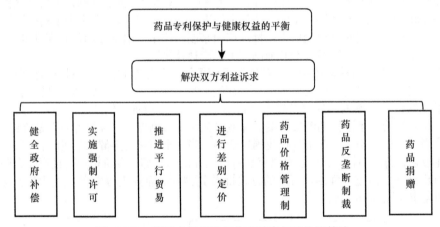

图 3-16-2　药品专利保护与公众健康权益协调策略

【参考文献】

第十一届全国人民代表大会常务委员会，2008. 中华人民共和国专利法.

文希凯，2003. TRIPS 协议与公共健康——评 WTO《"TRIPS 协议和公共健康宣言"第六段的执行》.知识产权，（6）：9-15.

吴学军，何笑荣，2005. 神经氨酸酶抑制剂——磷酸奥司他韦的临床应用. 首都食品与医药，12（24）：29-30.

杨建斌，赖晴宇，2019. 药品专利保护与公共健康保障的冲突和协调[J].黑龙江社会科学，（5）：120-124.

袁泉，邵蓉，2010. 从白云山版"达菲"事件看我国药品专利强制许可制度. 中国新药杂志，19（16）：1392-1395.

赵玉港, 2010. 发展中国家医药专利保护与公共健康权保障的冲突探讨. 中国新药杂志, 19 (17)：1500-1502,
　　1507.

朱明, 薛耀文, 孟兆森, 等, 2005. 反向工程战略与中国自主创新能力的提高. 中国软科学, (6)：7-12.

Kode S S, Pawar S D, Tare D S, et al, 2019. A novel I117T substitution in neuraminidase of highly pathogenic avian
　　influenza H5N1 virus conferring reduced susceptibility to oseltamivir and zanamivir. Veterinary Microbiology,
　　235 (6)：21-24.

Rox A R, Allen G N, 1996. Micromechanical device and method for enhancing delivery of compounds through the
　　skin. Journal of Pediatric Endocrinology ＆ Metabolism, 26 (11-12)：1015-1020.

（李　璠）

案例 17　原研专利被宣告无效谁之过

【分析】

2001 年 12 月 1 日修订的《药品管理法》有取消地方药品标准的规定, 国家药品监督管理局在 2001～2002 年汇编了《国家中成药标准汇编》（共 13 册）。国家知识产权局专利复审委员会第 9902、13754、13954、14035、14365、15990 号等几十件无效宣告案, 包括云南省药物研究所 17726 号专利无效宣告案中, 请求人均引用了上述汇编中的药品标准作为证据, 涉及的专利均被宣告无效, 可见这套汇编对中药领域的药品专利稳定性带来很大的影响。在案件的审理过程中, 专利权人（药品原研单位）觉得无比的委屈, 本应只发特定人员的不公开的药品试行标准被汇编成册, 试行标准中的一些技术诀窍被用于仿制剂型的药品中。因此专利权人一直置疑专利无权宣告请求人证据来源的合法性、汇编出版物是否具备公开发行性, 甚至向国家药品监督管理局请示对该事件的解释并且得到了回复, 如西安 B 药业有限责任公司提交了国家食品药品监督管理局于 2012 年 6 月 5 日出具的"信息公开告知书"中载明"该《汇编》是我局为方便工作而制作的内部资料, 未公开发行, 所收载内容为中成药国家药品（试行）标准颁布件"。国家食品药品监督管理局 2013 年 3 月 14 日在答复吕江的《政府信息公开告知书》记载"供食品药品监督系统内监管人员使用, 未公开出版销售"。但是国家知识产权局专利复审委员会、北京市第一中级人民法院、北京市高级人民法院、最高人民法院在相关决定及判决中认定：①该汇编目的是在全国范围内统一药品的生产工艺和质量标准, 因此这种药品标准的汇编本是任何人不受限制都可获得的, 处于公众想得知就能够得知的状态；②虽然各药品（试行）标准的颁布件中记载了该颁布件的主送单位和抄送单位, 但并不表示汇编本的公开范围仅限于所述范围, 不能证明其属于内部资料、非公开发行、公众不可获得；③专利权人提交的上述一些法律法规及部门职责规章, 不足以证明相关部门对汇编本中的内容具有保密义务；④《专利法》意义上的出版物未对出版者、印刷者、书号等作强制规定, 其"出版物"的范围大于《出版管理条例》所指的正规出版物的范围, 仅以图书缺少出版者、印刷者、书号等事项为由不足以否认该汇编属于《专利法》意义上的出版物；⑤非药品标准申请单位、图书馆等的收藏证明、购书发票、《中国医药技术与市场》杂志 2003 年 1 月 15 日的图书快讯中关于该汇编的主要内容及定价介绍, 都证明了公众能够从正常渠道获得该汇编, 因此该汇编属于《专利法》意义上的公开出版物；⑥上述案件中请求人和专利权人均未提供证据证明汇编的确切出版时间, 按照《专利审查指南》的规定, 由汇编本封面记载的"二〇〇二年"字样推定该汇编公开日期为 2002 年 12 月 31 日。因此只要类似专利的专利申请日在 2002 年 12 月 31 日以后的, 均无新颖性, 专利权均可能被相对人提出无效宣告请求而被宣告无效。

专利权人与国家知识产权局专利复审委、国家司法机关的主要分歧点在于：《专利法》意义上的出版物是指记载有技术或者设计内容的独立存在的传播载体, 并且应当表明或者有其他证据证明其公开发表或出版的时间。出版物不受地理位置、语言或者获得方式的限制, 也不受年代的限制, 亦不取决于出版物出版发行量多少、是否有人阅读过、申请人是否知道。因此, 对于《专利法》意义上公开出版物的认定不必需要其如正式出版发行的刊物一样，具有出版文号等，只要其处于能够为公众所知的状态即可。《专利法》意义上的现有技术是在申请日以前处于能够为公众获得的状态，并包含有能够使公众从中得知实质性技术知识的内容。凡记载有技术或设计内容的独立存在的传播载体，有证据证明其公开发表或出版，在专利申请日以前处于能够为公众获得的状态，即构成专利法意义上的出版物公开。因此，行政主管单位将材料汇编成册，不管是否构成著作权法上的出版物、是否属于依职权公开，从司法的角度来说，其事实上已被公开，类似专利被专利复审委、国家司法各级机关审理宣告无效是正当的。

【启示】

2001 年我国《专利法》第二次修改后药物组合、药物制备方法及用途均可申请发明专利，促使大量原研药物的研发、生产及专利申请。药品上市前需取得药品生产批件及建立试行标准，药品的试行标准为两年，在药品试行标准转正前，按《药品管理法》（2001 年版）规定其不对公众公开，是受保护的。在药品试行标准期限到期前生产企业需提出申请将试行标准转为正式标准（即部颁标准）。一般而言，药品的试行标准下发特定的人，如药企、药检所等；而正式标准由国家药典委员会汇编成册公开发行，即药典委第 X 版（XX 年版）收录的药品标准。因此许多药品原研单位为了获得超长药品保护期，在药品试行标准转为正式标准前才去将该项技术申请专利。因此，2003～2005 年，许多原研企业在药品标准转正前才去申请专利（从另一角度来说这些企业均是对知识产权保护相当重视且很会利用知识产权保护规则的），在此期间这类药品专利的原研企业均认为其药品的试行标准是受保护的。若该试行标准没有被国家药品监督管理局汇编成册，事实上确实也是受保护的，其专利申请日是在其技术方案公开日前的，没有违反专利法的规定。此外，另一个值得注意的情况是直至 2008 年国家知识产权局在审查专利时才将该汇编本试行标准记载技术方案作为对比文件来使用，这就是为什么几十家原研企业都觉得自己很冤枉，从国家知识产权局专利复审委到北京第一中级人民法院，到北京市高级人民法院提起行政诉讼，直至向最高人民法院提起再审的原因。在云南省某研究所"治疗肿痛的药物组合物"发明专利无效案及西安 B 药业有限责任公司专利无效案中两家药品原研企业均出具了"国家食品药品监督管理局出具的《信息公开告知书》，国家药监局认为该汇编记载的内容是为方便工作而制作的内部资料，未公开发行"。但是因《专利法》意义上的出版物及公开的认定采取更严格的认定标准，因此国家知识产权局专利复审委、北京市第一中级人民法院、北京市高级人民法院、最高人民法院均认为汇编后的试行标准已公开，判定相关专利无效。大量此类专利被宣告无效打击了药品原研企业的研发积极性，究竟是谁的过错？从国家药品监督管理局管理层面来说：首先，国家药品监督管理局在某段时间，审批了大量简单仿制剂型的四、五类新药，药品同质化现象严重，真正需投入大量研发资金的一、二类创新药很少出现。其次，在未征求原研单位意见的前提下，汇编处于保护期的药品试行标准，导致大量试行标准中的技术内容和技术方案被相对人很轻易获得，立即进行抢仿，无形中损害了原研单位的正当利益。对原研单位（专利权人）来说，从各类申报材料报出的那一刻起，自身的技术方案即处于可能暴露之中，即使有相关保密规定也不能完全保证不会被公开，因此只有及时进行专利申请，让自身的技术方面处于专利法的保护之下，才能保证类似悲剧不再发生。

【参考文献】

李瑛琦，彭茂祥，冀小强，2011. 从专利无效决定试析药品标准类证据的公开性. 中国医药生物技术，6（2）：148-150.

（赵瑞敏）

案例 18　从云南白药集团诉某经贸有限公司云南白药杀虫剂商标侵权案看药品类商标预先布局对企业的重要性

【分析】

《中华人民共和国民法总则》关于一般侵权责任的认定需具备四个要件：侵权行为、侵权行为人有过错、侵权行为对被侵权人造成损害及损害与侵权行为之间有因果关系。

1. 行为主观方面　被告某经贸有限公司在其生产的被控侵权商品（云南·白药杀虫剂、云南·白药杀虫系列电热蚊香片、云南·白药杀虫系列蚊香、云南·白药杀虫系列蚊蝇香、云南·白药杀虫系列蚊蝇香王）上突出使用了"云南·白药杀"标识，该文字中"云南"及"白药"从字形、读音、含义均与原告云南白药集团 5 件"云南白药"注册商标相同，还与原告云南白药集团"云白药"注册商标近似。被告某经贸有限公司在其被控侵权商品上未使用其所称的某洗涤科技开发有限公司授权其使用的"白药杀"图样，因此被告某经贸有限公司从主观上其行为存在侵权恶意。其故意实施侵权行为表明其存在过错。

2. 损害事实　通过整体比对，"云南·白药杀"标识与云南白药集团注册 5 件"云南白药"及"云白药"注册商标在整体视觉效果上非常近似。客观上会使相关公众很容易认为被控侵权商品是"云南白药"品牌的杀虫剂，因原告云南白药集团享有的"云南白药""云白药"注册商标具有较高的知名度及较强的显著性，只要使用"云南白药"相同或近似文字，相关公众就非常容易对产品来源产生误认，造成市场混淆。对云南白药集团产品、云南白药品牌形象及品牌影响力产生不利影响。

3. 因果关系　被告某经贸有限公司生产、销售被控侵权商品（云南·白药杀虫剂、云南·白药杀虫系列电热蚊香片、云南·白药杀虫系列蚊香、云南·白药杀虫系列蚊蝇香、云南·白药杀虫系列蚊蝇香王）的行为给云南白药集团造成不利影响，造成其销售产品数额下降。

4. 侵权赔偿数额　《中华人民共和国商标法》（2013 年 8 月 30 日修正版）第六十三条第三款规定，权利人因侵权所受到的实际损失、侵权人因侵权获得的利益、注册商标许可使用费难以确定的，由人民法院根据侵权行为的情节判决给予三百万元以下的赔偿（2019 年 4 月 23 日修正版商标法修改为五百万元以下的赔偿）。综合考虑涉案云南白药商标的知名度、侵权行为的性质、时间及其经营规模等因素，酌定某经贸有限公司赔偿被上诉人云南白药集团经济损失共计50 万元。

【启示】

1. 医药企业在生产经营活动中应提前布局知识产权　对于医药企业，特别是中药企业来说，商标（品牌）是最重要的知识产权。商标权作为行政主管部门（原为国家工商行政管理总局商标局，现为国家知识产权局）依职权审核授权的权利，是医药企业建立、打造、保护自身品牌的法律基础，因此一定要重视商标的申请注册。《商标注册用商品和服务国际分类表》将商品和服务分为 45 个类别（34 个商品类别和 11 个服务类别），在每个类别中又有成百上千小项商品及服务，而商标的使用和保护"以核准注册的商标及核定使用的商品为限"，因此企业在生产经营中若进行商标注册，就需要在企业执照经营范围内的商品或服务范围内查看商标国际分类表并按类别进行申请注册。此外，为对企业商品或服务进行扩大范围的保护，则企业在类似商品或类似服务的类别也应进行扩大类别申请注册。如本案中云南白药集团在 5 类（药品、中药材、医用敷料等商品项）申请注册了 6 件"云南白药"商标，从国家知识产权局商标局网站查询可知云南白药集团在 45 个类别仅"云南白药"商标就申请注册了 200 多件，在商标分类的 45 个类别大量注册商标为云南白药集团生产经营及维权提供了法律基础和保障。对于医药企业来说，除在 5 类（药品、医用敷料、医用保健品等）申请注册商标外，相关商品和服务类别如 3 类（化妆品类）、9 类（小程序类）、10 类（医疗器械类）、35 类（药品销售服务类）、38 类（电子商务平台社区类）、44 类（医疗服务类）也应申请进行主商标（主品牌）注册。此外针对侵害自身权益的侵权现象，为保护消费者权益和维护自身利益，企业一定要积极进行应对与维权，如云南白药集团在此案中采取了一系列维权手段：①进行公证证据保全；②对"白药杀"商标进行无效宣告；③联合商标与防御商标的申请注册。

2. 我国保护知识产权的相关原则 我国的知识产权包括商标权、专利权、著作权（版权）、商业技术秘密等，相关的法律法规对如何处罚侵犯各类知识产权行为均做了规定。从民法的基本原则来说，诚实信用、遵守社会公序良俗是对每一位公民的基本要求。对于接受过高等教育的大学生来说，就更应该遵守相关的知识产权法律法规，不侵犯他人知识产权。不侵犯他人知识产权的行为主要为未经授权，不在商业活动中使用与他人相同或者近似的商标、特殊标志、专利、作品和其他创作成果等。只有我们尊重他人智力活动创造的成果（知识产权），我们通过自己智力活动创造的成果（知识产权）才能获得他人的尊重并受到保护。

【参考文献】

北京高院第（2018）京行终 2192 号行政判决书 http：//wenshu.court.gov.cn/website/wenshu/181107ANFZ0
　　BXSK4/index.html?docId=c0eda92776ec40069d 21a95c00125a65.

北京知识产权法院第（2016）京 73 行初 6191 号行政判决书 http：//wenshu.court.gov.cn/website/ wenshu/181107
　　ANFZ0BXSK4/index.html?docId=15e22ad0becb4ddb9511a8570013dfe1.

昆明市中院第(2015)昆知民初字第 532 号民事判决书 http://wenshu.court.gov.cn/website/wenshu/181107 ANFZ0
　　BXSK4/index.html?docId=a70a80db22f04069bdfaa8fd0115bc73.

云南省高院第（2017）云民终 306 号民事判决书 http://wenshu.court.gov.cn/website/wenshu/181107 ANFZ0
　　BXSK4/index.html?docId=8fc390a0b9924900b947a7fe00c6a9cf.

（赵瑞敏）

案例 19　药包材、药用辅料的监管与发展——"毒胶囊"事件的启示

【分析】

1. 我国药包材、药用辅料的相关立法有哪些 该事件中制备胶囊所用明胶属于药用辅料，药用辅料、包装材料（简称药包材）、原料药合称为原辅包，在我国被纳入药品监督管理范畴。药用辅料、药包材在药物制剂中发挥举足轻重的作用，是保证药品质量和疗效的关键因素。随着我国制药工业的飞速发展，各种新产品层出不穷，促进了相关产品质量的不断提升，也对其质量控制及监管提出了更高的要求。我国药包材、药用辅料主要政策回顾见表 3-19-1。

表 3-19-1　我国药包材、药用辅料主要政策回顾

时间	文件名	主要内容	影响
1981 年 7 月	《药品包装管理办法》	药用包装材料、容器必须符合各类标准，生产直接接触药品的包装材料、容器须获得生产许可证	为药品包装管理走向法制化开创先河
2000 年 10 月 1 日	《药品包装用材料、容器管理办法(暂行)》(局令第 21 号)（目前已废止）	对药包材实行产品注册制度，获得药包材注册证书后方可生产；药包材产品分为Ⅰ、Ⅱ、Ⅲ三类	明确了对直接接触药品的药包材、容器实行注册管理
2001 年 12 月 1 日	《药品管理法》（目前已废止）	直接接触药品的包装材料和容器必须符合药用要求，符合保障人体健康、安全的标准	首次通过立法形式确定了药包材的管理
2004 年 7 月 20 日	《直接接触药品的包装材料和容器管理办法》（局令第 13 号）	给出了实施注册管理的药包材产品目录，明确了各类申请的申报资料目录	为药包材的质量可控提供了保障

续表

时间	文件名	主要内容	影响
2005年6月	《关于印发药用辅料注册申报资料要求的函》	规定了修改药用辅料标准、变更药用辅料处方、改变药用辅料生产工艺等需要提交的资料	规范了药用辅料注册申报要求，以及注册申报资料要求
2008年5月	《已上市化学药品变更研究的技术指导原则》	规定了辅料变更的类别及需要进行的研究验证工作	规范了仿制药用辅料的研究和注册申报行为
2012年	《加强药用辅料监督管理有关规定》	药品制剂生产企业必须购入合格的药用辅料；药用辅料生产企业对产品质量负责；药用辅料实施分类管理	进一步加强药用辅料生产和使用管理
2016年8月	《关于药包材药用辅料与药品关联审评审批有关事项的公告》（2016年第134号）	取消药用辅料与直接接触药品的包装材料和容器单独审批，在审批药品制剂注册申请时一并审评审批	简化了申报程序，促进关联性行业分工合作，保障质量安全
2019年8月26日	《药品管理法》（主席令第45号）	包装材料和容器在审批药品制剂注册申请时一并审评审批	通过立法形式确定了药包材的管理

2.“毒胶囊”事件反映出管理中存在哪些问题？尝试从政府法律制度、企业质量控制、道德操守等多方面分析该事件

（1）法律制度不完善，政府监管不力：我国法律原则性规定较多，操作层面的细节规定较少，相关法律虽然规定了其必须符合药用要求，但如果企业未遵守，却没有明确的条款规定如何处罚。有规定无惩戒，且相对而言民事惩罚力度小，使得企业反复违法违规。

对于药包材实行注册管理，在一定时期内起到了严格监管、规范发展的重要作用，但就全面评估和监控药品质量而言，这种分而治之的监管模式缺乏把药品作为整体来评价的考虑。

政府监管过于依赖事前审批和事后监管的行政化手段，基本沿用了行政处罚法的框架，没有建立起适用于市场化运作下的风险管理制度，监管、执法、处罚过程都有缺陷。

（2）药用辅料质量标准体系不完善：我国目前正在使用的药用辅料大约有543种，《中国药典》2010版收载了132种，《中国药典》2015版四部新增药用辅料品种139个，修订95个，收载总数达270个。虽然数量有所增加，但完善的药用辅料标准体系尚未形成，所收载品种仍不能满足当前我国药品生产及药品监管的需要。

我国药品生产常用的药用辅料执行标准不统一，存在地方标准和国家标准，造成不同企业间药用辅料产品质量参差不齐，管理难度较大。很多化工、食品企业及小企业进入药用辅料市场，由于管理理念和质量管理体系的差别，也直接影响了辅料产品质量。

（3）企业质量管理体系和质量控制流程落后：我国专门从事药用辅料生产的企业较少，《药品管理法》未明确规定药用辅料的生产需要按照GMP要求进行管理，也没有要求强制执行《药用辅料生产质量管理规范》，导致行业门槛低，除了少数专门从事药用辅料生产的企业外，其他多数企业并未按照GMP标准进行生产和管理，不仅缺乏对药用辅料生产的严格管理制度和产品质量控制流程，也缺少相关检测仪器设备，无法对辅料关键质量属性进行检测，难以保证药用辅料质量的一致性。

【启示】

1. 本案对我国药包材管理相关法律法规的发展有什么积极意义　围绕当时因为行刑衔接不通畅，定案条款不清晰，2014年出台了《最高人民法院 最高人民检察院 关于办理危害药品安全刑事案件适用法律若干问题的解释》，针对司法实践中药品安全犯罪的新情况，明确了刑法中相关规范的司法适用，进一步确定了对相关行为定罪量刑的标准，为依法惩治危害药品安全的犯罪行为提供了明确的适用法律依据，具有十分重要的意义。

在充分借鉴了欧美等国家DMF制度的前提下，我国于2016年开始对药包材实行关联审评制度，简化了药品审批程序，按照风险分类分级管理，改变以往“重审批、轻监管”的方式，有利于节约审评资源，提高审评效率。该制度也强调制剂生产企业是所选用辅料和包材质量的责任主体，厘清了药品监管部门、制剂生产企业和药用辅料生产企业之间的责任。从最初无监管制度，到实施注册制度，再到关联审评制度，国家也在不断完善相关法律法规。

2. 政府、行业协会、企业等应采取哪些措施来完善对药包材质量的管理

（1）加强政府监管：国家加大执法力度，整顿违法违规企业，建立食用、药用明胶生产登记制度，完善明胶生产许可制度和奖惩机制，提高食品药品生产准入门槛，建立食品药品质量追溯机制，严格执法。

（2）充分发挥行业协会的补充作用：近年来，中国医药包装协会在推动药包材的发展方面发挥了巨大作用，发布了一系列药包材标准，如《明胶空心胶囊》（YBX 2000-2007）、《药品包装用卡纸折叠纸盒》（YBX-2001-2009）、《安瓿外观质量与规格尺寸》等。补充了药包材国家标准的技术要求，填补了现行药包材国家标准的不足，对统一药包材行业内产品质量标准，规范行业内产品生产，提高药包材产品质量起到了积极的作用。

（3）增强企业道德规范，完善质量控制流程：2010年修订的GMP体现了全员参与质量的理念，强调法人、企业负责人，包括质量负责人、质量授权人等高层管理人员的质量职责，使得药品生产企业的质量管理更为全面深入。这是对"企业是药品质量第一责任人"的进一步落实，体现了制度化管理的现代企业管理理念。

2016年国家实施关联审评制度，意味着药企将对药用辅料包材的价值进行新的考量，制剂企业作为责任主体，对产品质量负责，必须强化责任意识和产品质量风险意识，转变观念，根据制剂的特性、变更的具体情况及变更对药品的影响程度进行详细的药学研究，评估变更对药品安全、有效性和质量可控性的影响，保证变更后不对产品质量产生影响。对辅料生产企业来说，面临药品生产企业和监管部门双重的审计和监管，必须诚信自律，尽快完善企业质量管理体系，按照产品注册核准的处方工艺组织生产，保证产品质量稳定。

【参考文献】

冯巧巧，谢纪珍，孙利民，等，2018. 药用辅料行业发展现状分析与思考. 中国药事，1（32）：54-57.

国家食品药品监督管理局，2004. 直接接触药品的包装材料和容器管理办法.

国家食品药品监督管理局，2005. 关于印发药用辅料注册申报资料要求的函食药监注[2005]61号.

国家食品药品监督管理局，2008. 关于印发已上市化学药品变更研究的技术指导原则的通知国食药监注[2008]242号.

国家食品药品监督管理局，2012. 国家食品药品监督管理局关于印发加强药用辅料监督管理有关规定的通知.（2012-08-01）

国家食品药品监督管理局，2012. 总局关于药包材药用辅料与药品关联审评审批有关事项的公告（2016年第134号）

国家药品监督管理局，2019. 中华人民共和国药品管理法.

李茂忠，孙会敏，谢兰桂，等，2012. 中国药包材的监管和质量控制.中国药事，26（2）：107-111.

（张雪梅）

案例20　法律视角下的药品广告管理——以莎普爱思滴眼液事件为例

【分析】

1. 广告审批制度的局限　我国药品广告由药监部门审查审批、工商行政管理局监督管理，审批权和监督权分离，造成了"审批的不罚，处罚的不批，检查的无权"的管理困境，药监部门与工商部门之间缺乏协调、不同层级的药监部门之间衔接不畅是我国药品广告监管体制存在的问题。

2. 虚假宣传认定标准模糊 虽然我国已经有一套比较完善的法律体系，但汉语言较之西方语言重意象，虚假界定标准模糊，给认定广告虚假宣传带来困难。我国作为成文法系国家，执法和司法实践尊崇法律条文，对于非法律列举的禁止性行为仍缺乏强有力的法律和理论支持，执法者有时难免拘泥于形式，套用列举性条款。对待"文字游戏""非药充药"等现象，有关部门执法不置可否，给广告发布者留下可乘之机。

3. 新药研发成本高 由于新药研发周期长、费用高，许多企业选择保守的、以销售为驱动的经营模式，特别是在非处方药、保健品等领域，企业针对大众进行洗脑式广告宣传获得的销售利润立竿见影，销售利润驱动促使广告发布者频频打政策擦边球。本事件中莎普爱思公司2016年广告费用高达2.6亿元，药物研发费用仅0.29亿元，其中与白内障相关的药物只有550万元，广告已经成为某些企业赖以生存的主要手段。

4. 违法成本较低 2015年修订的《中华人民共和国广告法》对于违反药品广告规定的行为罚款上限提至100万元。2019年修订的《中华人民共和国反不正当竞争法》对虚假或者引误解的商业宣传行为罚款上限提到了200万元，但与虚假广告所带来的动辄千万甚至上亿元的巨额利润相比显得微不足道，所以一些商家仍不惜铤而走险、反复违法违规。

5. 患者缺乏医药知识，对虚假广告缺少鉴别能力 医药行业专业性较强，许多术语难以理解，患者在承受病痛的时候，面对药物广告辨识能力较低，容易轻信。广告、网络途径成为小病、常见病患者了解诊疗信息的主要途径，广告发布者也正是利用了患者的痛点和弱点，"忽悠"了无助的患者。

【启示】

1. 进行机构改革，优化管理流程，加强政府监管 2018年3月，国务院进行机构改革，将国家工商行政管理总局的职责、国家质量监督检验检疫总局的职责、国家食品药品监督管理总局的职责、国家发展和改革委员会的价格监督检查与反垄断执法职责、商务部的经营者集中反垄断执法及国务院反垄断委员会办公室等职责整合，组建国家市场监督管理总局，作为国务院直属机构，不再保留国家食品药品监督管理总局。市场监管实行分级管理，药品监管机构只设到省一级，药品经营销售等行为的监管，由市县市场监管部门统一承担。这样可以解决审查、监督分离制度带来的监管困境，从"整体化"思维出发，整合药品广告监管机构，取消多头监管，即促进审监统一。

对于广告内容的审核和判定，建议可以考虑借鉴西方经验，从立法上严格规范广告宣传的真实性，从广告所要表达的整体含义出发来判断其是否具有欺骗性，而不拘泥于广告中的某些具体内容或片断。执法者要整体解释广告全部内容，严加管控药品领域广告，从严认定虚假广告。在法律责任方面，对于直接关乎生命健康的药品广告，立法上应当进一步加大惩罚力度。

2. 加大对创新药及企业的支持力度 国家政策和政府财政投入贯穿创新药物研发的各个阶段，进一步推动我国创新药产业的发展，引导社会资本进入，使药企向重研发、重实效方向发展。2015年后药品政策法规密集出台，在提高新药的研发壁垒和质量的同时，也促使医药研发未来更加规范化和集中化，促进行业优胜劣汰。药品研发创新更多考虑患者需求和临床应用，让患者有更多选择，从源头上削弱药企对广告的依赖。

3. 加强行业自律 可通过立法等手段，明确相关行业协会在药品广告治理中的权利义务，增强其在药品广告治理中的作用。通过行业的自律自治管理，营造有序竞争的良好环境，实现药品广告从立项、设计制作到发布的全过程规范化管理。

4. 提高公众医药知识 借助网络力量，举办专题讲座、社区宣传、在线问答等多种形式的宣传教育活动，向公众普及药品常识及违法药品广告的常见表现形态，提高公众辨别虚假药品广告的能力，增强维权意识。在信息传播形式日益多元化的背景下，政府职能部门的监管能力是相对有限的，从全社会的角度开展宣传教育十分必要。

【参考文献】

弓志军，2018. 我国药品广告监督管理的现状与特点. 中国药房，29（7）：891-896.
国家市场监督管理总局，2019. 中华人民共和国广告法.

牛静，常明芝，2018. 行走在虚假宣传边缘的医疗广告——以莎普爱思滴眼液广告文本为分析对象.浙江传媒学院学报，25（3）：27-32.

国家药品监督管理局，2019. 中华人民共和国药品管理法.

国家市场监督管理总局，2019. 中华人民共和国反不正当竞争法.

权鲜枝，周为，2018. 法律视角下的药品虚假广告及其解决方案初探. 中国食品药品监管，1：28-31.

（张雪梅）

案例 21　GMP 管理之殇——亮菌甲素注射液药害事件的启示

【分析】

从亮菌甲素注射液药害事件来看，法律对某制药有限公司的处罚依据清晰，并不手软（图 3-21-1），若换在新版《药品管理法》（2019 版）实施的今天，单是罚款，将是当年的 3～15 倍以上，当然，面对法律被漠视，生命被漠视，处罚再重也不为过。

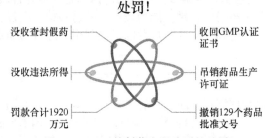

图 3-21-1　对某制药有限公司的处罚

以下将从 GMP 管理的角度，对本案例涉及的"人、法（测）、料"三个主要环节及 GMP 质量体系环节、监管保障环节进行回顾性风险分析，剖析 GMP 管理要素。

1. 人　本案例最核心的风险都是人造成的。参照 GMP 制度要求，一个有效的组织完全能够构建出一个完整、可控的质量体系，其组织机构、人员专业背景、职责在《药品管理法》及 GMP 里都有明确的要求与规定。然而，这家公司从管理层开始，到具体执行人员，对 GMP 都没有正确的认识，甚至在庭审时说出 GMP 证书是花钱买来的，他们找咨询公司买来了文件与制度，但不按文件与制度执行，也不在各个关键环节配备专业人员，不注重培训，最终导致环环失控。

2. 法（测）　一家厂房、设施设备不齐全的企业，是不能够获得 GMP 证书的，尤其是注射液，是高风险产品，对无菌的要求非常严格，比其他普通口服剂型有更高的要求。就亮菌甲素注射液而言，某制药有限公司的生产、检验设备是基本齐全的，但还是在检验环节出了问题。

GMP 管理中，检验工作中最重要的三点：①按国家标准检验；②检验过程可控；③数据真实可靠。这三点，某制药有限公司的化验室都没有做到。就这样，强烈毒性的工业溶剂二甘醇堂而皇之进入生产线，被制成"毒药"流入市场，成为致命杀手。

归根结底，这与无验证、确认的管理理念与意识有关。吸取以往药害事件的经验，现行版 GMP 把验证与确认的工作广度和细度提到前所未有的高度。现行版 GMP 要求，企业的厂房、设施、设备和检验仪器应当经过确认，应当采用经过验证的生产工艺、操作规程和检验方法进行生产、操作和检验，并保持持续验证状态。回想当年，如果该公司对"丙二醇"的检验方法进行过最基础的确认与验证，是不会犯下没有红外标准对照图谱、无法识别图谱差异的低级错误的。

3. 料　引发亮菌甲素注射液药害事件的源头是物料环节。管理好物料，最重要的两个环节分别是供应商管理及物料质量检验，并建立相应的制度。这些制度的建立是为了从源头上保证药品质量，强调的是对供应企业的质量考察、资质审核，尤其是重要物料，需要进行实地考察，绝不能像 A 公司这样，通通电话，发发传真，看看三证是否齐全，连必要的证件核实、样品检验、供应商出厂检验报告都没有，就草率审核通过了一家供应商。

4. GMP 质量管理体系 某制药有限公司是一个通过了 GMP 认证的企业，必须拥有必要且健全的 GMP 质量管理制度，但在本次事件中，我们看到的是对制度的漠视所导致的体系坍塌。只当 GMP 是一纸证书，其建立的质量体系、文件体系形同虚设。实际操作中，采购人员无知无畏，不现场调研，不要求供应商提交物料检验报告，质量管理人员不对供应商资质进行审计确认，导致假辅料堂而皇之凭借假的三证进入了公司。在技术性较强的检验环节，该制药有限公司的检验人员也没有把好关卡。该制药有限公司分管采购、检验、生产、质量的 2 名副总经理及公司总经理并没有把 GMP 看成药品质量把关的重要保障，而是当成产品走向市场的通行证，正是因为管理上对 GMP 质量管理体系的错误认识，最终酿成了惨剧。

5. 监督保障 本案暴露了某些监管部门对质量安全监管流于形式，对上游供应链的假辅料流入正规市场情况严重失察等监督保障弊端。若在假辅料进入市场交易时敏感发现违规行为，或在该制药有限公司 GMP 认证时严格审查发现其 GMP 文件体系名存实亡，抑或在日常监管中对该制药有限公司的高风险品种（注射液）切实关注把关，就不会造成监管机构 6 个单位 11 位负责人为此次事件承担后果。

【启示】

1. 从 GMP 中学到了什么 随着时间的流逝，认知的发展，时代的进步，GMP 已经从药品生产企业追求的最高标准演变为监管部门对生产企业的基本要求，也成为每个医药从业者必须掌握的基本规范。亮菌甲素注射液药害事件发生 5 年后，GMP 2010 版颁布实施，初步引入 CGMP（current good manufacture practices）的理念，要求动态管理生产质量，强调过程的验证。2019 年新修订的《药品管理法》颁布，不再对企业开展 GMP 认证，要求企业持续保持 GMP 规范，监管方式演变得更加科学、有效。

我们到底要从 GMP 中学到什么呢？

最基本的是掌握 GMP 的概念及关键要素，熟悉 GMP 质量管理体系，掌握为什么要建设 GMP 质量管理体系，如何建设，应用 GMP 的理念去做好管理，让人民用好药，放心用药。

更重要的是，要建立诚信、严谨的质量态度，建立持续改进、风险控制的质量思维，树立尊重科学、质量优先的理念，保持一颗初心。

2. GMP 体现了药品上市许可持有人的社会责任 药品这个行业，无论是在哪个国家，都有着最为严格的监管体系，因为，一旦违规，便是人命关天，是我们无法承担之重。亮菌甲素注射液药害事件是中国现代药品监管史上最为严重也是最具代表性的一例药害事件，虽然已经过去了十几年，仍然值得我们作为警钟时时铭记。

《药品管理法》（2019 年版）规定，药品上市许可持有人对药品的非临床研究、临床试验、生产经营、上市后研究、不良反应监测及报告与处理等承担责任。药品上市许可持有人应当建立药品质量保证体系，配备专门人员独立负责药品质量管理。也就是说，作为药品上市许可持有人，必须有承载药品整个生命周期的主体责任能力，必须有强有力的技术能力与担当精神。作为药品上市许可持有人，建设 GMP 质量管理体系，是必须具备的能力与责任。

3. GMP 体现了药学工作者的职业信念 无论是 1937 年的磺胺酏事件，还是 2006 年的亮菌甲素注射液药害事件，表面上看来，都是二甘醇惹的祸，归根结底，是 GMP 管理的"人机料环法"五要素环环塌方，药学工作者失职而导致的，虽然，1937 年前没有 GMP，2010 年后 GMP 已然升版，但 GMP 的管理理念和要素是不会改变的，希望我们能以史为鉴，明己正心。

亮菌甲素注射液药害事件背负了 13 条鲜活的生命，背负了多名员工的生计饭碗，是一个沉重而惨痛的案例。这并不是始作俑者们的初心。无论是失职的 5 名责任人，还是失职的监管者，都曾追悔莫及，但已于事无补，这样的代价，不可谓不痛心！作为一个药学工作者，遵法守法，遵循 GMP，不断提升自我的专业素质，是形成良好的专业素养与职业信念的前提。

【参考文献】

陈晓莉，2008. 从"齐二药"、"欣弗"等药害事件分析药品生产和监管环节存在的问题. 中国药事，（10）：871-873.

国家药品监督管理局，2019. 中华人民共和国药品管理法.

广东博浩律师事务所，2007. 一场捍卫公众用药安全的诉讼——"齐二药"案律师手记. 法律与生活，（17）：41-43.

中华人民共和国卫生部，2010. 药品生产质量管理规范及附录.

（王　丽）

案例 22　疫苗生产管理之殇——某企业事件的思考

【分析】

某企业始创于 1992 年，是中国首批自主研发销售人用狂犬病疫苗的企业。2018 年 7 月 15 日，国家药品监督管理局发现其狂犬病疫苗生产记录造假，严重违反 GMP，此次事件不仅揭露了该公司内部质量管理体系失效的重大缺陷，严重违反了药品行业相关法规的规定，同时也暴露出目前我国生物制品类上市公司内部治理机制和管理上的重大缺陷。

1. 严重违反了《药品管理法》和 GMP 相关规定　根据国家药品监督管理局通报，该企业编造生产记录和产品检验记录，随意变更工艺参数和设备。具体造假环节可能是为了提高产量，使用大罐培养而非申报的小罐培养。细菌疫苗培养容器的改变会改变细菌的代谢，从而产生新物质，对疫苗质量产生影响，但这类新物质不在原本工艺的剔除和检测范围内。

按照《药品管理法》第九十八条规定，药品所含成分与国家药品标准规定的成分不符的是假药，药品成分的含量不符合国家药品标准的为劣药。所以该批疫苗认定为假劣药。

被认定为假劣药的，分别按照《药品管理法》给予公司处罚，同时给予法定代表人、主要负责人、直接负责的主管人员和其他责任人相应的处罚：没收违法行为发生期间本单位所获收入，并处所获收入百分之三十以上三倍以下的罚款，终身禁止从事药品生产经营活动，并可以由公安机关处五日以上十五日以下的拘留。

在调查过程中，发现企业销售投入过高，引出背后贪腐案。该企业违反了《药品管理法》中"禁止药品上市许可持有人、药品生产企业、药品经营企业和医疗机构在药品购销中给予、收受回扣或者其他不正当利益。"的规定，构成犯罪的，依法追究刑事责任。

2. 该企业全程化质量管理和质量管理人员的职责没有履行　该企业狂犬病疫苗制作过程造假不是来自本身质量体系的纠偏，而是源于一名基层员工的举报。公司内部仅仅把员工的绩效考核指标与产量或合格率挂钩，而忽略对数据完整性和全面产品质量进行关注的监测指标。销售任务压下来，生产质量系统经受不住压力，就采取变通的办法。从调查过程来看，种种迹象表明，该事件是一项各工序生产记录都要参与的造假大工程，策划造假项目负责人具有相当的组织与管理能力，这是一场自上而下、有组织、有目的的系统造假工程。

该企业认为工艺变更没有关系，可以通过造假的手段，让记录看起来与注册工艺一致，产品检测指标是合格的，不会对公众健康造成危害。忽略了工艺变更、关键设备变更，对产品质量和稳定性的影响是需要充分的科学评估的。

薄弱的系统控制、不限制数据的删除、轻易可接触硬盘、缺少有效的审核流程、没有审计追踪的审核、仅基于纸质报告审核的批准等。可想而知，这样一个失控的质量保证体系完全违反了《药品生产监督管理办法》和 GMP 规定，药品生产全过程不符合法定要求，全程化质量管理形同虚设，质量人员的监督作用也没有得到体现和保证。

3. 信息反馈机制失效　一方面，在 2017 年百白破疫苗出现问题后，企业管理层未据此信息对生产体系开展全面自查，未认真查找效价不合格原因，强化质量管控，信息反馈后并未进行相应的整改措施，信息反馈机制形同虚设。另一方面，参与造假事件的一线员工极有可能是知情的，但是他们没有将这个问题及时反馈，可能是因为员工因为害怕承担疫苗报废的责任而选择隐瞒事实，也有可能是企业没有相应的信息反馈渠道，使得不合格疫苗最终离开企业，对外流通。此次疫苗事件的发生，也反映出我国疫苗监管体制存在严重问题，存在影响发现、查处疫苗造假行为的体制机制障碍。此次疫苗案件之后，有关部门加快了我国疫苗监管体制的修法进程，通过实施新法使违法者"不能犯"。历经最高立法机关三次审议,十三届全国人大常委会第十一次会议于 2019 年 6 月 29 日表决通过了《中华人民共和国疫苗管理法》,并于 2019 年 12 月 1 日起试行。

为落实生产质量责任,加强药品生产环节监管,规范药品监督检查和风险处置,2020 年 1 月 22 日国家市场监督管理总局公布了《药品生产监督管理办法》,于 2020 年 7 月 1 日起施行。

【启示】

1. 落实全程化质量监管 为督促企业疫苗生产的全过程完全符合 GMP 的要求,首先应建立从生产到流通全过程的执行流程及管控程序,同时可提高违法成本,将不符合 GMP 制度生产的疫苗直接定性为假药,从源头遏制企业投机取巧的行为。为确保生产的合规性、真实性、可靠性、可追溯性及疫苗质量的安全性,生产各环节除严格遵循 GMP 制度外,更应做好职责分离,每个环节都要有相应的负责人,每个环节的责任都落实到个人,公司管理层要做好监督工作,避免因工艺监管不严导致疫苗质量存在问题。

2. 完善关键质量人员履职的机制 从药事监管的角度来看,政府应该对企业的质量负责人、质量受权人履职能力严格审核把关,同时应该制定相应的权益保护法。例如,对企业的质量负责人或质量受权人有一定的保护机制,能够让质量关键人有就业和失业的保障,建立让质量关键人能够独立履行质量监控职责的机制。

3. 创新监管办法 "药品的质量是设计和生产出来的,不是检验出来的",即使严格执行了"批签发"的强制检验制度,也不能杜绝不合格疫苗流入市场。平常除了常规的监督管理措施,还应该创新监管办法。例如,在药品全过程质量管理中,可以将物料平衡或者产能核算作为一个重要的监控指标。

4. 引导企业建立良好的质量文化 从此次疫苗事件中可以看到,一家制药企业即使具有一切必备的 SOP、体系和控制措施,如果没有良好的质量文化,产品的质量和企业的可持续性依然无法得到保证。一个组织的文化,即其做事的方式、生存的方式对其各项流程和人员运作的效果会构成直接的影响。质量文化建设需要由企业的领导层来驱动。

【参考文献】

国家药品监督管理局,2019. 中华人民共和国药品管理法.
国家药品监督管理局,2019. 中华人民共和国疫苗管理法.
国家药品监督管理局,2020. 国家药监局综合司公开征求《药品记录与数据管理规范(征求意见稿)》意见.
国家药品监督管理局,2020. 药品生产监督管理办法.
孔敏,2019. 从疫苗事件反观长生生物内部控制缺陷. 合作经济与科技,(3):134-137.
毛淑珍,卢晓玥,2019. 明知其害而为之——长生生物社会责任的沦丧. 中国管理信息化,22(17):124-125.
唐大鹏,沈菡,高宝媛,2019. 健康中国战略下生物制品类上市公司内部控制优化——基于长生生物案例. 财政监督,(9):61-66.
赵颖惠,2019. 长生生物事件中的内控问题及启示. 财经论坛.市场周刊,(1):87-88.
ICH,2008. Q10 Pharmaceutical Quality System,step 4 version.
ISPE,2017. GAMP Records and Data Integrity Guide.

(马 波)

案例 23 药品生产质量管理规范动态管理——某药品事件的处理和反思

【分析】

1. 某药品事件为何被认定为劣药而不是假药 对于本案例来说,企业在生产药品中擅自改变灭菌工艺，违反 GMP 相关要求，导致抽检药品热原及无菌项目不合格。对照 2001 年修订的《药品管理法》假劣药规定，相关的条款可能涉及：一是按假药论处中"依照本法必须批准而未经批准生产、进口，或者依照本法必须检验而未经检验即销售的"，对于该药来说，已经取得药品批准文号，药品生产工艺也得到国家药品监管部门批准，不存在生产工艺未经批准。在实际生产该药过程中，企业变更注册工艺，必须重新研究，报补充申请，经批准后方可生产，否则就是擅自更改生产工艺，但是，"工艺变更须经批准"在《药品管理法》中没有描述，是《药品注册管理办法》或 GMP 要求的，不属于"按假药论处"的范围。二是按假药论处中"变质的"或"被污染的"，这两项条款，除非在现场发现明确的证据，证明产品在出厂前变质或受污染，企业仍强行出厂的，才能认定企业适用该条款产生的责任，该例不符合该条款。三是按劣药论处中"其他不符合药品标准规定的"，对于本例来说，生产过程不符合 GMP 标准（药品标准含《中国药典》标准、GMP 标准及其他法律法规标准），同时检测结果不符合《中国药典》（注册）标准，适用该条款。综上所述，该案例生产企业擅自更改生产工艺，违反 GMP 相关要求，符合《药品管理法》"按劣药论处"第六款规定，认定为劣药。

2. 擅自更改生产工艺是否属于严重违规行为 《药品管理法》和 GMP 相关规定，要求"药品必须按照国家药品标准和国务院药品监督管理部门批准的生产工艺进行生产，生产记录必须完整准确""生产工艺规程、岗位操作法和标准操作规程不得任意更改。如需更改时，应按制定时的程序办理修订、审批手续"等，而在本例中，生产企业不但未按批准的工艺参数灭菌，降低灭菌温度，缩短灭菌时间，增加灭菌柜装载量，同时，在生产该药品时没有真实的药品生产记录和销售记录，严重影响药品质量，违反了相关法律规定，国家药品监管部门对某生物药业有限公司相关责任人员的处罚是正确的、适当的。从该药品事件来看，药品生产企业不但在 GMP 认证时按照 GMP 要求进行生产，还要保障在日常生产管理中按照 GMP 要求严格规范，要想保证有好的药品质量，就必须既使药品成品质量符合质量标准，又必须严格按照法定标准、批准工艺组织生产，必须建立真实的药品生产记录和销售记录，使药品生产过程的管理符合质量管理要求。另外，执行 GMP 动态管理的责任，还有药监部门监管的问题。发生药品质量问题，药监部门责无旁贷，要认真执行其监管的职能，要经常去药品生产企业进行药品生产的监督和指导，使类似的现象发生率减少到最低。药品流通过程中，药监部门还应该进行市场抽样检查，应该做到防患于未然。对本例检查中发现，批生产记录不真实，说明了当地监管部门没有认真履行职责，导致严重后果的发生。从本例发生后，药品监管部门对生产企业 GMP 检查情况看，35 家药品生产企业受到了药监部门的飞行检查，其中15 家企业被收回了 GMP 证书，也证实了当时药品生产企业、药监部门普遍对 GMP 生产过程管理重视程度不够。

【启示】

1. 浅议《药品管理法》(2019 年版) 中关于加强药品生产安全监管措施 药品生产企业在药品生产管理中主要目标是确保药品生产加工按照现行经批准的规程进行。生产管理既是保证药品质量形成的关键环节，也是在药品生产过程中执行 GMP 最重要的环节。在医药体制改革升级的大背景下，很多制药企业药品生产管理在面对国家药监部门的飞行检查时脆弱不堪，不为人知的违规行为被曝光于众，充分暴露了当时的药品安全生产管理不能满足时代进步的要求。如何对药品生产环节整顿和规范，成为药监部门和药学从业人员共同思考的问题。2019 年 8 月 26 日，《药品管理法》经第十三届全国人民代表大会常务委员会第十二次会议审议通过，自 2019 年 12 月 1日起施行。《药品管理法》(2019 年版) 出台的一项重要内容，就是明确药品管理应当以人民健康为中心，坚持风险管理、全程管控、社会共治原则，对药品研制、注册、生产、经营、使用、上市后管理等作出全面规定。药品监管部门取消药品 GMP 认证和 GSP 认证，对制药企业的监管重点渗透到药品生产生命周期的各个环节，加强了对事中和事后的监管；建立专职检查员队伍，对企业进行日常跟踪检查，飞行检查已成为常态，国家、省、市药品监管部门对每次的检查结果在各自网站予以公示，如果企业存在违规行为将被停业整改，严重的将失去企业信誉甚至失去市场。取消 GMP 认证，采取巡查、抽查和飞行检查等方式，药品监督管理部门随时对 GMP、GSP等执行情况进行检查，是我国药品生产管理中的一项重大措施改变，切实加强生产动态监督，保证了药品质量和用药安全。

2. 浅议《药品管理法》(2019年版)中假劣药的界定变化及处理　某药品事件再一次暴露出我国药品市场秩序的混乱、监管措施的漏洞和相关法律法规的缺失。随着我国药品不良反应制度的完善，药品不良反应发生率随之增加。所以，在审视这种制度已经比较完善而毛病仍然层出不穷时，我们更应该加大国家药品监督管理局工作的力度、深度和广度。为回应社会关切，实施精准惩治，《药品管理法》(2019年版)对假劣药按照功效作出重新界定：假药包括所含成分与国家药品标准规定的成分不符的药品等4种，劣药包括药品成分的含量不符合国家药品标准等7种。对制售假药劣药的行为，新法大幅提高了罚款额度，从货值金额的"二倍以上五倍以下""一倍以上三倍以下"提高到了"十五倍以上三十倍以下""十倍以上二十倍以下"，并增加了十万元的货值金额下限；对生产销售假药等违法行为增设停产停业等处罚；明确对生产销售属于假药、劣药的疫苗等6类违法行为，在法定幅度内从重处罚。

药品生产迎来了动态GMP检查的飞行检查时代，我国药品质量管理的重要性和真实性也被提高到新的层次，我们看到，药品管理措施更加科学有效，企业对质量管理更加重视，整个GMP环境前进了一大步，未来的医药产业将会更加安全、更加有效。

【参考文献】

国家药品监督管理局，2001. 药品管理法.

国家药品监督管理局，2019. 药品管理法.

魏桂梅，张金甲，2015. 浅析"欣弗事件"药品质量管理认识. 中医临床研究，7（25）：123-125.

杨世明，2016. 药事管理学.6版. 北京：人民卫生出版社.

张凤梅，2008. 加强药品GMP管理的思考与建议. 中国食品药品监管，（9）：75-76.

（吴繁荣）

案例24　药品生产监督管理——药品生产企业是否超范围生产中药饮片

【分析】

中药饮片是中药的重要组成部分，既可以用于中医临床配方使用，也可以用于中成药生产，其质量关乎人民群众用药安全有效。近年来，各级药品监管部门持续加大对中药饮片监督检查和抽检力度，依法查处和曝光违法违规企业和不合格产品，中药饮片总体质量状况有所好转，但存在的问题仍不容乐观。

1. 目前处理中药饮片问题，尚无针对中药饮片的具体管理办法　药品监管部门查处中药饮片违法案件主要依据的是《药品管理法》《中国药典》《中药炮制规范》和省、自治区、直辖市地方炮制规范三级标准。但现实中，各地炮制标准不统一，缺乏约束力和权威性。相同药材有多种炮制方法，在生产、经营、使用、检验上没有明确规定，操作性不强。各地中药饮片的切制方法繁多，操作混乱，即便同一品种操作方法也存在差异，真正意义上的饮片炮制技术标准和质量评价体系处于缺失状态。

《中国药典》2015年版四部炮制通则规定，中药炮制是按照中医药理论，根据药材自身性质，以及调剂、制剂和临床应用的需要，所采取的一项独特的制药技术。通则规定了8种常见的炮制方法：炒、炙、煅、炖、制炭、蒸、煮、煨。其中制炭是指将净药材或切制品通过炒、煅等方法制成炭，但须保存药性，不致灰化的炮制方法。中药材制炭后能增强其收敛、止血及止痢的作用。目前，制炭方法可以分为炒炭法和煅炭法。炒炭法是指待炮炙品，置煅锅内，用武火炒至表面焦黑色、内部焦褐色或至规定程度时，喷淋清水少许，熄灭火星，取出，晾干。煅炭法是指取待炮炙品，置煅锅内，密封，加热至所需程度，放凉，取出。

2.《中国药典》存在与地方中药饮片炮制规范炮制通则规定不一致的情况　此案例中该省

中药饮片炮制规范炮制通则里并没有制炭这一类,而是将制炭分别归属于火制里面的"炒"下的炒炭,以及火制里的"煅"下的扣锅煅。《中国药典》与该省中药饮片炮制规范炮制通则规定的并不一致。因此,该省局所发药品生产许可证、药品 GMP 证书中表述的"中药饮片"究竟是以《中国药典》炮制通则为准,还是以该省中药饮片炮制规范中的炮制通则为准?这是本案定性的关键点。

3. 《中国药典》中炮制通则的表述不能作为执法和处罚的依据 2005 年,国家食品药品监督管理局在《关于进一步规范药品说明书处罚行为的通知》(国食药监市〔2005〕491 号)中明确:"国家局网站上公布的药品说明书和《中国药典》中刊载的药品说明书样本不能作为执法和处罚依据,应以国家药品监督管理部门批准和各省、自治区、直辖市药品监督管理部门备案、审核登记的药品说明书为执法和处罚依据。"与《行政许可法》第八条:"公民、法人或者其他组织依法取得的行政许可受法律保护,行政机关不得擅自改变已经生效的行政许可。"规定的精神是契合的。药品说明书与生产范围表述的内容是存在类比性的,在生产范围的表述上,《中国药典》中炮制通则的表述也不能作为执法和处罚的依据,应当以各省、自治区、直辖市药品监督管理部门审批许可的内容为执法和处罚依据。具体到本案,就是该省局在审批发放药品生产许可证或进行 GMP 认证时,对生产范围和认证范围的表述应遵循该省中药饮片炮制规范中的炮制通则。本案经由执法人员向省局证实该企业药品生产许可证、药品 GMP 证书中表述的"中药饮片"包含炒炭和煅炭,故不作为超范围生产进行处理。

【启示】

1. 规范中药炮制加工的意义 中药炮制是以中医辨证用药为基础的传统制药技术,各省都制定了相应的炮制规范,对提高中药饮片质量、促进行业发展、保障用药安全等方面起到积极作用,但因各省药品监管部门对饮片监督工作的理解及管理水平不同,导致存在差异性,导致国家与地方的标准不统一,各地的炮制标准也不统一,甚至相互矛盾,这无疑使中药饮片的质量难以得到控制,使得炮制规范化难以提升,严重阻碍了中药炮制现代化发展进程,同时在一定程度增加执法的难度。

2. 国家加快推进中药炮制工艺的规范化工作 中药饮片炮制规范是中药饮片生产、经营、使用、检验、监督管理的重要依据,中药饮片的质量直接关系到中医临床处方用药、中成药的疗效和安全性等,据有关资料显示,中药饮片不合格率一直高于西药和中成药,因此需进一步加强中药炮制工艺规范化的研究。目前,中药炮制主要存在以下几方面的问题。一是中药饮片炮制工艺规范化。中药炮制程度,传统判断方法主要通过眼看、鼻嗅、口尝、手试等方法对药材形状、颜色、大小、断面、气、味、质地等进行判断。炮制人员在实际操作中,受经验、环境(如光照)等因素影响,极有可能造成终点判断的偏差,导致产品批次间不稳定。二是中药饮片炮制设备规范化。中药炮制机械设备主要对药材进行净选、润洗、切制、炒制、煅制、蒸煮等,炮制设备尚无统一的行业规范,技术力量薄弱及市场需求滞后,炮制机械设备的规范化需求迫切。三是中药饮片的质量标准规范化。研究饮片的质量标准对中药炮制规范化具有决定性作用,提高中药饮片质量标准,改进质量评价方法,有助于促进中药饮片炮制规范研究。

国家相关部门应当加快全国中药炮制规范的编制工作,加强对中药饮片炮制的管理和规范,更好地促进我国中医药事业的和谐发展。目前,关于《全国中药饮片炮制规范》的修订,已由国家中医药管理局立项、国家药典委员会牵头组织全国十家科研院所、大专院校及三十余家饮片生产企业参与进行。按照 2018 年 4 月国家药品监督管理局发布的《省级中药饮片炮制规范修订技术指导原则》的要求,《全国中药饮片炮制规范》编写完成后,各地方规范不能再重复收载《全国中药饮片炮制规范》中已收载的饮片品种。地方规范只收集真正具有地方特色,且具有临床应用特色的饮片。

【参考文献】

第十届全国人民代表大会常务委员会,2003. 行政许可法.

国家食品药品监督管理总局,2017. 药品标准管理办法(征求意见稿).

国家食品药品监管局，2005. 关于进一步规范药品说明书处罚行为的通知.

吴纯洁，2008. 中药炮制共性技术之一——"火力火候"的研究思路探讨. 中国中药杂志，33（15）：1926-1928.

徐颖，钟恋，刘玉杰，等，2015. 中药饮片炮制规范化研究的思考. 时珍国医国药，26（2）：355-356.

于江泳，黄琴伟，李恒，等，2011. 我国各省中药饮片炮制规范的对比分析研究. 中国药物警戒，8（11）：654-657.

（潘　敏）

案例25　"赠药"该不该罚——从药店促销乱象说起

【分析】

1. 零售药店买药赠药行为是否违法　根据《药品流通监督管理办法》第二十条："药品生产、经营企业不得以搭售、买药品赠药品、买商品赠药品等方式向公众赠送处方药或者甲类非处方药。"一旦买药品赠药品行为中，存在印有"RX"或者红色"OTC"标识的处方药与甲类非处方药时，已经构成违法。对于买赠乙类非处方药行为，可依据《药品经营质量管理规范实施细则》第七十二条："……药品销售不得采用有奖销售、附赠药品或礼品销售等方式。"《处方药与非处方药流通管理暂行规定》第十四条："处方药、非处方药不得采用有奖销售、附赠药品和礼品销售等销售方式，暂不允许采用网上销售方式。"的相关规定进行查处，但这两款规定均无处罚条款。

此外，根据《药品广告审查发布标准》第十二条："药品广告应当宣传和引导合理用药，不得直接或者间接怂恿任意、过量地购买和使用药品，不得含有以下内容……（二）含有免费治疗、免费赠送、有奖销售、以药品作为礼品或者奖品等促销药品内容的。"《医疗器械广告审查发布标准》第十一条："……（四）含有表述该产品处于'热销'、'抢购'、'试用'等的内容。"的规定，属于发布违法药品广告行为，应依法对上述违法广告行为进行查处。

2. 药店获赠药品是否违法　《药品流通监督管理办法》第二十条："药品生产、经营企业不得以搭售、买药品赠药品、买商品赠药品等方式向公众赠送处方药或者甲类非处方药。"在本案中，批发企业赠送的药品是甲类非处方药，这一点无可厚非。但《药品流通监督管理办法》中规定的"公众"是指普通消费者，是否包括零售药店？对"公众"一词的判断，将影响本案结果。"公众"是指与公共关系主体——社会组织发生相互联系、作用，其成员面临共同问题、共同利益和共同要求的社会群体。"公众"是社会群体，具有明显的类别性，既包含了个人、群体，也指其他社会组织。本案中涉及的"公众"显然是指除了自己之外的人群。因此，零售药房也属于禁止范畴，故该药店违反了《药品流通监督管理办法》第二十条的规定。

3. 零售药房购药行为的程序认定及违法界定　《药品流通监督管理办法》第十二条："药品生产、经营企业采购药品时，应按本办法第十条规定索取、查验、留存供货企业有关证件、资料，按本办法第十一条规定索取、留存销售凭证。"同时《关于规范药品购销活动中票据管理有关问题的通知》（国食药监安[2009]283号）："（一）药品生产、批发企业销售药品，必须开具《增值税专用发票》或者《增值税普通发票》（以下统称税票），税票上应列明销售药品的名称、规格、单位、数量、金额等，如果不能全部列明所购进药品上述详细内容，应附《销售货物或者提供应税劳务清单》，并加盖企业财务专用章或发票专用章和注明税票号码。所销售药品还应附销售出库单，包括通用名称、剂型、规格、批号、有效期、生产厂商、购货单位、出库数量、销售日期、出库日期和销售金额等内容，税票（包括清单，下同）与销售出库单的相关内容应对应，金额应相符。……（三）药品零售企业购进药品必须验明税票、供货方销售出库单与实际购进药品的品种、数量，核对一致后方可作为合格药品入库或上架销售。"因此，该零售药店购进药品没有履行索票验收职责，违反了《药品流通监督管理办法》及《关于规范药品购销活动中票据管理有关问题的通知》中的相关规定。

4. 处罚依据的界定　本案属于药品监督的行政处罚范畴，药品监督行政处罚指药品监督管理行政机关及法定授权组织依法对违反药品行政法律规范，尚未构成犯罪的公民、法人和其他组织所给予的行政法律制裁。其特点：①实施处罚的机关必须是法定的药品监督管理行政机关或者委托、授权的组织，即县级以上药品监督管理部门及其在法定权限内委托的机构；其他依法对药品实施监督管理的部门，经济主管部门、物价、卫生、中医药管理、海关、工商等部门。②被处罚人必须是实施了违法行为，违反了药品管理法律、法规的单位和个人。③药品监督行政处罚所追究的是行政责任，而不是民事责任、刑事责任。④实施处罚必须严格遵守法定程序，处罚的方式必须有法律、法规的明确规定。药品监督行政处罚的依据遵循就高不就低的原则，法律是由全国人民代表大会常务委员会依照立法程序制定和颁布的规范性法律文件。《药品管理法》是一般法律，它对行政处罚所作的规定是药品监督管理部门实施处罚的基本依据，《药品流通监督管理办法》属于部门规章，是法律、行政法规的具体化，是保障上位法得以贯彻采取的重要手段。本案中《药品管理法》七十九条、《药品流通监督管理办法》第四十条都涉及对零售药店违反行为的处罚，而且处罚力度不相同，如何选择？

《药品管理法》第五十五条："药品上市许可持有人、药品生产企业、药品经营企业和医疗机构应当从药品上市许可持有人或者具有药品生产、经营资格的企业购进药品；但是，购进未实施审批管理的中药材除外。"其处罚条款第一百二十九条，违反本法规定，药品上市许可持有人、药品生产企业、药品经营企业或者医疗机构未从药品上市许可持有人或具有药品生产、经营资格的企业购进药品的，责令改正，没收违法购进的药品和非法所得，并处违法购进药品货值金额两倍以上五倍以下的罚款……本案中，零售药店是从具有药品经营许可证的批发企业购进药品的，只是以赠送形式销售药品，不存在从无药品经营许可证单位购进药品问题。因此，不能按照《药品管理法》第五十五条规定查处，应该依据《药品流通监督管理办法》进行处罚。

【启示】

1. 赠送药品带来的不良社会影响　依据《药品流通监督管理办法》第二十条："药品生产、经营企业不得以搭售、买药品赠药品、买商品赠药品等方式向公众赠送处方药或者甲类非处方药。"是充分考虑患者用药的安全性，患者自行使用处方药和甲类非处方药时可能存在用药安全隐患，因而不能将其作为赠品进行赠送，那是否可以理解为乙类非处方药是可以赠送或搭售的？再者，为了规避处罚风险，经营企业可以以极低的价格，向公众销售处方药或甲类非处方药，如"一元钱"药品。面对这样的现象我们如何判断？

为追求利益最大化，药品零售不当促销活动频发且形式多样，有奖销售、赠送、搭售等现象普遍。零售药店不正当促销行为违反了《中华人民共和国反不正当竞争法》，扰乱了零售药业的市场秩序，需要进一步加强零售药店监管法律规范体系的建设，提高行业准入门槛和从业人员专业标准，提升消费者维权意识，增加维权途径，才能有效解决这一矛盾。

2. 药品生产、经营企业赠送药品的原因分析　药品生产、经营企业向药店、诊所赠送药品，其目的：一是变相降低所售药品价格，提高市场竞争力；二是变相处理一些难以销售的药品，如滞销或近效期品种。此类行为可能会扰乱正常的药品流通市场秩序，不利于药品经营行业的健康发展；所赠送药品可能存在质量隐患；赠送的药品一般没有购进票据和验收记录，一旦出现质量问题难以查找问题药品的源头，不利于及时消除或者降低问题药品的社会危害。因此，作为消费者，应该理性消费，不要贪图便宜；作为药品监督者，应从法律法规条款、合法程序、维护老百姓安全合理用药的角度加强认识。

【参考文献】

陈胜军，2015. 药店购进药品时获取"赠药"如何处理. 中国医药报，2015-10-12（3）.

第十二届全国人民代表大会常务委员会，2017. 中华人民共和国行政处罚法.

国家食品药品监督管理局，2007. 药品流通监督管理办法.

国家食品药品监督管理总局，2015. 中华人民共和国药品管理法.

李旭，2017. 药师药店，药店促销打折之风当"刹车". 中国医药报，2017-5-23（7）.

孙寒宁，2019. "健康中国"视域下药品零售不当促销现状调研报告（上）.医学与法学，11（2）：40-46.

王建华，2015. 药店促销与消费者需求矛盾研究. 中国药业，（12）：10-12.

张宗利，2005. 试析药品监督行政处罚的依据及适用规则. 中国药事，（9）19：534-536.

（杨晓莉）

案例 26　药品流通环节的质量管理——以刺五加注射液夺命案为例

【分析】

1. 由于药品包装受损，张某已多次拒绝收货，为何最终还是酿成严重后果　根据 GMP、GSP，产品的包装和运输应当能够保证其内在质量，问题产品已经存在明显的外包材及直接接触药品的包装材料破损情况，张某在拒收的同时，应该要求供货厂家对破损情况进行原因调查，待原因调查清楚后，对问题产品进行综合风险评估后，再进行后续的收货。

2. 问题产品在昆明 D 公司仓库被泡过后，张某已将情况反馈至公司质管部，为何问题还是没有得到控制　问题产品属于高风险的注射剂产品，根据 GMP 附录 1 第三条："无菌药品的生产须满足其质量和预定用途的要求，应当最大限度降低微生物、各种微粒和热原的污染。"A 公司质量部主任王某，在接到张某的换货申请后，并未履行质量部对于问题产品进行风险评估的职责，对于已经浸泡过水的注射剂产品，仅要求生产部配合进行简单包装更换，质量部门的失职对于问题产品最终酿成的严重后果负有不可推卸的责任。

3. 张某为何可以私自将药品卖给无经营资质的个人？销售人员的营销行为不受控吗　药品并非一般的普通商品，GSP 第八十九条："企业应当将药品销售给合法的购货单位，并对购货单位的证明文件、采购人员及提货人员的身份证明进行核实，保证药品销售流向真实、合法。"而案件中 B 公司的销售人员张某私自将问题产品卖给无资质的闲散人员，显然是公司在销售环节的质量管控处于失控状态，一方面是公司质量管理流程的疏漏，质量部门对于其他部门人员质量培训不到位；另一方面是销售人员严重缺乏质量意识，才最终酿成悲剧。

【启示】

药品不同于一般的商品和货物，它直接关系到患者的生命和健康安全。

药品生产、经营企业应当如何做才能最大限度避免药品质量问题的发生?国家药品监督管理部门应该如何监管才更加有效?

1. 切实履行上市许可持有人制度，上市许可持有人对药品全生命周期质量负责　新版《药品管理法》于 2019 年 12 月 1 日起正式实施，强调了药品上市许可持有人对药品全生命周期承担责任的现代药品管理制度，是此次《药品管理法》所确定的基本制度、核心制度。这一制度明确了药品生产企业从原料采购—生产活动—检验—上市销售—上市后管理—药品退市整个阶段，对药品全生命周期质量安全的主体责任，要求药品生产企业对药品全生命周期的质量负责。

2. 监管部门转换思路，从重门槛转变为重监督　《药品管理法》（2019 年版）取消了 GMP、GSP 认证，但此次取消并不是降低监管门槛，而恰恰是对企业的日常生产提出了更高的要求。于药品生产企业而言，等于将 "飞行检查""专项检查""跟踪检查"等常态化，将模式化的广泛性检查转变为有因、有针对性的检查。

3. 明确法规范围，在日常药品生产、经营中将法规要求落到实处　GSP 不单单是药品批发、零售企业和监管部门应该遵守的法条，GSP 是对药品流通过程中涉及的采购、销售、储存、运输活动制定的基本准则和管理标准，它的适用范围很广，具体如表 3-26-1。

表 3-26-1　GSP 适用范围

	药品经营企业	批发、零售
适用范围	药品生产企业	销售、储存、运输

续表

	第三方医药物流	储存、运输
适用范围	疫苗代储代运企业	储存、运输
	医疗计生机构	另行制定
	互联网销售药品	另行制定

刺五加注射液事件中，药品生产企业、第三方物流企业、医疗机构均与药品的流通与使用密切关联，而 A 公司、第三方物流甚至是违法的个人都参与其中，销售人员被动、主动三次违法更换包装，明知违规依然将药品卖给没有资质的个人；没有资质的个人找机构代开发票代挂资质将药物销售进入医院；质量保障部主任知法而纵容伪造退货记录；物流公司反复运输、更换包材，每个步骤都是明知故犯，每个人的渎职失职共同造成了悲剧发生。

4. 监管部门应不断细化药品相关法律法规，切实推动行业不断进步 以 GSP 为例，最新版 GSP 在以往 GSP 的基础上迭代，强调质量体系的建设，强调机构、人员、设施设备、文件、计算机系统五大要素的管理，强调药品的可追溯，强调冷链管理，强调运输、冷藏环节的温湿度管理与验证，这些措施有力地规避了药品在流通环节被污染或变质，使得药品流通环节的质量更为可控。

5. 企业应切实落实主体责任，持续增强药品从业人员的质量意识 在国家不断完善药品监管体系的同时，药品生产、经营企业是切实履行法律法规的主体。不断将书面的法律条文切实地落实到药品生产、经营、流通各环节中，不断加强药品从业人员的质量意识，是企业义不容辞的义务。

【参考文献】

国家食品药品监督管理局，2016. 药品经营质量管理规范及附录.

国家食品药品监督管理局通报刺五加不良事件查处情况. 世界临床药物，2008，29（11）：691.

国家药品监督管理局，2019. 中华人民共和国药品管理法.

杨德礼，柴文昭. 刺五加注射液事件 14 例临床分析. 中外医疗，2009，28（21）：90-91.

（王　丽）

案例 27　药品流通管理之思考——以某地非法疫苗案为例

【分析】

1. 犯罪嫌疑人非法经营药品行为，违反了《药品管理法》中相关的规定 犯罪嫌疑人庞某及孙某，在未有药品经营许可证及相应条件下，通过挂靠在正规疫苗批发企业从事二类疫苗的非法经营。该行为违反了《药品管理法》第五十一条规定："从事药品批发活动，应当经所在地省、自治区、直辖市人民政府药品监督管理部门批准，取得药品经营许可证……无药品经营许可证的，不得经营药品。"同时，违反了第五十七条、五十九条规定。庞某及孙某的行为也属于行政责任中的无药品经营许可证的违法经营情形，应根据《药品管理法》第一百一十五条规定，对其未取得药品经营许可证而从事药品经营的行为：第一，依法予以取缔；第二，没收违法销售药品及违法所得；第三，处违法销售药品其货值金额 15 倍以上，30 倍以下罚款等行政处罚。

2. 疫苗供给、疫苗来源不符合法规规定 国内的二类疫苗可由疾控部门、接种单位自主采购，疫苗销售企业为追求利益，存在通过各种渠道想方设法地将疫苗销售给疾控部门、接种单位的情况。

《疫苗流通和预防接种管理条例》规定国家免疫规划疫苗以外的其他免疫规划疫苗、非免疫规划疫苗由各省、自治区、直辖市通过省级公共资源交易平台组织采购。疾病预防控制机构应当按照规定向接种单位供应疫苗。疾病预防控制机构以外的单位和个人不得向接种单位供应疫苗，接种单位不得接收该疫苗。

庞某及其女从多名疫苗公司业务员手中低价购进数十种疫苗，然后再提价销往全国多地，此次涉案的疫苗，全部为二类疫苗。而涉案的一些疫苗生产、批发厂家，在明知道购买者在没有疫苗经营的资质下，为了利益，通过编造药品销售记录、出租出借证照、挂靠走票等行为向购买者销售疫苗，严重违法了我国的法律。

3. 疫苗运输过程不符合《中华人民共和国疫苗管理法》的规定 快递寄送，违反疫苗冷链运输管理规定。疫苗的有效性取决于疫苗的储存条件，维持冷链对确保疫苗的效力及耐受力至关重要。高温和冷冻温度都对疫苗的效力有影响，预防冷冻对于保持吸附疫苗（如甲型肝炎、乙型肝炎、破伤风、白喉、百日咳、肺炎球菌病）的效力尤为重要。

4. 被判缓刑后重操疫苗批发旧业 针对某地非法经营疫苗系列案件暴露出来的第二类疫苗流通链条长、牟利空间大等问题，《国务院关于修改〈疫苗流通和预防接种管理条例〉的决定》中删除了条例原有的关于药品批发企业经批准可以经营疫苗的条款，不再允许药品批发企业经营疫苗。

5. 勾结批发企业购进临期疫苗，使疫苗脱离疾控监管 过期疫苗应当由县级疾控中心统一登记回收，并定期向县级食品药品监督管理部门报告"过期疫苗"的品种、批号、数量、生产企业，由县级食品药品监督管理部门会同卫计部门按规定销毁。临期疫苗在流通过程中存在过期、变质的风险。

【启示】

1. 疫苗质量一定要与生产企业挂钩 某地非法疫苗案彻底改变我们认为药品安全监督风险在生产源头，流通环节不会出什么大事的错误观点。这个案件的漏洞就是整个案件是在流通环节发生的。如果疫苗生产企业无责任，这就会导致药品质量监督过程中，生产企业通过一家销售企业完成药品的流通，进而规避了生产企业的责任。为了及时杜绝这一漏洞，2019 年 6 月 29 日第十三届全国人民代表大会常务委员会第十一次会议通过了修订的《中华人民共和国疫苗管理法》，该法案第五条明确规定："疫苗上市许可持有人应当加强疫苗全生命周期质量管理，对疫苗的安全性、有效性和质量可控性负责。"疫苗全生命周期也就囊括了疫苗流通环节，而作为流通环节的质量保证，药品生产企业绝对不能推卸质量监督责任。所以说药品质量必须与生产企业挂钩，生产企业是第一责任人。

2. 流通领域需要交给专业的"代储代配"公司来做 药品尤其是生物制品（疫苗）具有复杂性、高价值性和高时效性，对运输配送的要求更高。要想实现全方位辐射全国各个地区的运输配送服务，光靠一些企业自建医药冷链物流满足不了需求。首先需要国家发挥宏观调控作用制定相关行业标准，完善各项基础设施和信息化建设。其次政府应该支持流通环节建立专业的"代储代配"公司，即鼓励投资建设专业化、标准化和多功能化的第三方医药冷链物流。第三方医药冷链物流是针对医药冷链物流企业的需求产生的，可以通过对超温药品检测和处理系统进行实证分析，采取相关措施减少物流流程中的断链，以此提供专业、高效、快速、便利的冷链服务。

3. 树立正确的经营理念，培养专业的冷链物流人才 企业要摆脱传统思想的束缚，以整个供应链的运作成本最低为战略出发点，通过重组、兼并整合优势资源，医药流通企业自身也要树立责任意识和正确的经营理念，培养专业的复合型冷链物流人才。

4. 加强流通领域的监督 生产企业质量人务必强化疫苗流通环节的质量监督，强化考核，督促承担疫苗"代储代运"的配送企业严格按照冷链要求，规范配齐冷链运输和仓储设备设施，配强专业人员，确保疫苗质量安全。

【参考文献】

郭响明，2016. 从山东疫苗案看药品监督管理. 科学大众.科学教育，（7）：170.
国家药品监督管理局，2019. 中华人民共和国药品管理法.

国家药品监督管理局，2019. 中华人民共和国疫苗管理法.

罗雪燕，2016. 山东"问题疫苗"案背后的法律责任分析.热点透视，（7）：111-112.

肖敏，李英英，2016. 浅议山东疫苗事件中存在的监管问题及建议.中国药房，27（16）：2161-2163.

颜晓乐，2016. 从"山东疫苗事件"探新我国医药冷链物流发展策略.重庆科技学院学报（社会科学版），（9）：44-47.

赵国强，2016. 以山东问题疫苗事件浅析我国药品安全监管现状及对策. 长江丛刊·理论研究，（5）：90.

中华人民共和国国务院，2005. 疫苗流通和预防接种管理条例.

（马　波）

案例 28　药品调剂与处方管理——以淮南某院"致死处方"事件为例

【分析】

1. 本案中医疗机构是否涉嫌违法？医生是否承担相应的法律责任？药师的行为是否涉嫌违法　根据《处方管理办法》第二十九条："取得药学专业技术职务任职资格的人员方可从事处方调剂工作。"本案中李某声称自己不是药师，并未取得药学专业技术资格。医院使用未取得药学专业技术职务任职资格的人员从事处方调剂工作属于违法行为，按照《处方管理办法》第五十四条："由县级以上卫生行政部门按照《医疗机构管理条例》第四十八条的规定，责令限期改正，并可处以5000元以下的罚款；情节严重的，吊销其《医疗机构执业许可证》。"

根据《处方管理办法》第十四条："医师应当……按照诊疗规范、药品说明书……开具处方。"本案中医生的处方存在不规范性和用药不适应性等情况，根据《处方管理办法》第五十七条："……由县级以上卫生行政部门给予警告或者责令暂停六个月以上一年以下执业活动；情节严重的，吊销其执业证书。"

根据《医疗机构处方审核规范》规定药师要对处方进行审核，第十四条："规范性审核。（一）处方是否符合规定的标准和格式，处方医师签名或加盖的专用签章有无备案，电子处方是否有处方医师的电子签名。（二）处方前记、正文和后记是否符合《处方管理办法》等有关规定，文字是否正确、清晰、完整。（三）条目是否规范……"第十五条："适宜性审核。（一）西药与中成药处方，应当审核以下项目：1.处方用药与诊断是否相符；2.必须做皮试的药品，是否注明过敏试验及结果的判定；3.处方剂量、用法是否正确，单次处方总量是否符合规定；4.选用剂型与给药途径是否适宜；5.是否有重复给药和相互作用情况；……6.是否存在配伍禁忌；……9.是否存在其他用药不适宜情况。"本案中药师未对处方进行审核就直接进行药品调剂，根据《处方管理办法》第五十八条："……情节严重的，由县级以上卫生行政部门责令改正、通报批评，给予警告；并由所在医疗机构或者其上级单位给予纪律处分。"

2. 处方调剂应遵循的原则是什么　《医疗机构处方审核规范》第六条："药师是处方审核工作的第一责任人。药师应当对处方各项内容进行逐一审核。"药品调剂是根据已审核的处方进行调配，该环节要求药学人员一定要认真仔细落实《处方管理办法》。《处方管理办法》第三十七条："药师调剂处方时必须做到'四查十对'：查处方，对科别、姓名、年龄；查药品，对药品、剂型、规格、数量；查配伍禁忌，对药品性状、用法用量；查用药合理性，对临床诊断。"药房中常常存在高警示药品，包括易混淆药品及高危药品，前者包括通用名相近、包装相似、一品双规及不同剂型的药品，这类药品产生调剂差错，易给患者带来严重的后果，这就要求药师在调剂工作中严格依照"四查十对"原则进行，准确调剂药品。正如本案中的药师李某从没有见过维库溴铵（肌松药），认为其有化痰的效果，并不知道自己所拿的是高警示药品，因专业知识欠缺，未能及时发现处方中存在的问题，导致处方调剂差错，将药品直接发给患儿使用，造成患儿死亡。

3. 处方点评内容包括哪些？本案例中违反了哪几条　处方点评是医院持续医疗质量改进和药

品临床应用管理的重要组成部分，是提高临床药物治疗学水平的重要手段，通过对不合理用药的问题进行有效干预和持续监测，以达到合理用药、用药监测和管理的目的。《医院处方点评管理规范（试行）》处方点评结果分为合理处方和不合理处方，不合理处方包括不规范处方、用药不适宜处方及超常处方。

《医院处方点评管理规范（试行）》第十七条："有下列情况之一的，应当判定为不规范处方：（一）处方的前记、正文、后记内容缺项，书写不规范或者字迹难以辨认的；（二）医师签名、签章不规范或者与签名、签章的留样不一致的；（三）药师未对处方进行适宜性审核的（处方后记的审核、调配、核对、发药栏目无审核调配药师及核对发药药师签名，或者单人值班调剂未执行双签名规定）；（四）新生儿、婴幼儿处方未写明日、月龄的；（五）西药、中成药与中药饮片未分别开具处方的；（六）未使用药品规范名称开具处方的；（七）药品的剂量、规格、数量、单位等书写不规范或不清楚的；（八）用法、用量使用"遵医嘱"、"自用"等含糊不清字句的；（九）处方修改未签名并注明修改日期，或药品超剂量使用未注明原因和再次签名的；（十）开具处方未写临床诊断或临床诊断书写不全的；（十一）单张门急诊处方超过五种药品的；（十二）无特殊情况下，门诊处方超过7日用量，急诊处方超过3日用量，慢性病、老年病或特殊情况下需要适当延长处方用量未注明理由的；（十三）开具麻醉药品、精神药品、医疗用毒性药品、放射性药品等特殊管理药品处方未执行国家有关规定的；（十四）医师未按照抗菌药物临床应用管理规定开具抗菌药物处方的；（十五）中药饮片处方药物未按照'君、臣、佐、使'的顺序排列，或未按要求标注药物调剂、煎煮等特殊要求的。"

《医院处方点评管理规范（试行）》第十八条："有下列情况之一的，应当判定为用药不适宜处方：（一）适应证不适宜的；（二）遴选的药品不适宜的；（三）药品剂型或给药途径不适宜的；（四）无正当理由不首选国家基本药物的；（五）用法、用量不适宜的；（六）联合用药不适宜的；（七）重复给药的；（八）有配伍禁忌或者不良相互作用的；（九）其他用药不适宜情况的。"

《医院处方点评管理规范（试行）》第十九条："有下列情况之一的，应当判定为超常处方：1.无适应证用药；2.无正当理由开具高价药的；3.无正当理由超说明书用药的；4.无正当理由为同一患者同时开具2种以上药理作用相同药物的。"

本案中的处方可依据《医院处方点评管理规范（试行）》第十七条中的第（一）、（三）、（四）、（七）及（十）判定该处方为不规范处方。

【启示】

1. 药师是处方审核工作的第一责任人　随着药品零加成和医疗改革的不断深入，药学部工作从以药品为中心逐渐转变为以用药安全为中心。在处方管理过程中，医师是处方用药的开具者，患者是处方中药品的使用者，药师是处方审核的执行者。因此，严格实施处方审核，提高处方质量，促进合理用药，对于保障患者用药安全至关重要。

在我国传统的诊疗模式中，医院药师长期处于药品调剂的地位，大多数药师的专业知识结构偏重于药学，临床医学知识较为匮乏。另外，药师每天至少要对上千张处方进行审核，工作量显然不小，窗口药师对处方的审核可能存在遗漏或失误，很难确保每张处方用药的合理与安全。即使药师审核出问题处方，患者又要经过退费、找医生重新开方、缴费、重新取药等一系列复杂流程，可能造成医药患三者之间在处方调剂过程中的矛盾，无形中延长了就诊时间，降低患者在就医过程中的满意度。目前大多数医院主要是通过对部分已经开出的处方进行事后的抽查点评来提升医院用药的合理性，然而事后点评的滞后性对已经调剂甚至服药的患者来说没有意义。处方前置审核就是药学服务转型期间产生的处方审核的新模式，虽然目前还处于发展的初级阶段，但已经成为医院药学发展的一个重要方向。通过开展处方前置审核可有效降低患者往返于处方医师与药师之间修改处方的烦琐流程，提高患者的取药效率，保证患者用药安全，更好地促进药物的合理使用，提升药学服务的内涵。2018年出台的《医疗机构处方审核规范》要求医疗机构应开展并实施处方前置审核，药师作为处方审核工作的第一责任人，切实保证患者用药的安全合理（图3-28-1）。

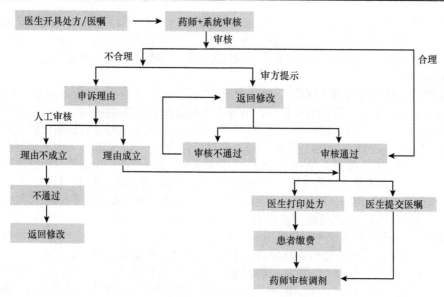

图 3-28-1 处方前置审核流程图

2. 高度重视高警示药品使用安全 高警示药品是指若使用不当会对患者造成严重伤害或死亡的药物，其特点是出现的差错可能不常见，但一旦发生则后果将非常严重。维库溴铵为高警示药品，本案例中造成其使用不合理的原因有以下几点：①医生、药师和护士对高警示药品知晓率低，甚至不清楚哪些常见药物是高警示药品，缺少对此类药物用药安全的意识；②药师未对高警示药品处方进行严格审核，忽视"四查十对"和双人核对的高警示药品发药原则；③药师对高警示药品使用知识掌握不全，对高警示药品处方审核的能力不足，导致维库溴铵使用不合理。

高警示药品管理是医疗风险管理中最为重要的一项内容，为了提高用药管理质量，对高警示药品管理进行优化势在必行，梳理医疗机构高警示药品类别，同时制定高警示药品标识管理以提示医务人员。在其使用管理中，药师作为核心成员，需具备全面的专业知识，对处方进行严格的审核，对于不合格的高警示药品处方，应当拒绝调配。调配时，药师必须严格履行"四查十对"原则，做到调配和发放双人审核，确保高警示药品的发放准确无误。更应全面提高药师参与高警示用药管理的积极性，从而进一步保障高警示药品的安全应用。

【参考文献】

范维娜，2017. PDCA 循环管理在医院高危药品安全管理中的应用分析. 中国卫生产业，14（36）：80-81.

国家卫生健康委员会，2018. 医疗机构处方审核规范.

国家药品监督管理局，2019. 中华人民共和国药品管理法.

冀召帅，宋微微，艾超，2018. 处方前置审核模式的实践与评价. 中国医院药学杂志，38（16）：1743-1746.

王敏，于珊珊，王中磊，等，2017. 医院高警示药品的管理策略. 中国医院用药评价与分析，17（2）：152-153.

肖怀玉，2014. 事前审核是实现医院药学转型的关键手段. 中国医药指南，12（9）：253-254.

中华人民共和国卫生部，2007. 处方管理办法.

中华人民共和国卫生部，2010. 医院处方点评管理规范（试行）.

ISMP. "High-alert" medications and patient safety. IntJQual Health Care，2001，13（4）：339-340.

（宋沧桑）

案例 29 规范医疗机构药品采购——基于东海县某医疗机构从非法渠道购进药品案的分析

【分析】

1. 本案中卫生室负责人的行为有以下的违法之处

（1）从无证个人李某处购进药品，属于非法渠道购进药品，违反了医疗机构药品采购管理中的相关规定。

1)《药品管理法》第七十条："医疗机构购进药品，应当建立并执行进货检查验收制度，验明药品合格证明和其他标识；不符合规定要求的，不得购进和使用。"

2)《医疗机构药品监督管理办法（试行）》第六条："医疗机构必须从具有药品生产、经营资格的企业购进药品。医疗机构使用的药品应当按照规定由专门部门统一采购，禁止医疗机构其他科室和医务人员自行采购。"

3)医院使用的所有药品（不含中药饮片）均应通过省级药品集中采购平台采购，实行药品分类采购。

（2）没有药品购进记录。

1)《医疗机构药品监督管理办法（试行）》第八条："医疗机构购进药品时应当索取、留存供货单位的合法票据，并建立购进记录，做到票、账、货相符。合法票据包括税票及详细清单，清单上必须载明供货单位名称、药品名称、生产厂商、批号、数量、价格等内容，票据保存期不得少于3年。"

2)《药品流通监督管理办法》第二十四条："医疗机构购进药品时，应当按照本办法第十二条规定，索取、查验、保存供货企业有关证件、资料、票据。"

（3）该卫生室负责人开始隐瞒违法事实，认定药品从批发公司购进。

《医疗机构药品监督管理办法（试行）》第二十八条："医疗机构应当积极配合药品监督管理部门依法对药品购进、储存、调配和使用质量情况进行监督检查，如实提供与被检查事项有关的物品和记录、凭证以及医学文书等资料，不得拒绝和隐瞒。"

2. 本案中李某的行为有以下的违法之处 李某将从医院通过住院报销方式购买的药品销售给卫生室负责人。

《药品管理法》第五十一条："……无药品经营许可证的，不得经营药品。"

3. 处理结论

（1）可依据《药品管理法》第一百二十九条规定给予卫生室以下的处罚：①没收查封扣押的药品；②没收违法所得76.00元；③给予货值金额的二倍罚款十万元（货值金额不足五万元，按五万元计算）。

（2）可依据《药品管理法》第一百一十五条规定给予李某以下的处罚：①没收违法销售的药品；②没收违法所得486.00元；③给予货值金额的十五倍罚款一百五十万元（货值金额不足十万元，按十万元计算）。

【启示】

1. 药品采购规范化管理的必要性 药品是临床治疗过程中不可或缺的特殊商品，药品质量是否合格对患者身体健康甚至生命安全有着重大影响。药品采购是医院管理工作中的重要环节，规范药品采购管理是保证药品质量的首要环节。非法渠道采购药品会破坏公平竞争的市场秩序，让合法生产和经营的企业无法生存，造成恶性循环，不利于医药行业的健康有序发展。完善药品采购管理制度，规范药品采购流程，对药品采购的各环节加强监督管理，能进一步保证药品采购工作规范有序地进行。医院药品采购规范化管理的主要内容：①药品采购管理组织规范化，保障药品的采购流程合理流畅，使采购的药品质量得到保障；②采购流程规范化管理，保证药品采购过程的及时有效，促进药品采购管理合理规范；③通过建立药品采购审批制度和制订科学的采购计划使采购药品规范化；④对已采购的即将入库的药品进行严格的审查，药品入库验收后按照相应的管理规定进行储存，规范药品的出库和相关采购记录。

2. 国家优化采购方式降低药品的价格 医疗机构药品采购以集中招标采购方式进行，经过多年的发展，药品集中采购已逐步演变成围绕药品生产、流通、使用、医保支付、监管全链条的活动，成为药品流通准入的重要环节。集中采购有效规范了药品采购渠道与流通秩序，同时也保障了基本药物供应，特别是针对基本药物品种和金额使用率较高的贫困边远地区农村基层医疗机构。

2018 年国家确定北京、上海、重庆、天津 4 个直辖市及沈阳、大连、厦门、广州、深圳、成都、西安 7 个城市作为药品带量采购试点城市（简称"4+7"带量采购）。带量采购即在招标时明确采购数量，企业根据招标文件中的采购数量进行报价，通过议价或竞价形成的中标价格为最终采购价格。药品带量采购被推广至全国 31 个省市，各地纷纷开始开展试点项目。

药品"4+7"带量采购由政府牵头，直面药企，以量换价，从而降低药价，减轻患者负担。同时设定质量门槛，确保中标药品的质量，让患者真正用上"低价格、高质量"的药品。更为重要的是带量采购有利于规范药品采购流程，参与药品质量评审的专家有一部分是来自于医疗机构的临床专家，以往的集中采购存在"二次议价"空间，专家们可能会为寻求医院补偿的有效渠道，存在主观上预留价格空间以备再议的动机，带量采购一定程度上消除了二次议价的机会，促进评标过程的规范化，完善了采购流程。

加强药品采购管理，依法对药品采购的各个环节进行规范化、制度化的管理，同时也要认真贯彻落实药改新政，切实缓解"用药贵"的问题，为患者减负，摆脱"药神"的困局。

【参考文献】

范维娜，2017. PDCA 循环管理在医院高危药品安全管理中的应用分析.中国卫生产业，14（36）：80-81.

国家卫生健康委办公厅，国家中医药管理局办公室，中央军委后勤保障部办公厅，2018.关于印发医疗机构处方审核规范的通知.

国家药品监督管理局，2019. 中华人民共和国药品管理法.

冀召帅，宋微微，艾超，2018. 处方前置审核模式的实践与评价.中国医院药学杂志，38（16）：1743-1746.

王敏，于珊珊，王中磊，等，2017. 医院高警示药品的管理策略.中国医院用药评价与分析，17（2）：152-153.

肖怀玉，2014. 事前审核是实现医院药学转型的关键手段.中国医药指南，12（9）：253-254.

中华人民共和国卫生部，2007. 处方管理办法.

中华人民共和国卫生部，2010. 卫生部通知印发《医院处方点评管理规范（试行）》.

ISMP，2001. "High-alert" medications and patient safety.IntJQual Health Care，13（4）：339-340.

（宋沧桑）

案例 30　规范超说明书用药的管理——从超说明书用药致药物性肝损害谈起

【分析】

超说明书用药（off-label drug use，OLDU）又称"药品说明书外用法""药品未注册用法"，是指药品使用的适应证、给药方法或剂量不在药品监督管理部门批准的说明书之内的用法，包括给药剂量、适应人群、适应证或给药途径等与药品说明书不同的用法。超说明书用药由于未经临床试验研究，无法获得药品安全性、有效性试验数据的支持，也没有获得药监部门的批准，因此必然存在一定风险。

1. 法律风险 药品说明书是由国家药品监督管理局批准核定的文件，具有法律效力。药品说明书是药品临床使用的重要参考依据，但由于说明书更新较慢，往往滞后于临床实践，导致两者之间的矛盾。同时，由于医师缺乏科学依据的超说明书用药，致使不合理用药的情况大量存在。胶体磷[32P]酸铬注射液用于控制癌性胸腹水和某些恶性肿瘤的辅助治疗，药品说明书中规定儿童禁止使用。本案中的胶体磷[32P]酸铬注射液的适应证和适用人群未在药品说明书记载范围内，属于超说明书行为，未遵循药品临床应用指导原则、临床诊疗指南和药品说明书等合理用药原则，造成患儿发生严重的药物性肝损害，医院和医生不可避免需要面临承担法律责任。

2. 伦理风险　超说明书用药中患者是否受益无法确定，一旦给患者带来风险，则违背伦理道德，存在的主要伦理问题就是药品信息的不对称，医疗机构应尊重患者对药品使用的知情权和隐私权。本案中在没有经所在医疗机构药事管理与药物治疗学委员会和伦理委员会批准并备案前，给三月龄患儿刘某使用胶体磷[^{32}P]酸铬注射液行组织间介入治疗，必然存在很大的风险。同时医院未对儿童禁用的情况、用药的理由及可能出现的风险明确告知患儿家属，在没有征得患者家属的同意下进行了超说明书用药，没有保护患儿家属的知情权和尊重其自主决定权，有违伦理精神。

3. 患者用药安全风险　医疗机构应当遵循安全、有效、经济的合理用药原则，有限的临床资料和研究无法显示药品使用后潜在的风险，患者是否真正从超说明书用药中受益无法确定，可能会增加药物临床应用的风险。本案中给患儿使用胶体磷[^{32}P]酸铬注射液，没有充分论证其不良反应、禁忌证、注意事项等，没有权衡药物超说明书治疗可能带来的风险。此外胶体磷[^{32}P]酸铬注射液治疗患儿血管瘤并非最佳的治疗方案，而且治疗带来不确定因素甚至严重并发症，会严重影响患儿的生活质量。婴幼儿有部分血管瘤可自行消退，接受胶体磷[^{32}P]酸铬注射液治疗，如误注入血管内，可使肝、脾及骨髓受到有害的照射，对本案例患儿可采取其他更为安全的方法来治疗，从而保障患儿利益最大化。

【启示】

1. 超说明书用药现状　随着现代医药学的不断发展，药品说明书的更新通常落后于临床实践，为了满足临床治疗的需求，超说明书用药在临床治疗中难以完全避免，超说明书用药行为在我国普遍存在，研究显示在常用处方中，约有 21%属于超说明书用药，部分超说明书用药缺乏循证医学证据支持其有效性和安全性。在孕妇、儿童等特殊人群中超说明书用药更为常见，由于儿童用药剂型的严重匮乏，使得儿童经常被迫使用成人药物，儿童中超说明书用药所占比例较高。

目前，印度、日本、美国、荷兰、德国、意大利、新西兰等国家已有超说明书用药的相关立法，除了印度明确规定禁止超说明书用药外，其他 6 国均允许合理地超说明书用药。我国尚无法律法规明确对超说明书用药行为进行规定，中国药理学会治疗药物监测研究专业委员会药品风险管理学组2015 年 4 月发布《超说明书用药专家共识》，形成了与超说明书用药相关的指南，具有行业规范的作用。其中规定当超说明书用药造成不良后果时，将由医师和药师共同承担相应的法律责任（在国外，超药品说明书药主要责任由医务人员承担）。

2. 超说明书用药的规范化管理　临床用药管理的核心是以患者利益为前提的合理用药，虽然部分超说明用药现象具有一定的合理性，在一定程度上有利于患者疾病治愈并能发现药物的新疗效，但是如果超说明书用药监管不当，其潜在的危害不容忽视。在临床超说明书用药中有些是根据临床指南的推荐或有较充分的临床研究证据，有些则是缺乏相关循证医学的证据而盲目使用，而后者由于缺乏大量的临床研究数据支持，会使患者在用药过程中不良反应的发生率增加，难以保证用药的安全性，因此超说明书用药的规范管理势在必行。为了更好地保障医疗质量和用药安全，一方面需要加强临床用药的规范化和制度化管理，建立"患者知情同意"管理流程；另一方面还需保障循证支持的超说明书用药的合理使用，出台相关法律法规，规范超说明书用药行为。只有这样，才能既顾全患者的治疗需要及医务人员的执业合法化，又可减少医疗资源的浪费，确保安全合理用药。

在我国超说明书用药尚未立法做出相应规范的情况下，除了依靠各专业领域的专家共识外，医疗机构应根据自身情况制订符合本机构实际的超说明书用药规范化管理制度和流程，并在操作过程中做到有效监管。超说明书用药的管理制度中应包括如下几点。

（1）组织医学与药学工作者对超说明书用药进行准入审批、备案、临床用药监测、评价和超常预警等工作，以防控用药风险。

（2）明确超说明书用药的目的：在临床治疗过程中，在无其他合理的可替代药物治疗方案的情况下，为了患者的利益选择超说明书用药，而不应该是以试验、研究或其他关乎医师自身利益为目的。

（3）对超说明书用药的使用条件进行限制：当有可替代药品、说明书上规定"禁用"、患者存在"禁忌证"等情况下禁止超说明书用药。

（4）应当具备充分的循证医学证据：超说明书用药必须有充分的文献报道、循证医学研究结果等证据支持。

（5）保证患者知情权：实施已备案的超说明书用药，应向患者或家属、监护人告知用药理由、治疗方案、预期效果及可能出现的风险，在患者或家属、监护人表示理解、同意并签署知情同意书后，方可实施超说明书用药。此外，还应加强医疗机构之间的交流与探讨，借鉴国内外先进管理经验，结合医疗机构实际情况采取多元化的管理模式，如超说明用药的分级管理、信息化管理、专项点评、绩效考核等。

3. 药师在超说明书用药中的职责　临床医师是超说明书用药的最终实践者和责任人，药师是超说明书用药的审核人，药师应充分建立用药风险防控意识。在超说明书用药中药师必须做到以下几点。

（1）对超说明书用药行为进行分级审核和综合处理，将超说明书用药规则纳入处方前置审核系统，首先通过在线审核展开药品超说明书使用的全面筛查和滤过；其次药师对处方的适宜性严格把关，在审方过程中一旦发现超说明书用药处方应及时与医师沟通，保证临床合理用药。

（2）临床药师应加强循证药学的专业能力，即文献检索和证据收集的能力，明确药物的有效性及不良反应等级、推荐强度和证据等级；收集医疗机构内临床超说明书用药的情况，做好超说明书用药的不良反应监测工作，关注国际上相关的药物警戒信息，评价超说明书用药的合理性、安全性，及时汇总分析和反馈，给出合理的用药意见，对不合理超说明书用药能够及时干预。

（3）药师在超说明书用药问题上，不仅需要加强药学专业技术知识、医学基础知识等综合知识学习，同时还应注意沟通技巧的学习，不断使自身的药学伦理道德和综合素质得到提高。当患者需要知道更多信息时，药师应当根据具体情况，综合评估这种用法是否有较充分的临床证据支持其有效性和安全性，积极与医生沟通；面对患者及其家属时药师应当意识到不同信息可能给他们带来的担忧，提前掌握患者的社会心理因素，沟通中留意对方的感受，从而更加谨慎回答患者用药相关问题。

【参考文献】

国家食品药品监督管理局，2007. 药品流通监督管理办法.

国家食品药品监督管理局，2011. 医疗机构药品监督管理办法（试行）.

国家药品监督管理局，2019. 中华人民共和国药品管理法.

曲秀君，张君，徐德丽，2010. 医院药品采购规范化管理的探讨.中国实用医药，5（30）：271-272.

王健，黎东生，符桂林，2015. 药品集中招标采购政策对制药企业的影响分析.中国卫生政策研究，8（12）：14-17.

王文杰，肖琳琪，李琛，等，2017. 我国中西部三省（自治区）贫困边远地区农村基层医疗机构基本药物使用状况精读.中国卫生资源，20（6）：490-494.

尤晓敏，吕旭峰，杨悦，2017. 我国公立医院药品带量采购制度实施状况研究精读.中国药房，28(31)：4345-4349.

朱佳英，任晋文，华恃彬，2019. "4+7"城市药品带量采购在公立医院的实施效果预测与探讨精读.浙江医学，41（10）：1103-1107.

中华人民共和国卫生部，国家中医药管理局，总后勤卫生部，2011. 关于印发《医疗机构药事管理规定》的通知.

（宋沧桑）

案例 31　药物经济学评价在医保支付中的运用——以丙通沙英国医保决策为例

【分析】

1. 如何根据药物经济学结果判断药品的经济性　药物经济学应用经济学的理论基础，系统、科学地比较分析医药技术之间的经济成本（economic costs）和健康产出（health outcomes），进而形成决策所需的优选方案，旨在提高医药资源配置的总体效率。当药物经济学结果出来的时候，如何运用结果指导实际决策就成为最为关键的问题。药物经济学评价中，CUA 和成本–效果分析法（CEA）的基本决策原则是按照增量分析结果进行决策。增量分析是在干预方案与对照方案之间进行的成本和产出两个维度的比较。如果干预方案相比对照方案成本更低而产出更高，则干预方案为绝对优势方案；相反，如果干预方案相比对照方案成本更高而产出更低，则干预方案为绝对劣势方案；如果干预方案相比对照方案成本更高而产出也更高，需要计算两方案之间的 ICER。如果 ICER 小于等于阈值，则干预方案相对于对照方案更加经济；如果 ICER 大于阈值，则对照方案相对于干预方案更加经济。《英国药物经济学指南》依据 ICER 来评价该药品/技术能否得到使用，若 ICER< 20 000（英镑/QALY），评估委员会通常会基于成本效果估计和技术的可接受性建议广泛使用该技术。其中的"20 000 英镑"即为阈值，是判断该药品是否具有经济性的重要指标，因此在本案例中，英国 NHS 根据丙通沙的药物经济学结果直接将其纳入医保支付范围中。

2. 丙通沙的药物经济学评价采用 CUA 法的原因　药物经济学评价方法主要可以分为最小成本分析（cost minimization analysis，CMA）、CEA、CUA 和成本–效益分析（cost-benefit analysis，CBA）等。在本例中，丙通沙的药物经济学评价采用的是 CUA 方法，有些文献和教材将 CUA 也看成是一种 CEA，这仅仅是称呼上的差异，在中国的药物经济学教材或指南中，通常将 CUA 看成是独立于 CEA 的一种评价方法。CUA 具有不同于其他经济评价方法的产出指标—— QALY。QALY 综合了生命长度和生存质量，并引入效用的概念。效用是来自微观经济学的概念，它表示患者在接受医疗卫生服务和药物治疗后对健康改善的提高的满意程度，反映了人们对一个健康状态的选择和偏好，在不同疾病中具有可比性。

3. 药物经济学研究的特征　药物经济学研究具有时效性及地域性的特征。时效性即指药物经济学研究在不同的时间具有很大的性质上的差异，主要是由于市场竞争的改变、药物经济学研究中各个模型参数的改变等。在本例中，丙通沙在 2017 年由 NICE 出具了药物经济学评估报告，并运用于医保决策，但到 2019 年，随着更多 HCV 产品的上市，竞争环境的改变，英国 NHS 开展"丙型肝炎消除计划"，对 HCV 产品进行定量招标采购，类似的案例较多，如中国 2019 年开展新一轮药品带量采购后，药品价格有了很大的降低，之前的药物经济学评价结果则必须根据最新药品价格进行调整，经调整后可能得出与之前研究完全相反或变化较大的结论，该特征即药物经济学的时效性。地域性是指药物经济学研究依据不同地域的特定参数得出的结论仅在该范围适用，结果亦是依据本国家或地区的实际情况进行判断。在本例中，由 NICE 出具的丙通沙药物经济学评估报告仅能支持 NHS 进行医保决策的判断，并不适用于其他国家或地区。另外，不同国家或地区的药物经济学参数往往差异较大，包括不同人群的效果、安全、成本、健康效用等数据，这将直接影响最终的结果。在进行结果的判断时，不同国家或地区有不同的标准及指南，得出的结论将不尽相同，在本例中，英国药物经济学指南采用 20 000 英镑的阈值进行"值不值"的判断，中国药物经济学指南则推荐使用三倍人均 GDP 进行判断。

【启示】

1. 药物经济学在医保支付中发挥着重要作用，在各国医疗保险支付政策中均得到了运用　从近年的全球资源配置来看，医疗需求增加明显，相关费用的支出不断上涨，卫生总费用占 GDP 比重平均在 6.3%左右，大多数发达国家平均在 10%以上。如何控制医疗费用的高速增长、保证医保资金的可持续支付成为摆在各国政府面前的重要问题。选择哪些药品进入医保目录，哪些药品更具有临床应用价值和更高的性价比，已不再只是医院和患者关注的事，同时是医保基金不得不面对的问题与风险。英国是较早开始药物经济学评价研究的国家之一，对药物经济学方法的发展和运用有较大的推动作用。1999 年 7 月，NICE 受卫生部和威尔士国家议会的委托制订了为厂商提交技术评估申请提供的指南（第一版指南），开始向 NHS 提供推荐建议，得到了广泛重视。除了英国以外，美国、加拿大、澳大利亚等 40 余个国家均发布了相关的指南，用于指导和规范药物经济学研究，并在不同程度上得到了运用。例如，澳大利亚设立药物福利计划（pharmaceutical benefits scheme，

PBS），要求制药厂商提供药物经济学的研究报告，以支撑该药品能否被纳入 PBS、是否纳入国家处方集等。

2. 中国在药品准入、药品谈判中也逐渐运用药物经济学证据作为决策支持　中国的药物经济学研究起步较晚，虽然还没有系统性或强制性地应用于中国医药卫生决策过程，但总体呈现快速上升和发展的良好趋势。2017 年，国家人力资源和社会保障部开启了医保药品准入谈判工作，在谈判过程中正式将药物经济学评价报告和预算影响分析报告作为谈判价格测算的依据之一。2019 年，新成立的国家医疗保障局发布了《2019 年国家医保药品目录调整工作方案》，其中明确指出"对同类药品按照药物经济学原则进行比较，优先选择有充分证据证明其临床必需、安全有效、价格合理的品种"。对于临床价值高但价格昂贵或对基金影响较大的专利独家药品，治疗领域主要涉及癌症、丙型肝炎、乙型肝炎、罕见病等重大疾病及高血压、糖尿病等慢性病等，将采用价格谈判的形式遴选纳入。随后，国家医保局向满足要求的企业发放《关于报送药品谈判相关材料函》和企业报送材料清单，由参加谈判的企业根据自己过往的循证医学研究证据和药物经济学评价结果提供相关的药物经济性报告，所需信息如图 3-31-1。在此过程中，国家医保局聘请了全国药物经济学专家团队进行评估与评价，将药物经济学的技术及结果运用于药品谈判工作中。

三、药物经济学评价信息

是否有药物经济学研究：_____（有/无）；若有，请填写下表。

（1）中国大陆地区研究（请提供CEA模型电子版）

表6　在中国大陆地区的药物经济学研究情况

研究名称 （需标注年份）	对照疗法	ΔC (C₁-C₂)	ΔQALY (QALY₁-QALY₂)	ICER值 （本币/QALY）	详细内容
					见附件（　）
……					

（2）【国产药品填写】出口国、推荐国家或地区研究

表7　国产药品在出口国、推荐国家/地区药物经济学研究情况

研究名称 （需标注年份）	对照疗法	ΔC (C₁-C₂)	ΔQALY (QALY₁-QALY₂)	ICER值 （本币/QALY）	详细内容
					见附件（　）
……					

（3）【进口药品填写】生产国、推荐国家或地区研究

表8　进口药品在出口国、推荐国家/地区药物经济学研究情况

研究名称 （需标注年份）	对照疗法	ΔC (C₁-C₂)	ΔQALY (QALY₁-QALY₂)	ICER值 （本币/QALY）	详细内容
					见附件（　）
……					

图 3-31-1　相关的药物经济性报告所需信息

图片来源：国家医保局《2019 年国家医保准入谈判报送材料》

3. 中国药物经济学研究面临的挑战简析　相对于发达国家地区，中国药物经济学的发展及应用尚处初级阶段，面临诸多挑战。首先是模型及方法学的挑战，药物经济学评价体系复杂，技术难度高，投入成本大，对于数据准确性、模型科学性、方法合理性都有极高要求，每个环节细微差别都可能导致结果的巨大差异，结果重复性差。《中国药物经济学指南》推荐使用 CUA 进行药物经济学分析，但中国现有的药物经济学评价研究均以 CEA 为主，CUA 非常少且不规范，目前发表的各类论文的质量参差不齐，规范性较差。另外，数据是药物经济学评价的关键基础，没有真实可靠的数据，结果客观性便无从谈起。还有决策支持方面的挑战，如谁有资格开展药物经济学研究，开展药物经济学研究的最低样本量和标准是什么，谁对研究报告的质量

进行评估和认定，企业如何提交这些证据，政府如何使用和采纳这些证据等，均尚无明确的官方意见或建议。

【参考文献】

董朝晖，钟军，2014. 药物经济学评价在医保支付中应用的国际经验. 临床药物治疗杂志，12（s1）：17-20.

官海静，岳晓萌，吴久鸿，2017. 中国药物经济学评价指南的应用与挑战. 中国药学杂志，（13）：89-94.

吴久鸿，2017. 药物经济学. 北京：高等教育出版社.

《中国药物经济学评价指南》课题组，2019. 中国药物经济学评价指南（2019版）. 北京：科学出版社.

（李　璠）

案例 32　医疗机构对医疗器械配套使用软件认识不清导致违规的启示

【分析】

我国的《医疗器械监督管理条例》于 2000 年 1 月 4 日中华人民共和国国务院令第 276 号公布，2014 年 2 月 12 日国务院第 39 次常务会议修订通过，根据 2017 年 5 月 4 日《国务院关于修改〈医疗器械监督管理条例〉的决定》修订。该案发生在 2011 年，尚属首例，没有先例可以借鉴，当时国家食品药品监督管理局并无针对性的规定，仅有《北京市医疗器械软件产品监督管理规定》（暂行）第五条："企业应建立软件版本号管理制度，并记录软件更改的内容和原因，产品版本的升级如涉及产品性能和适用范围的改变，产品应重新注册。"

1. CT 三维影像工作站内置的医学图像处理系统是否属于医疗器械　根据《医疗器械监督管理条例》中规定的医疗器械定义，是指单独或者组合使用于人体的仪器、设备、器具、材料或者其他物品，包括相关软件。根据《医疗器械分类规则》的规定，软件类医疗器械注册类别的编码代号为 6870。医疗软件是利用载体参与临床诊断、分析处理并至少起部分辅助作用的。从国家食品药品监管部门发布的一系列关于医疗器械产品分类界定的通知中可以看出，凡是用于诊断分析、数据处理的医疗软件，均属于医疗器械，纳入注册管理；如仅仅具有数据（图像）的显示、采集、传输功能，本身不具有诊断、治疗目的或分析、处理作用的，一般不作为医疗器械管理。由此可知，本案中的三维影像工作站虽与东芝 CT 系统相关联，但并不是 CT 系统结构与组成的一个部分，系另行配置，且内置的医学图像处理系统也是由另一个公司（VT Images 公司）开发，专为冠状动脉 CT 成像时使用，并且软件具有临床诊断、分析处理等功能，故该软件属于医疗器械，应纳入注册管理。

2. 工作站软件系统升级后，新版本软件是否需要重新注册　根据《医疗器械注册管理办法》规定，医疗器械注册证书中规格、型号、生产地址、产品标准、产品性能结构及组成和产品适用范围等内容发生变化，都应当申请重新注册。

软件产品不存在通常产品所具有的物理、化学或生物特性，因此软件的升级换代单从外表上极难区分，显然不能简单套用上述规则。目前，国家药监局并无针对性的规定，而《北京市医疗器械软件产品监督管理规定》（暂行）第五条："企业应建立软件版本号管理制度，并记录软件更改的内容和原因，产品版本的升级如涉及产品性能和适用范围的改变，产品应重新注册。"本案中，三维影像工作站的 Vitrea2 软件，在系统升级后，不仅版本号发生了改变，更重要的是增加了结肠成像分析等多项新功能，产品的性能及适用范围显然发生了实质性改变，由此理应办理重新注册。

3. 本案的违法所得如何计算　在现行的医疗器械法规中，没有对违法所得的界定和计算等加以明确规定。参照国家食品药品监管部门关于药品执法中违法所得的计算方式，即使用无证医疗器械的，按医疗机构收取的全部费用来计算。就本案而言，所谓"使用无证医疗器械"，应该是将包括 CT、工作站在内视为一个整体医疗系统来考虑，该工作站系统对于制作处理冠状动脉成像起着关键性作用，与 CT 配套，在临床操作时，CT 与工作站实际构成了一个统一的医疗系统，所收检查费用应该是整个医疗系统一体运作所产生的费用，不宜人为地割裂或区分。既然这个系统的主要部件——工作站被认定为无证医疗器械，那么整个医疗系统也应该视为无证医疗器械。由此违法所得应该按 1300 元每人（次）的标准全额认定。

【启示】

1. 监管形势 当前我国医疗器械产业快速发展，自贸试验区建设快速推进，区域间合作不断加强，医疗器械上市许可持有人制度正在推进，产业重组、新业态不断涌现。同时受到产业基础、市场完善程度、社会综合治理水平等因素的影响，医疗器械安全仍然处于风险高发期，违法违规行为呈现复杂性、多样性、隐蔽性等诸多问题。这些都要求监管部门及时了解产业发展与需求，创新监管方式方法，应对好新时代医疗器械安全、有效、高质量和可及性等方面的新挑战。

2. 法规不断完善 国家药品监督管理局通过不断创新体制机制，深化审评审批制度改革，持续鼓励产品创新，着力加强上市后监管，注重风险防控，强化技术审评、标准管理、检验检测、审核查验、不良事件监测等技术支撑机构建设，努力提高医疗器械的监管能力和水平，保证医疗器械使用的有效性和安全性。新修订《医疗器械监督管理条例》实施，标志着我国医疗器械监管进入一个新阶段。目前我国医疗器械监管实行分类管理，分为上市前管理和上市后管理与控制，并且实施风险管理模式，将医疗器械分为三类：具有低风险程度（第一类），具有中等度风险（第二类），具有较高风险（第三类），国家对第一类医疗器械实行备案管理，对第二、三类医疗器械实行产品注册管理，依据医疗器械分类目录中 6870 进行医用软件的分类。随着计算机 X 射线断层扫描（CT）、核磁共振成像（MRI）、数字化 X 射线摄影系统（DR）、数字化 X 射线血管造影系统（DSA）等大型医疗器械在临床的广泛应用，各种冠以工作站之名的高科技医疗软件在临床诊断、治疗中所起的关键性作用也逐渐凸显出来。与传统意义上的医疗器械相比，这些医疗软件看不见，摸不着，隐蔽性极强，并且往往与医院自建的医院信息系统（HIS）、医学影像信息系统（PACS）等多种信息管理系统相关联，如何界定这些医疗软件是否属于医疗器械成为执法的重点。

目前医疗器械软件在注册时不规范主要有以下三种形式：一是单独以软件名称作为软件类器械申报注册证号；二是在注册证产品组成与性能栏中以工作站、某某系统为名称批准的注册证；三是嵌入主体设备中，注册证上未作明确。其中，第二、三种都给监管工作带来了许多不便，如注册证中未注明产品的版本号，未注明产品的生产开发厂家。第三种注册形式给监管带来的困难更大，在注册证上根本反映不出软件的存在，而实际使用的器械却是有软件的，这些软件属于注册产品还是未注册产品呢？监管人员很难判断。2017 年 1 月 24 日，国家食品药品监督管理总局发布了《医疗器械网络安全注册技术审查指导原则》，对医疗器械软件的监管进一步加强。随着医疗器械软件产品越来越普及，器械软件的安全和监管越来越受到监管部门的重视，相应的法规文件也在不断地完善之中。

3. 新法的处罚更严 本案如果根据 2021 年修订的《医疗器械监督管理条例》处理，则依据第八十六条："有下列情形之一的，由负责药品监督管理的部门责令改正，没收违法生产经营使用的医疗器械；违法生产经营使用的医疗器械货值金额不足 1 万元的，并处 2 万元以上 5 万元以下罚款；货值金额 1 万元以上的，并处货值金额 5 倍以上 20 倍以下罚款；情节严重的，责令停产停业，直至由原发证部门吊销医疗器械注册证、医疗器械生产许可证、医疗器械经营许可证，对违法单位的法定代表人、主要负责人、直接负责的主管人员和其他责任人员，没收违法行为发生期间自本单位所获收入，并处所获收入 30% 以上 3 倍以下罚款，10 年内禁止其从事医疗器械生产经营活动。"本案属于第一种情形，即生产、经营、使用不符合强制性标准或者不符合经注册或者备案的产品技术要求的医疗器械。

【参考文献】

金明，蒋斌，2015. 与器械配套使用的医疗软件如何界定——软件类医疗器械执法难点探析. 中国医药报，
　2015-8-10（3）.

马鹏鹏，张波，2019. 浅谈医疗器械管理中存在的问题及对策.中国医疗器械信息，177-179.

王兰明，2019. 深化医疗器械注册管理改革，促进医疗器械产业健康发.中国食品药品监管，（11）：60-64.

杨梅，张真平，毛玥，2019. 基层医疗器械监管中存在的问题及对策.食品药品监管，（11）：57-59.

中华人民共和国国务院，2000. 医疗器械监督管理条例.

（潘　敏）

习题集答案与解析

第一章 绪 论

一、名词解释

参考答案

1. 药事管理：指对药学事业的综合管理，是运用管理学、法学、社会学、经济学的原理和方法对药事活动进行研究，总结其规律，并用以指导药事工作健康发展的社会活动。

2. 药事：是指与药品的研制、生产、流通、使用、价格、广告、信息、监督等活动有关的事。

3. 药事管理学科：是研究药事管理活动的基本规律和一般方法的应用学科，是药学科学的分支学科。

二、选择题

（一）A 型题（最佳选择题）（每题的备选项中，只有 1 个最符合题意）

1. 参考答案：B

答案解析：参考本章名词解释第 2 题答案解析。

2. 参考答案：D

答案解析：药事管理学科是研究药事管理活动的基本规律和一般方法的应用学科，是药学科学的分支学科。

3. 参考答案：A

答案解析：药事管理学科是药学的二级学科；是一个知识领域；它不同于药剂、药物化学、药理等学科，具有社会科学性质。

4. 参考答案：C

答案解析：参考本章名词解释第 1 题答案解析。

5. 参考答案：A

答案解析：药物临床前研究中的安全性评价研究必须执行《药物非临床研究质量管理规范》（good laboratory practice，GLP）。

6. 参考答案：B

答案解析：药物临床研究必须执行《药物临床试验质量管理规范》（good clinical practice，GCP）。

（二）B 型题（配伍选择题）（题目分为若干组，每组题目对应同一组备选项，备选项可重复选用，也可不选用。每题只有 1 个备选项最符合题意）

【1～4】

参考答案：BDAC

答案解析：20 世纪，政府对药品质量的监督管理实践，以及药品生产经营企业的管理实践，形成了一系列质量管理规范，如《药品生产质量管理规范》（good manufacturing practice，GMP）、《药品经营质量管理规范》（good supply practice，GSP）、《药物临床试验质量管理规范》（good clinical practice，GCP）、《药物非临床研究质量管理规范》（good laboratory practice，GLP）。

【5～7】

参考答案：BAC

答案解析：1993 年，美国药学院协会同意将药事管理学科改名为社会与管理科学。从 20 世纪 20 年代至 1991 年苏联解体，苏联药学分支学科药事组织学，教学研究主要方面是药事的公共行政管理，是国家对药事的行政管理活动。欧洲药学教育开设的社会药学课程，主要有药品法和药学伦理，药房管理、药物信息等，社会药学所开设的课程和药事管理学的课程基本一致。

【8～10】

参考答案：ACB

答案解析：药事管理（pharmacy administration）、药品监督管理（drug supervision）、药政管理（drug administration）。

（三）X型选择题（多项选择题）（每题的备选项中，有2个或2个以上符合题意。错选、少选均不得分）

1. 参考答案：ABCD

答案解析：药事管理研究特征：结合性、规范性、实用性、开放性。

2. 参考答案：ABCD

答案解析：药事管理学的研究方法可分为文献研究法、调查研究法、实验研究法、实地研究法。

3. 参考答案：ACD

答案解析：《药事管理学》教材由药事管理概论、药事法规和药事部门管理三部分组成。

4. 参考答案：AC

答案解析：药事管理学科是研究药事管理活动的基本规律和一般方法的应用学科，是药学科学的分支学科。药事管理学科是药学的二级学科；是一个知识领域；它不同于药剂、药物化学、药理等学科，具有社会科学性质。

5. 参考答案：ABD

答案解析：药事管理学课程建议采用"问题引导、案例分析、精讲多练、课外实践"的方法，采用课堂讲授与实践教学相结合的方式进行教学，具体为课堂讲授，案例教学法，采用多媒体、网络教学，现场参观教学。

三、简答题

1. 简述宏观药事管理的主要内容。

参考答案：宏观药事管理的主要内容包括制定和执行国家药物政策与药事法规，建立健全药事管理体制与机构，建立药品生产、流通秩序，加强药学人员和药品监督管理人力资源管理，通过推进依法执政，科学民主决策，依靠技术支撑，实现队伍保障来实践科学监管。

2. 药事管理学课程研究的主要内容有哪些方面？

参考答案：我国药事管理学课程研究的主要内容：①药品监督管理；②药事管理体制（组织）；③药学技术人员管理；④药品管理立法；⑤药品注册管理；⑥药品知识产权保护；⑦药品信息管理；⑧药品生产管理；⑨药品经营管理；⑩医疗机构药事管理。

3. 简述药事管理研究的性质和特征。

参考答案：药事管理研究具有社会科学性质，主要探讨与药事有关的人们的行为和社会现象的系统知识。药事管理研究特征：①结合性；②规范性；③实用性；④开放性。

4. 简述药事管理研究的过程。

参考答案：药事管理研究过程大体可分为5个阶段：①界定研究问题；②设计研究方案；③收集资料；④分析资料；⑤撰写研究报告。

5. 简述《药事管理学》教材结构与特点。

参考答案：《药事管理学》教材由药事管理概论、药事法规和药事部门管理三部分组成。教材特点：以药品的监督管理为主要研究对象；具有"导论"性质；突出以公共利益为导向；以符合药学生培养目标为依据；注重学生的学习兴趣和主动性。

6. 简述药事管理学科的内涵。

参考答案：药事管理学科的内涵：①药事管理学科是药学的二级学科；是一个知识领域；它不同于药剂、药物化学、药理等学科，具有社会科学性质。②该学科是多学科理论和方法的综合应用。③该学科研究药品研制、生产、经营、使用中非专业技术性方面的内容。④该学科研究环境因素（政治、社会、经济、法律、技术、伦理）和管理因素（管理者理念、管理职能、管理者水平）与使用药品防病治病、维护人们健康之间的关系。

7. 简述药事管理的重要性。

参考答案：药品是防病治病的物质，是卫生保健的重要资源，它与人们的健康和生命有密切关系，对人类的生存繁衍有重大作用。药品研制、生产、经营、使用等各个环节的管理都很重要，从医药卫生事业来看，药事管理的重要性表现在以下几个方面：建立基本医疗卫生制度，提高全民健康水平，必须加强药事管理；保证人民用药安全有效，必须加强药事管理；增强医药经济在全球的竞争力，必须加强药事管理。

四、论述题

1. 为什么说"保证人们用药安全有效，必须加强药事管理"？

参考答案：药品的真伪和质量的优劣，一般消费者难以辨识。必须有专门技术人员和经认证的机构，使用符合要求的仪器设备，以科学方法，进行理化、药理毒理研究和临床试验，制定药品质量标准；或按照已颁布的法定药品标准进行检验才能做出评价和鉴定。许多药品还需上市后监测和再评价才能发现其不良反应。

药品可以防治疾病，但又有不同程度的不良反应，因此管理有方、用之得当就能治病救人，增进健康，造福人类；反之，失之管理，使用不合理，少则导致药源性疾病，大则造成社会问题，甚至祸国殃民。药品易被不法分子作为牟取暴利的工具，进行以假充真、以劣充优、制售假劣药的违法犯罪活动，对广大人民群众生命安全造成严重威胁。这就决定了各国政府对药品研发、生产、销售、广告、价格和使用采用行政的、法律的方法严格管理。

2. 论述学习和研究药事管理学的目的和意义。

参考答案：

（1）改变药学生知识结构，增强适应职业的能力，提高综合素质。学习药事管理学，将改变当前药学教育模式造成重自然科学知识、技能传授，轻人文和社会科学传授，重智能素质培养，轻道德素质、心理素质培养的知识和技能的缺陷，使学生具有有效的思维、表达交流思想、判断和鉴别价值的能力。

（2）学习和研究药事管理学有助于制定和完善国家药物政策，建立适合中国国情的药事行政管理体制，实现中国药事行政管理科学化、法治化、现代化。

（3）提高医药经济在全球化进程中的竞争力，保证药品质量安全、有效，合理利用药物资源，合理用药。

3. 论述药事管理学科与药学其他学科的不同点。

参考答案：

（1）关于药品的定义及分类：药事管理学科从社会、心理、传统、管理及法律方向进行研究，如历史及现在、社会与个人如何看待药品及其作用；处方及其应用的社会、心理、行为分析；处方药与非处方药、基本药物、现代药与传统药分类。药学其他学科主要从理化性质、药理、病理生理方向进行研究，如某物质的成分、化学结构、药理作用、适应证；化学分类、药理分类。

（2）关于新药的研究与药品生产：药事管理学科从药品研究与开发管理、质量管理、法律控制、经营管理、市场营销、社会问题、资源合理利用等方向进行研究。药学其他学科从药物的提取分离、合成、组合、制剂、吸收、分布、代谢、机制、工艺、质量分析、检验等方面进行研究。

（3）关于影响药品作用的因素：药事管理学科从患者心理、社会经济条件、用药管理等社会、经济、管理方向进行研究。药学其他学科从物理、化学、生物学及生物药学（如生物利用度、药代动力学）方向进行研究。

（4）关于药品的效用评价：药事管理学科从人们的健康权利、生命质量、对医疗的满意程度、人均期望寿命、社会经济发展水平等社会、心理、经济方向进行研究。药学其他学科从治疗效果、药物不良反应等生理学、病理学效应方向进行研究。

（杨　雁）

第二章　药品及药品管理制度

一、名词解释

参考答案

1. 药品：是指用于预防、治疗、诊断人的疾病，有目的地调节人的生理功能并规定有适应证或者功能主治、用法和用量的物质,包括中药、化学药和生物制品等。

2. 处方药:是指凭执业医师和执业助理医师处方方可购买、调配和使用的药品。

3. 非处方药:是指由国务院药品监督管理部门公布的,不需要凭执业医师和执业助理医师处方,消费者可以自行判断、购买和使用的药品。

4. 新药:是指未在中国境内外上市销售的药品。

5. 仿制药:是指仿制与原研药品质量和疗效一致的药品。

6. 医疗机构制剂:指医疗机构根据本单位临床需要经批准而配制、自用的固定处方制剂。

7. 药品监督管理:是指国家授权的行政机关,依法对药品、药事组织、药事活动、药品信息进行管理和监督;也包括司法、检察机关和药事法人及非法人组织、自然人对管理药品的行政机关和公务员的监督。

8. 药品标准:即药品质量标准,是关于药品、药用辅料的质量规格、指标要求及检测、验证方法等的技术规定。

9. 国家药品标准:是国家对药品质量规格及检验方法所做的技术规定,是药品生产、供应、使用、检验和管理部门共同遵循的法定依据。

10. 药品质量监督检验:是指国家药品检验机构按照国家药品标准对需要进行质量监督的药品进行抽样、检查和验证并发出相关结果报告的药物分析活动。

二、选择题

(一) A 型题(最佳选择题)(每题的备选项中,只有 1 个最符合题意)

1. 参考答案:B

答案解析:药品监督管理是依据《药品管理法》依法管药的活动,体现了国家意志,由国家强制力作保障,具有法律性;药品监督管理既包括依法享有国家行政机构依法实施行政管理活动,也包括监督主体依法对行政机构进行监督,具有双重性。

2. 参考答案:D

答案解析:药品质量是指药品的一些固有特性可以满足防治和诊断疾病的能力及程度,即药品的物理学、化学、生物学指标符合规定标准的程度,药品质量特性包括有效性、安全性、稳定性、均一性。

3. 参考答案:C

答案解析:根据经济社会发展、医疗保障水平、疾病谱变化、基本医疗卫生需求、科技进步等情况,不断优化基本药物品种、类别与结构比例;目录在保持数量相对稳定的基础上,实行动态管理,原则上每 3 年调整一次。

4. 参考答案:B

答案解析:基本药物是适应基本医疗卫生需求、剂型适宜、价格合理、能够保障供应、公众可公平获得的药品。

5. 参考答案:D

答案解析:药品分类管理的首要作用是确保用药安全,将麻醉药品、精神药品、医疗用毒性药品、放射性药品、注射剂等不良反应严重或使用要求高的药品作为处方药管理,患者需凭医师处方、经药师审核调配后才能购买,这样可保证用药安全。

6. 参考答案:D

答案解析:国家药品监督管理局规定从 2006 年 1 月 1 日起,以下药品不得在全国范围内的药品零售企业中经营:麻醉药品、第一类精神药品、放射性药品、终止妊娠药品、蛋白同化制剂、肽类激素(胰岛素除外)、药品类易制毒化学品、疫苗,以及我国法律法规规定的其他药品零售企业不得经营的药品。

7. 参考答案:A

答案解析:指定检验是指按照国家法律或药品监督管理部门规定,有的药品在销售前或进口时,必须经过指定的政府药品检验机构检验,合格的才准予销售,进口药品为强制性药品检验;指定检验分为口岸检验、生物制品批签发检验。

8. 参考答案：D

答案解析：药品质量监督检验分为抽查检验、注册检验、委托检验、指定检验、药品复验。

9. 参考答案：C

答案解析：《国家基本药物目录管理办法》规定基本药物遴选原则：防治必需、安全有效、价格合理、使用方便、中西药并重、基本保障、临床首选、基层能够配备。

10. 参考答案：B

答案解析：《药品管理法实施条例》规定，国家根据非处方药品的安全性，将非处方药分为甲类非处方药和乙类非处方药。

11. 参考答案：C

答案解析：非处方药标签和说明书的文字表述应当科学、规范、准确，容易理解，便于患者自行判断、选择和使用。

12. 参考答案：D

答案解析：处方药可以在国务院卫生健康委员会和国务院药品监督管理部门共同指定的医学、药学专业刊物上介绍，但不得在大众传播媒介发布广告或者以其他方式进行以公众为对象的广告宣传。

13. 参考答案：A

答案解析：药品飞行检查是药品监督管理部门针对药品研制、生产、经营、使用等环节开展的不预先告知的监督检查。

14. 参考答案：C

答案解析：专用标识图案分为红色和绿色，红色专用标识用于甲类非处方药药品；绿色专用标识用于乙类非处方药药品并用作指南性标志，即经营非处方药药品的企业指南性标志。

15. 参考答案：B

答案解析：药品分类管理是根据药品安全有效、使用方便的原则，依其品种、规格、适应证、剂量及给药途径的不同，将药品分别按处方药和非处方药进行管理。

16. 参考答案：C

答案解析：参考本章单选题第14题答案解析。

17. 参考答案：A

答案解析：药品抽查检验，不得收取任何费用。

18. 参考答案：D

答案解析：《药品管理法》管理的是人用药品。

19. 参考答案：B

答案解析：国家基本药物使用按照国家规定落实相关政府补助政策，建立基本药物优先选择和合理使用制度。

20. 参考答案：C

答案解析：除急救、抢救用药外，独家生产品种纳入《国家基本药物目录》应当经过单独论证。

21. 参考答案：B

答案解析：国家基本药物使用按照国家规定落实相关政府补助政策，建立基本药物优先选择和合理使用制度。政府主办的基层医疗卫生机构全部配备和使用国家基本药物，其他各类医疗机构也要将基本药物作为首先选择药物并达到一定的使用比例，具体使用比例由卫生健康部门确定。

22. 参考答案：D

答案解析：法定标准是包括《中国药典》在内的国家药品标准，属于强制性标准，是药品质量的最低标准，拟上市销售的任何药品都必须达到这个标准；企业标准只能作为企业的内控标准，各项指标均不得低于国家药品标准。

23. 参考答案：C

答案解析：药品监督管理局组织遴选并公布非处方药品目录，遴选原则主要有以下几点：①应用安全；②疗效确切；③质量稳定；④使用方便。

24. 参考答案：D

答案解析：《药品管理法》规定下列药品在销售前或进口时，必须经过指定的政府药品检验机构检验，合格的才准予销售、进口：①国家药品监督管理部门规定的生物制品；②首次在中国销售的药品；③国务院规定的其他药品。

25. 参考答案：B

答案解析：药品抽查检验分为评价检验和监督抽验，国家药品抽验以评价抽验为主，省级药品抽验以监督抽验为主。

26. 参考答案：A

答案解析：参考本章单选题第25题答案解析。

27. 参考答案：A

答案解析：《中国药典》于1953年编纂出版第一版以后，相继于1963年、1977年分别编纂出版，从1985年起每5年修订颁布新版《中国药典》。

28. 参考答案：C

答案解析：根据《药品管理法实施条例》第五十九条："国务院和省、自治区、直辖市人民政府的药品监督管理部门应当根据药品质量抽查检验结果，定期发布药品质量公告。"

29. 参考答案：B

答案解析：监督抽验是药品监督管理部门在药品监督管理工作中，为保证民众用药安全而对监督检查中发现的质量可疑药品所进行的有针对性的抽验。

30. 参考答案：D

答案解析：从《国家基本药物目录》中调出的品种应属于以下情形：①药品标准被取消的；②国家药品监管部门撤销其药品批准证明文件的；③发生严重不良反应，经评估不宜再作为国家基本药物使用的；④根据药物经济学评价可被风险效益比或成本效益比更优的品种所替代的；⑤国家基本药物工作委员会认为应当调出的其他情形。

（二）B型题（配伍选择题）（题目分为若干组，每组题目对应同一组备选项，备选项可重复选用，也可不选用。每题只有1个备选项最符合题意）

【1～4】

参考答案：DABC

答案解析：抽查检验结果通过国家药品质量公告、省级药品质量公告予以发布。注册检验是指省级以上药品检验机构根据国家有关规定对药品注册申请人所申请注册的药品进行的样品检验和药品标准复核，包括新药、仿制药等的注册检验。委托检验是指对行政管理部门、药品监管部门、药品检验机构在行政管理、监督检查、质量检验中，根据工作需要提出检验申请的药品进行检测、验证。指定检验包括口岸检验和生物制品批签发检验，生物制品批签发检验是指由药品监督管理局指定的药品检验机构按照《生物制品批签发管理办法》的规定对生产企业申请批签发管理的生物制品每批制品出厂上市或进口时进行的强制性检验。

【5～7】

参考答案：BAA

答案解析：凡是利用各种媒介或者形式发布的广告含有药品名称、药品适应证（功能主治）或者与药品有关的其他内容的，都应按照《药品广告审查办法》进行审查。处方药可以在国务院卫生健康委员会和国务院药品监督管理部门共同指定的医学、药学专业刊物上介绍，但不得在大众传播媒介发布广告或者以其他方式进行以公众为对象的广告宣传。国家根据非处方药品的安全性，将非处方药分为甲类非处方药和乙类非处方药。

【8～9】

参考答案：CA

答案解析：参考本章单选题第6题。

【10～11】

参考答案：BD

答案解析：参考本章单选题第9题、第23题答案解析。

【12~13】

参考答案：AD

答案解析：不得纳入《国家基本药物目录》遴选范围的药品：①含有国家濒危野生动植物药材的；②主要用于滋补保健，易滥用的；③非临床治疗首选的；④因严重不良反应，国家药品监督管理部门明确规定暂停生产、销售或使用的；⑤违背国家法律法规，或不符合伦理要求的；⑥国家基本药物工作委员会规定的其他情况。第13题参考本章单选题第30题答案解析。

【14~17】

参考答案：BCAD

答案解析：有效性是指在规定的适应证、用法和用量的条件下，能满足预防、治疗、诊断人的疾病，有目的地调节人的生理功能的要求。安全性是指按规定的适应证和用法、用量使用药品后，人体产生不良反应的程度。稳定性是指在规定的条件下保持药品有效性和安全性的能力。均一性是指药物制剂的每一单位产品都符合有效性、安全性的规定要求。

【18~21】

参考答案：ADBC

答案解析：《中药品种保护条例》明确指出，国家鼓励研制开发临床有效的中药品种，对质量稳定、疗效确切的中药品种实行分级保护。《药品管理法》规定国家对麻醉药品、精神药品、医疗用毒性药品、放射性药品实行特殊管理。药品分类管理是根据药品安全有效、使用方便的原则，依其品种、规格、适应证、剂量及给药途径的不同，将药品分别按处方药和非处方药进行管理。《药品管理法》规定国家实行药品储备制度。国内发生重大灾情、疫情及其他突发事件时，国务院规定的部门可以紧急调用企业药品。

（三）C型题（综合分析选择题）（题目分为若干组，每组题目基于同一个临床情景、病例、实例或者案例的背景信息逐题展开。每题的备选项中，只有1个最符合题意）

1. 参考答案：C

答案解析：经营甲类非处方药必须取得药品经营许可证。

2. 参考答案：D

答案解析：我国《药品管理法》管理的是人用药品。

3. 参考答案：B

答案解析：甲药品经营企业批准经营的范围不包括中成药。

4. 参考答案：C

答案解析：医疗机构制剂不得在市场上销售。

5. 参考答案：B

答案解析：参考本章单选题第6题。

（四）X型选择题（多项选择题）（每题的备选项中，有2个或2个以上符合题意。错选、少选均不得分）

1. 参考答案：ABCD

答案解析：药品是一种商品，与其他商品相比有明显的特征，主要有以下几个方面：①生命关联性；②高质量性；③公共福利性；④高度专业性；⑤品种多、产量有限。故选ABCD。

2. 参考答案：ABD

答案解析：药品质量是指药品的一些固有特性可以满足防治和诊断疾病的能力及程度，即药品的物理学、化学、生物学指标符合规定标准的程度，药品质量特性包括有效性、安全性、稳定性、均一性。

3. 参考答案：ACD

答案解析：药品质量监督检验与企业的药品生产检验、药品验收检验不同，具有第三方检验的公正性；药品质量监督检验是代表国家对研制、生产、经营、使用的药品质量进行检验，具有比生产检验或验收检验更高的权威性；药品质量监督检验是国家设立的药品检验所根据国家法律法规的规定进行的，检验依据是国家标准，检验结果具有法律效力和法律仲裁性。

4. 参考答案：ABC

答案解析：参考本章单选题第 8 题答案解析。

5. 参考答案：BCD

答案解析：《药品管理法》规定国家实行中药品种保护制度、处方药与非处方药分类管理制度、药品储备制度、药品不良反应报告制度。

6. 参考答案：ABD

答案解析：国家基本药物制度是对基本药物的遴选、生产、流通、使用、定价、报销、监测评价等环节实施有效管理的制度。

7. 参考答案：BD

答案解析：参考本章配伍选择题第 12 题答案解析。

8. 参考答案：BD

答案解析：参考本章单选题第 30 题答案解析。

9. 参考答案：ACD

答案解析：参考本章单选题第 9 题答案解析。

10. 参考答案：ABCD

答案解析：《国家基本药物目录》的品种和数量调整应当根据以下因素确定：①我国基本医疗卫生需求和基本医疗保障水平变化；②我国疾病普遍化；③药品不良反应监测评价；④国家基本药物应用情况监测与评估；⑤已上市药品循证医学、药物经济学评价；⑥国家基本药物工作委员会规定的其他情况。

11. 参考答案：BCD

答案解析：参考本章单选题第 23 题答案解析。

12. 参考答案：ABD

答案解析：执业药师或药师必须对医师处方进行审核，签字后依据处方正确调配、销售药品，对处方不得擅自更改或代用。

三、简答题

1. 药品管理法律法规中有关药品分类管理的类别有哪些？

参考答案：①传统药和现代药；②处方药和非处方药；③新药、仿制药、医疗机构制剂；④国家基本药物、医疗保险用药、新农合用药；⑤特殊管理的药品。

2. 简述药品监督管理的作用。

参考答案：①保证药品质量；②促进新药研究开发；③提高制药工业竞争力；④规范药品市场，保证药品供应；⑤为合理用药提高保证。

3. 简述药品监督管理的行政行为。

参考答案：①组织贯彻实施《药品管理法》及有关行政法规；②审批确认药品，实行药品注册制度；③准予生产、经营药品和配制医疗机构制剂，实行许可证制度；④监督管理药品信息，实行审批制度；⑤严格控制特殊管理的药品；⑥对上市药品的监管；⑦行使监督权，实施法律制裁。

4. 何为基本药物？《国家基本药物目录》遴选原则是什么？

参考答案：基本药物是指适应基本医疗卫生需求，剂型适宜，价格合理，使用方便，能够保障供应，公众可公平获得的药品。

《国家基本药物目录》遴选原则：①防治必需；②安全有效；③价格合理；④使用方便；⑤中西药并重；⑥基本保障；⑦临床首选；⑧基层能够配备。

5. 简述药品质量监督检验的概念、性质、分类。

参考答案：药品质量监督检验是指国家药品检验机构按照国家药品标准对需要进行质量监督的药品进行抽样、检查和验证并发出相关结果报告的药物分析活动。

药品质量监督检验具有以下性质：①公正性；②权威性；③仲裁性。

药品质量监督检验的分类：①抽查检验；②注册检验；③委托检验；④指定检验；⑤药品复验。

6. 简述制定《国家基本药物目录》的程序。

参考答案：制定《国家基本药物目录》的程序包括 5 个步骤：①成立专家组；②形成备选目录；

③形成目录初稿；④征求意见；⑤审核发布。

　　7. 非处方药适应证范围确定的原则是什么？

　　参考答案：非处方药适应证是指消费者可以自我认识、自我判断，并可以通过自我药疗、自我监护的方式进行处理的疾病或症状。这些适应证范围包括常见疾病和症状、复发性疾病、慢性病及日常营养补充、戒烟、避孕、中医虚证类、辅助治疗类等，应当是发生率高、病情轻且稳定（一般不会恶化），症状明显容易判断，用药时间短（一般在2周内，慢性病用药1月内）。

　　8. 简述不得纳入《国家基本药物目录》遴选范围的药品。

　　参考答案：参考本章配伍选择题第12题答案解析。

　　9. 《国家基本药物目录》调整品种和数量的依据是什么？

　　参考答案：参考本章多选题第10题答案解析。

四、论述题

　　论述处方药与非处方药分类管理的意义和作用。

　　参考答案：

　　（1）保证人们用药安全有效。分类管理的目的是保证人们用药安全、有效、方便、及时。分类管理的首要作用是确保用药安全，将麻醉药品、精神药品、医疗用毒性药品、放射性药品、注射剂等不良反应严重或使用要求高的药品作为处方药管理，患者需凭医师处方、经药师审核调配后才能购买，这样可保证用药安全。

　　（2）提高控制药品费用的依据。从处方药中遴选医疗保险报销药品，既确保医疗必需的用药，也可控制医药费用的快速增长，维持医疗保障制度的正常运行。

　　（3）提高药品监管水平。按处方药和非处方药实施药品质量监督，管理目标清晰，分类管理要求各异，可进行科学的高效管理。

　　（4）促进新药开发。企业可根据药品分类要求，明确开发药品的目标，生产市场需要的产品，尤其是适用于大众自我药疗的新产品及继承、整理和改良传统药，促进药品的进出口贸易。

（杨　雁）

第三章　药学技术人员管理

一、名词解释

　　参考答案：

　　1. 药师：指受过高级药学专业教育或在医疗预防机构、药事机构或制药企业中，长期从事药物调剂、制备、检定和生产等工作，并经卫生部门审查合格的高级药学人员。

　　2. 执业药师：是指经全国统一考试合格，取得中华人民共和国执业药师职业资格证书并经注册，在药品生产、经营、使用和其他需要提供药学服务的单位中执业的药学技术人员。

　　3. 药学服务：是药师所提供的以提高患者生活质量为目的，以合理药物治疗为中心的相关服务，是在整个医疗卫生保健过程中，在药物治疗之前和过程中及愈后恢复等任何时期，围绕提高生活质量这一既定目标，直接为公众提供的负责任的，与药物相关的服务。

二、选择题

（一）A型题（最佳选择题）（每题的备选项中，只有1个最符合题意）

　　1. 参考答案：C

　　答案解析：《执业药师注册证》执业范围为药品经营的分2种：批发、零售。

　　2. 参考答案：D

　　答案解析：《执业药师继续教育管理办法》第十八条："执业药师每年应参加90学时的继续教育培训，每3个学时为1学分，每年累计30学分。"

　　3. 参考答案：D

　　答案解析：《执业药师资格证书》全国统考，全国有效；《执业药师注册证》需考试合格去省药监局注册才能拿到。

4. 参考答案：B

答案解析：执业药师注册证有效 5 年，提前 1 个月再次注册，变更注册无法变更执业类别，执业类别在参加执业药师考试时已确定。

5. 参考答案：B

答案解析：执业药师考试周期为 4 年，免试者需在 2 年内完成药事管理与法规及综合知识与技能考试。

6. 参考答案：A

答案解析：执业药师注册证有效 5 年，提前 1 个月再次注册。

7. 参考答案：A

答案解析：执业药师职责是药品质量管理与指导合理用药，采购不强制有执业药师。

8. 参考答案：C

答案解析：同时在多个单位为"挂证"，严厉禁止。

9. 参考答案：B

答案解析：《执业药师注册证》变更执业地区向新单位所在地省级药监部门申请。

10. 参考答案：D

答案解析：执业药师注册条件需"证法意健"：证即执业药师职业资格证书，法即无违反行为，意即单位同意，健即身体健康。

11. 参考答案：A

答案解析：《执业药师继续教育管理办法》第十八条："执业药师每年应参加 90 学时的继续教育培训，每 3 个学时为 1 学分，每年累计 30 学分。"

12. 参考答案：D

答案解析：执业药师执业范围包括药品生产、经营、使用，不包含研发。

13. 参考答案：D

答案解析：执业药师执业类别包括药学、中药学、药学与中药学类。

14. 参考答案：B

答案解析：处方经执业药师审核后方可调配；对处方所列药品不得擅自更改或者代用，对有配伍禁忌或者超剂量的处方，应当拒绝调配，但经处方医师更正或者重新签字确认的，可以调配；调配处方后经过核对方可销售。

15. 参考答案：C

答案解析：执业药师应确保药品质量，发现可疑药品，应立即停止销售，报告药监部门。

16. 参考答案：A

答案解析：执业药师在患者困难时，提供帮助体现救死扶伤。

17. 参考答案：B

答案解析：《执业药师资格制度暂行规定》（人发〔1999〕34 号）中明确了执业药师具体职责。第十八条："执业药师必须遵守职业道德，忠于职守，以对药品质量负责、保证人民用药安全有效为基本准则。"第十九条："执业药师必须严格执行《药品管理法》及国家有关药品研究、生产、经营、使用的各项法规及政策，执业药师对违反《药品管理法》及有关法规的行为或决定，有责任提出劝告、制止、拒绝执行并向上级报告。"第二十条："执业药师在执业范围内负责对药品质量的监督和管理，参与制定、实施药品全面质量管理及对本单位违反规定的处理。"第二十一条："执业药师负责处方的审核及监督调配，提供用药咨询与信息，指导合理用药，开展治疗药物的监测及药品疗效的评价等临床药学工作。"

18. 参考答案：B

答案解析：应一视同仁。

19. 参考答案：A

答案解析：执业药师的基本准则：遵纪守法、爱岗敬业，遵从伦理、服务健康，自觉学习、提高能力。

（二）B 型题（配伍选择题）（题目分为若干组，每组题目对应同一组备选项，备选项可重复选用，也可不选用。每题只有 1 个备选项最符合题意）

【1～4】

参考答案：DCAB

答案解析：学历为大专、本科、硕士研究生、博士研究生，专业为药学、中药学等，执业药师考试所需工作年限分别为 5 年、3 年、1 年、0 年。如果是药学相关专业如生物学等，原有时间基础上再加 1 年。

【5～8】

参考答案：DCAB

答案解析：学历为大专、本科、硕士研究生、博士研究生，专业为药学、中药学等，执业药师考试所需工作年限分别为 5 年、3 年、1 年、0 年。如果是药学相关专业如生物学等，原有时间基础上再加 1 年。

【9～14】

参考答案：BCCBBC

答案解析：执业药师注册后如有下列情况之一的，应予以注销注册：①死亡或被宣告失踪的；②受刑事处罚的；③被吊销执业药师资格证书的；④受开除行政处分的；⑤因健康或其他原因不能从事执业药师业务的；⑥无正当理由不在岗执业超过半年以上者；⑦注册许可有效期届满未延续的。注销手续由执业药师本人或其所在单位向注册机构申请办理。有下列情形之一的申请注册人员，不予注册：①不具备完全民事行为能力的；②因受刑事处罚，自刑罚执行完毕之日到申请注册之日不满 2 年的；③受过取消执业药师执业资格处分不满 2 年的；④国家规定不宜从事执业药师业务的其他情形的（主要包括甲、乙类传染病传染期，精神病发病期等健康状况不适宜或者不能胜任执业药师业务工作的）。

【15～19】

参考答案：ACDAB

答案解析：国家药品监督管理部门是注册管理机构，注册机构是省级药品监督管理部门，负责全国执业药师执业资格制度的政策制定的是国家药品监督管理部门、人力资源和社会保障部，考试科目及考试大纲的拟定由国家药品监督管理部门负责，审定的是人力资源和社会保障部。

【20～24】

参考答案：CDBAA

答案解析：参照执业药师道德准则。

（三）C 型题（综合分析选择题）（题目分为若干组，每组题目基于同一个临床情景、病例、实例或者案例的背景信息逐题展开。每题的备选项中，只有 1 个最符合题意）

1. 参考答案：C

答案解析：本科 3 年工作经验参加考试。

2. 参考答案：A

答案解析：执业范围为生产，经营，使用。

3. 参考答案：B

答案解析：执业药师注册条件需"证法意健"：证为执业药师职业资格证书，法为无违反行为，意为单位同意，健为身体健康。

4. 参考答案：D

答案解析：执业药师注册证有效期 5 年，前 1 个月办理再注册手续。

（四）X 型选择题（多项选择题）（每题的备选项中，有 2 个或 2 个以上符合题意。错选、少选均不得分）

1. 参考答案：ABC

答案解析：《执业药师资格制度暂行规定》（人发〔1999〕34 号）中明确了执业药师具体职责。第十八条："执业药师必须遵守职业道德，忠于职守，以对药品质量负责、保证人民用药安全有效为基本准则。"第十九条："执业药师必须严格执行《药品管理法》及国家有关药品研究、生产、经营、使用的各项法规及政策，执业药师对违反《药品管理法》及有关法规的行为或决定，有责任提出劝告、制止、拒绝执行并向上级报告。"第二十条："执业药师在执业范围内负责对药品质量的监督和管理，参与制定、实施药品全面质量管理及对本单位违反规定的处理。"第二十一条："执业药师负责处方的审核及监督调配，提供用药咨询与信息，指导合理用药，开展治疗药物的监测及药品疗效的评价等临床药学工作。"

2. 参考答案：ABD

答案解析：可以变更的是范围、单位、地区。

3. 参考答案：ABCD

答案解析：继续教育可以多种形式，自学除外。

4. 参考答案：BCD

答案解析：高级职称可以免试中药学专业知识（一）、中药学专业知识（二）两个科目，2 年内完成考试。

5. 参考答案：BC

答案解析：申请参加执业药师资格考试的人员必须满足以下条件：①中华人民共和国公民和获准在我国境内就业的其他国籍人员；②具有药学、中药学或相关专业学历，并有一定的专业工作实践经历（工作年限）。

6. 参考答案：ABC

答案解析：执业范围生产、经营、使用。故对应单位无检验机构、科研院所。

7. 参考答案：BCD

答案解析：有下列情形之一的申请注册人员，不予注册：①不具备完全民事行为能力的；②因受刑事处罚，自刑罚执行完毕之日到申请注册之日不满 2 年的；③受过取消执业药师执业资格处分不满 2 年的；④国家规定不宜从事执业药师业务的其他情形的（主要包括甲、乙类传染病传染期，精神病发病期等健康状况不适宜或者不能胜任执业药师业务工作的）。

8. 参考答案：CD

答案解析：①药学大专学历，工作满 5 年可以申请参加执业药师资格考试。②取得执业药师资格证书的药学人员，经执业单位同意，到执业单位所在地省级执业药师注册机构办理注册手续并取得执业药师注册证后，方可以执业药师身份执业。③执业药师注册有效期为 5 年。注册有效期满前 1 个月，持证者须到注册机构办理再次注册手续。

9. 参考答案：BD

答案解析：不能效益第一，必须把生命安全、合理用药放在第一，且必须独立执业，不能绝对服从领导。无须负责采购。

10. 参考答案：ABCD

答案解析：业务活动包括处方调剂、用药咨询、药物警戒、健康教育。

三、简答题

1. 执业药师注册条件需要哪些条件？不予注册的情形有哪些？

参考答案：执业药师注册条件需"证法意健"。证即取得执业药师职业资格证书；法即遵纪守法、遵守职业道德，无不良信息记录；意即经执业单位考核同意；健即身体健康，能坚持在执业药师岗位上工作。

不予注册的情形：不具备完全民事行为能力的；因受刑事处罚，自处罚执行完毕之日到申请注册之日不满 2 年的；受过取消执业药师资格处分不满 2 年的；国家规定不宜从事执业药师业务的其他情形的如甲、乙类传染病传染期，精神病发病期等健康不适宜等。

2. 执业药师的具体职责有哪些？

参考答案：①执业药师必须遵守职业道德，忠于职守，以对药品质量负责、保证人民用药安全有效为基本准则；②执业药师必须严格执行《药品管理法》及国家有关药品研究、生产、经营、使用的各项法规及政策，对违反《药品管理法》及有关法规的行为或决定，有责任提出劝告、制止、拒绝执行并向上级报告；③执业药师在执业范围内负责对药品质量的监督和管理，参与制定、实施药品全面质量管理及对本单位违反规定的处理；④执业药师负责处方的审核及监督调配，提供用药咨询与信息，指导合理用药，开展治疗药物的监测及药品疗效的评价等临床药学工作。

（金文彬）

第四章　药事立法与药品管理法

一、名词解释

参考答案

1. 医疗机构制剂：是指医疗机构根据本单位临床需要经批准而配制、自用的固定处方制剂。

2. 药品上市许可持有人：是指取得药品注册证书的企业或者药品研制机构等。

3. 药事：全称为药学事业，系指一切与药品和药学有关的事务，是由药学若干部门（行业）构成的完整体系。

4. 辅料：药品管理法所称辅料，是指生产药品和调配处方时所用的赋形剂和附加剂。

5. 药品：本法所称药品，是指用于预防、治疗、诊断人的疾病，有目的地调节人的生理功能并规定有适应证或者功能主治、用法和用量的物质，包括中药、化学药和生物制品等。

二、选择题

（一）A 型题（最佳选择题）（每题的备选项中，只有 1 个最符合题意）

1. 参考答案：C

答案解析：根据《药品管理法》规定，生产药品所需原料，辅料必须符合药用要求。

2. 参考答案：D

答案解析：国务院药品监督管理部门根据保护公众健康的要求，可以对药品生产企业生产的新药品种设立不超过 5 年的监测期。

3. 参考答案：A

答案解析：药品管理法是由全国人大常委会审议通过并颁布的法律。

4. 参考答案：B

答案解析：城乡集市贸易市场不得出售中药材以外的药品，故 B 错误。

5. 参考答案：D

答案解析：从事药品经营活动应当具备以下条件：①具有依法经过资格认定的药师或者其他药学技术人员；②具有与所经营药品相适应的营业场所、设备、仓储设施、卫生环境；③具有与所经营药品相适应的质量管理机构或者人员；④具有保证药品质量的规章制度，并符合国务院药品监督管理部门依据《药品管理法》制定的 GSP 要求。

6. 参考答案：A

答案解析：从事药品生产活动，应当经所在地省、自治区、直辖市人民政府药品监督管理部门批准，取得药品生产许可证，其他都不正确。

7. 参考答案：B

答案解析：新修订的《药品管理法》经十三届全国人大常委会第十二次会议表决通过，将于 2019 年 12 月 1 日起施行。

8. 参考答案：C

答案解析：国家对药品管理实行药品上市许可持有人制度。药品上市许可持有人依法对药品研制、生产、经营、使用全过程中药品的安全性、有效性和质量可控性负责。

9. 参考答案：B

答案解析：从事药品经营活动，应当遵守 GSP。

10. 参考答案：B

答案解析：根据《药品管理法》第五十条："药品上市许可持有人、药品生产企业、药品经营企业和医疗机构中直接接触药品的工作人员，应当每年进行健康检查。"

11. 参考答案：A

答案解析：层次顺序依次为法律、行政法规、地方性法规、自治条例和单行条例。

12. 参考答案：A

答案解析：一般指效力意义上的法律渊源，主要是各种制定法。

13. 参考答案：B

答案解析：药品上市许可持有人、药品生产企业、药品经营企业或者医疗机构违反《药品管理法》规定聘用人员的，由药品监督管理部门或者卫生健康主管部门责令解聘，处5万元以上20万元以下的罚款。

14. 参考答案：A

答案解析：有下列情形之一的，为假药：药品所含成分与国家药品标准规定的成分不符；以非药品冒充药品或者以他种药品冒充此种药品；变质的药品；药品所标明的适应证或者功能主治超出规定范围。

（二）B型题（配伍选择题）（题目分为若干组，每组题目对应同一组备选项，备选项可重复选用，也可不选用。每题只有1个备选项最符合题意）

【1～3】

参考答案：BDA

答案解析：医院制剂只能在医院内使用，不得在市场上销售；新发现和从国外引种的药材经国务院药品监督管理部门审核批准后方可销售；药品生产企业、药品经营企业、医疗机构必须从具有药品生产、经营资格的企业购进药品，购进没有实施批准文号管理的中药材除外。

【4～5】

参考答案：DD

答案解析：根据《药品管理法》，直接接触药品的包装容器和材料，必须符合药用要求。

【6～7】

参考答案：BA

答案解析：全国人民代表大会常务委员会通过的，主席令是法律；国务院常务会议通过的，实施条例是行政法规。

【8～9】

参考答案：BD

答案解析：部门规章是国务院各部门、各委员会、审计署等根据法律和行政法规的规定和国务院的决定；各地方人民政府常务会议通过的是地方政府规章。

【10～13】

参考答案：BCAB

答案解析：法律责任类型可分为刑事责任、民事责任和行政责任。刑事责任是违反刑事法律规范应当承担的法律责任。行政责任主要包括两个方面，一是行政处分，二是行政处罚。民事责任，它是平等主体之间违反民事法律规范应当承担的法律责任，承担民事责任的方式主要有停止侵害、排除妨碍、消除危险、返还财产等。

（三）C型题（综合分析选择题）（题目分为若干组，每组题目基于同一个临床情景、病例、实例或者案例的背景信息逐题展开。每题的备选项中，只有1个最符合题意）

1. 参考答案：B

答案解析：超过有效期的药品为劣药。

2. 参考答案：C

答案解析：从事药品生产、经营、使用的单位和个人等都可能是销售劣药行为的违法主体。

3. 参考答案：B

答案解析：监督抽验是指药品监督管理部门在药品监督管理工作中，为保证人民群众用药安全而对监督检查中发现的质量可疑药品所进行的有针对性的抽验。

4. 参考答案：C

答案解析：张某作为药剂人员参加执业药师考试并取得证书是符合规定的。

5. 参考答案：A

答案解析：执业药师有下列情形之一的，由所在单位向注册机构办理注销注册手续：①死亡或被宣告失踪的；②受刑事处罚的；③受取消执业资格处分的；④因健康或其他原因不能或不宜从事执业药师业务的。

6. 参考答案：C

答案解析：单位犯生产、销售假药罪的，判处罚金，并对其直接负责的主管人员和其他直接责任人员，依照自然人犯生产、销售假药罪的定罪量刑标准处罚。

（四）X型选择题（多项选择题）（每题的备选项中，有2个或2个以上符合题意。错选、少选均不得分）

1. 参考答案：BC

答案解析：有下列行为之一的，由药品监督管理部门在规定的处罚幅度内从重处罚：①以麻醉药品、精神药品、医疗用毒性药品、放射性药品冒充其他药品，或者以其他药品冒充上述药品的。②生产、销售以孕产妇、婴幼儿及儿童为主要使用对象的假药、劣药的。③生产、销售的生物制品、血液制品属于假药、劣药的。④生产、销售、使用假药、劣药，造成人员伤害后果的；⑤生产、销售、使用假药、劣药，经处理后重犯的。⑥拒绝、逃避监督检查，或者伪造、销毁、隐匿有关证据材料的，或者擅自动用查封、扣押物品的。故选BC。

2. 参考答案：ABCD

答案解析：为了加强药品管理，保证药品质量，保障公众用药安全和合法权益，保护和促进公众健康，制定《药品管理法》。

3. 参考答案：ACD

答案解析：对本事件按使用了未经批准的直接接触药品的包装材料和容器的行为进行处理，是劣药，药品监督管理部门没收这些玻璃瓶，质量监督管理部门责令其停止使用。

4. 参考答案：BCD

答案解析：有下列情形之一的，为劣药：药品成分的含量不符合国家药品标准；被污染的药品；未标明或者更改有效期的药品；未注明或者更改产品批号的药品；超过有效期的药品；擅自添加防腐剂、辅料的药品；其他不符合药品标准的药品。

5. 参考答案：AB

答案解析：《中国药典》和药品标准是国务院药品监督管理部门颁布的国家药品标准。

6. 参考答案：ABCD

答案解析：行政处罚适用的条件：一是必须已经实施了违法行为，且该违法行为违反了行政法规范；二是行政相对人具有责任能力；三是行政相对人的行为依法应当受到处罚；四是违法行为未超过追究时效。

7. 参考答案：ABC

答案解析：根据违法行为所违反的法律的性质，可以把法律责任分为民事责任、行政责任、刑事责任、违宪责任和国家赔偿责任。

8. 参考答案：ABC

答案解析：法律的效力分为对人效力、时间效力和空间效力。

9. 参考答案：ABCD

答案解析：①法是经过国家"制定或者认可"才得以形成的规范，具有国家意志性。②法是凭借国家强制力的保证而获得普遍遵行的效力，具有国家强制性。③法是确定人们在社会关系中的权利和义务的行为规范，具有规范性。④法是明确而普遍适用的规范，具有明确公开性和普遍约束性。

10. 参考答案：ABD

答案解析：法律效力高于行政法规、地方性法规、规章；特别规定优于一般规定；新规定优于旧规定，法不溯及既往原则。

三、简答题

1. 我国《药品管理法》将哪些药品归为假药？

参考答案：有下列情形之一的，为假药：①药品所含成分与国家药品标准规定的成分不符；

②以非药品冒充药品或者以他种药品冒充此种药品；③变质的药品；④药品所标明的适应证或者功能主治超出规定范围。

2. 从事药品生产活动应当具备的条件有哪些？

参考答案：从事药品生产活动，应当具备以下条件：①有依法经过资格认定的药学技术人员、工程技术人员及相应的技术工人；②有与药品生产相适应的厂房、设施和卫生环境；③有能对所生产药品进行质量管理和质量检验的机构、人员及必要的仪器设备；④有保证药品质量的规章制度，并符合国务院药品监督管理部门依据《药品管理法》制定的 GMP 要求。

3. 从事药品经营活动应当具备的条件有哪些？

参考答案：从事药品经营活动应当具备以下条件：①有依法经过资格认定的药师或者其他药学技术人员；②有与所经营药品相适应的营业场所、设备、仓储设施和卫生环境；③有与所经营药品相适应的质量管理机构或者人员；④有保证药品质量的规章制度，并符合国务院药品监督管理部门依据《药品管理法》制定的 GSP 要求。

4. 我国立法权限是如何划分的？

参考答案：根据我国宪法和立法法的规定，中国立法权限的划分如下：①全国人大及其常委会行使国家立法权，有权制定法律；②国务院享有行政法规的制定权；③省、直辖市人民代表大会及其常委会可以制定地方性法规，民族自治地方的人民代表大会有权制定自治条例和单行条例；④特别行政区有权保留原有的法律或制定本行政区的新的法律；⑤国务院各部委及具有行政管理职能的直属机构，在本部门权限范围内制定部门规章。省、自治区、直辖市和较大的市的人民政府可以指定地方政府规章。

5. 药品检验机构出具虚假检验报告的，应当承担何种法律责任？

参考答案：药品检验机构出具虚假检验报告的，责令改正，给予警告，对单位并处 20 万元以上 100 万元以下的罚款；对直接负责的主管人员和其他直接责任人员依法给予降级、撤职、开除处分，没收违法所得，并处 5 万元以下的罚款；情节严重的，撤销其检验资格。药品检验机构出具的检验结果不实，造成损失的，应当承担相应的赔偿责任。

四、论述题

1. 2019 年 12 月 1 日实施的《药品管理法》第九十八条："禁止生产（包括配制，下同）、销售、使用假药、劣药"，这里提到的"劣药"是指什么？生产、销售劣药的法律责任有哪些？法律责任和上一版《药品管理法》相比，国家表现出什么样的监管态度？

2. 请论述 2019 年 12 月 1 日实施的新版《药品管理法》有哪些亮点和主要修改内容？

3.《药品管理法》新加的药品上市许可持有人制度，这项制度的实施有哪些良好的社会效益？

参考答案（略）

（陈　纭）

第五章　药品注册管理

一、名词解释

参考答案

1. 药品研制：药品研制是指在化学、生物学、医学、统计学和药学等诸多以生命学科为主的理论指导下，运用先进的科学理论与技术完成药物研究及开发一系列的试验和验证项目，使研究成果最终能够获得批准，供临床诊断、预防和治疗使用的全部活动。

2.《非临床研究质量管理规范》：指有关非临床安全性评价研究机构运行管理和非临床安全性评价研究项目试验方案设计、组织实施、执行、检查、记录、存档和报告等全过程的质量管理要求。

3. 药品注册：是指药品注册申请人依照法定程序和相关要求提出药物临床试验、药品上市许可、再注册等申请及补充申请，药品监督管理部门基于法律法规和现有科学认知进行安全性、有效性和质量可控性等审查，决定是否同意其申请的活动。

4. 仿制药：是指仿制已上市原研药品的药品，分为两类，一是仿制境外已上市境内未上市原研药品；二是仿制境内已上市原研药品。

5. 进口药品申请：是指在境外生产的药品在中国境内上市销售的注册申请。

6. 标准复核：是指对申请人申报药品标准中设定项目的科学性、检验方法的可行性、质控指标的合理性等进行的实验室评估。

7. 再注册申请：是指药品批准证明文件有效期满后申请人拟继续生产或者进口该药品的注册申请。

8. 药品注册核查：是指为核实申报资料的真实性、一致性及药品上市商业化生产条件，检查药品研制的合规性、数据可靠性等，对研制现场和生产现场开展的核查活动，以及必要时对药品注册申请所涉及的化学原料药、辅料及直接接触药品的包装材料和容器生产企业、供应商或者其他受托机构开展的延伸检查活动。

9. 样品检验：是指按照申请人申报或者药品审评中心核定的药品质量标准对样品进行的实验室检验。

10. 生物等效性试验：是指用生物利用度研究的方法，以药代动力学参数为指标，比较同一种药物的相同或者不同剂型的制剂，在相同的试验条件下，其活性成分吸收程度和速度有无统计学差异的人体试验。

二、选择题

（一）A 型题（最佳选择题）（每题的备选项中，只有 1 个最符合题意）

1. 参考答案：B

答案解析：中国食品药品检定研究院是负责对新药试制的样品进行检验的机构。

2. 参考答案：D

答案解析：国家药品监督管理局对药品生产企业生产的新品种设立不超过 5 年的监测期，在监测期内，不得批准其他企业和进口。

3. 参考答案：D

答案解析：药物的临床试验（包括生物等效性试验），必须执行《药物临床试验质量管理规范》。

4. 参考答案：B

答案解析：临床试验分为Ⅰ、Ⅱ、Ⅲ、Ⅳ期。Ⅱ期临床试验：治疗作用初步评价阶段。其目的是初步评价药物对目标适应证患者的治疗作用和安全性。

5. 参考答案：D

答案解析：监测期内的新药，国家药品监督管理部门将不再受理其他企业该药的申请。新药的监测期自新药批准生产之日起计算，最长不得超过 5 年。监测期内的新药不需要根据临床应用分级管理制度限制使用。

6. 参考答案：B

答案解析：药品批准文号格式如下：国产药品 国药准字 H（Z、S）+8 位数字，其中 H 代表化学药品，Z 代表中药，S 代表生物制品。

7. 参考答案：C

答案解析：生物制品批准文号格式如下：国产药品为国药准字 S+ 4 位年号+4 位顺序号。

8. 参考答案：A

答案解析：药品检验机构应当在 5 日内对申请人提交的检验用样品及资料等进行审核，作出是否接收的决定，同时告知药品审评中心。

9. 参考答案：D

答案解析：Ⅳ期临床试验为新药上市后由申请人进行的应用研究阶段。其目的是考察在广泛使用条件下的药物的疗效和不良反应。

10. 参考答案：C

答案解析：核发药品批准文号的机构是国务院药品监督管理部门。

（二）B 型题（配伍选择题）（题目分为若干组，每组题目对应同一组备选项，备选项可重复选用，也可不选用。每题只有 1 个备选项最符合题意）

【1～2】

参考答案：DB

答案解析：药物临床试验安全性评价研究必须执行 GCP，药物临床前研究必须执行 GLP。

【3～4】

参考答案：AD

答案解析：境内药品批准文号的格式：国药准字 H（Z、S）+4 位年号+4 位顺序号，其中 H 代表化学药品，Z 代表中药，S 代表生物制品。

【5～8】

参考答案：CBAD

答案解析：①Ⅰ期临床试验：初步的临床药理学及人体安全性评价试验。观察人体对于新药的耐受程度和药代动力学，为制订给药方案提供依据。病例数：20～30 例。②Ⅱ期临床试验：治疗作用初步评价阶段。③Ⅲ期临床试验：治疗作用确证阶段。其目的是进一步验证药物对目标适应证患者的治疗作用和安全性，评价利益与风险关系，最终为药物注册申请的审查提供充分的依据。④Ⅳ期临床试验：新药上市后由申请人进行的应用研究阶段。其目的是考察在广泛使用条件下的药物的疗效和不良反应，评价在普通或者特殊人群中使用的利益与风险关系及改进给药剂量等。

（三）C 型题（综合分析选择题）（题目分为若干组，每组题目基于同一个临床情景、病例、实例或者案例的背景信息逐题展开。每题的备选项中，只有 1 个最符合题意）

1. 参考答案：A

答案解析：本题考查药品注册管理机构。国家药品监督管理部门主管全国药品注册工作，负责对药物临床试验、药品生产和进口进行审批。

2. 参考答案：D

答案解析：进口药品申请是指境外生产的药品在中国境内上市销售的注册申请，中国的香港、澳门、台湾地区的制药厂商申请注册的药品，应参考进口药品注册申请的程序办理。

3. 参考答案：B

答案解析：中国的香港、澳门和台湾地区生产药品批准文号格式为国药准字 H（Z、S）C+4 位年号+4 位顺序号。

4. 参考答案：C

答案解析：药品批准文号的格式：国药准字 H（Z、S、J）+4 位年号+4 位顺序号，Z 代表中药制剂。

5. 参考答案：C

答案解析：医疗机构制剂药品批准文号有效期是 3 年，根据本药批号是 2016 年生产的，所以过期了。

6. 参考答案：B

答案解析：医疗机构制剂批准文号的有效期为 3 年。有效期届满需要继续配置的，申请人应当在有效期届满前 3 个月按照原申请配置程序提出再注册申请，报送有关资料。

（四）X 型选择题（多项选择题）（每题的备选项中，有 2 个或 2 个以上符合题意。错选、少选均不得分）

1. 参考答案：ABCD

答案解析：药物的临床试验须经国家药监局批准，并执行《药物临床试验质量管理规范》，临床试验分为Ⅰ、Ⅱ、Ⅲ、Ⅳ期，Ⅲ期临床试验为治疗作用确证阶段，Ⅳ期临床试验为新药上市后由申请人进行的应用研究阶段。

2. 参考答案：ABCD

答案解析：药物临床研究包括临床试验和生物等效性试验。临床试验分为Ⅰ、Ⅱ、Ⅲ、Ⅳ期。新药在批准上市前，应当进行Ⅰ、Ⅱ、Ⅲ期临床试验。

3. 参考答案：ACD

答案解析：《药品注册管理办法》适用于在中华人民共和国境内从事药品研究、注册及其监督管理活动。

4. 参考答案：ABD

答案解析：药品注册是指药品注册申请人（以下简称申请人）依照法定程序和相关要求提出药物临床试验、药品上市许可、再注册等申请及补充申请，药品监督管理部门基于法律法规和现有科学认知进行安全性、有效性和质量可控性等审查，决定是否同意其申请的活动。

5. 参考答案：ABCD

答案解析：药品上市许可申请时，以下具有明显临床价值的药品，可以申请适用优先审评审批程序：①临床急需的短缺药品、防治重大传染病和罕见病等疾病的创新药和改良型新药；②符合儿童生理特征的儿童用药品新品种、剂型和规格；③疾病预防、控制急需的疫苗和创新疫苗；④纳入突破性治疗药物程序的药品；⑤符合附条件批准的药品；⑥国家药品监督管理局规定其他优先审评审批的情形。

6. 参考答案：ABCD

答案解析：申请新药注册，应当进行临床试验，药品注册检验，包括样品检验和药品标准复核。进口药品注册检验依据国家药品监督管理局药品注册司下发的进口药品质量标准复核通知单进行，中国药品生物制品检定所具体负责组织实施，从事药品注册检验的药品检验所，应当按照药品检验所实验室质量管理规范和国家计量认证的要求，配备与药品注册检验任务相适应的人员和设备，符合药品注册检验的质量保证体系和技术要求。

7. 参考答案：ABCD

答案解析：新药的药理、毒理学研究包括主要药效研究，药物依赖性研究，致癌、致畸、致突变和药代动力学研究。

8. 参考答案：ABCD

答案解析：《新药注册管理办法》规定：国家药品监督管理局可以对批准生产的新药设立监测期，自新药批准之日起最长不超过5年；申请进口的药品，应当获得境外制药厂商所在国家或者地区的上市许可；国家药监局可以将已批准的非处方药根据应用情况转换为处方药；国家药监局对报送虚假资料和样品的申请人建立不良行为记录，并予以公布。

9. 参考答案：ABCD

答案解析：有下列情形之一的药品不予再注册：①有效期届满前未提出再注册申请的；②未达到国家药品监督管理局批准上市时提出的有关要求的；③未按照要求完成Ⅳ期临床试验的；④未按照规定进行药品不良反应监测的；⑤经国家药品监督管理局再评价属于疗效不确、不良反应大或者其他原因危害人体健康的；⑥按照《药品管理法》的规定应当撤销药品批准证明文件的；⑦不具备《药品管理法》规定的生产条件的；⑧未按规定履行监测期责任的；⑨其他不符合有关规定的情形。

10. 参考答案：ABCD

答案解析：药品加快上市注册程序，包括突破性治疗药物程序、附条件批准程序、优先审评审批程序、特别审批程序。

三、简答题

1. 药品专利的分类及授予专利的条件是什么？

参考答案：药品专利分类：药品发明专利、实用新型专利、外观设计专利。

授予专利权的条件：新颖性、创造性、实用性。

2. 对纳入优先审评审批程序的药品上市许可申请，给予哪些政策支持？

参考答案：对纳入优先审评审批程序的药品上市许可申请，给予以下政策支持：①药品上市许可申请的审评时限为一百三十日；②临床急需的境外已上市境内未上市的罕见病药品，审评时限为七十日；③需要核查、检验和核准药品通用名称的，予以优先安排；④经沟通交流确认后，可以补充提交技术资料。

3. 简述药物临床前研究的内容。

参考答案：为申请药品注册而进行的药物临床前研究可概括为3方面：①文献研究包括药品名

称和命名依据，立题目的与依据。②药学研究，原料药工艺研究，制剂处方及工艺研究，确证化学结构或组分的试验，药品质量试验，药品标准起草及说明，样品检验，辅料，稳定性试验，包装材料和容器有关试验等。③药理毒理研究，一般药理试验，主要药效学试验，急性毒性试验，长期毒性试验，过敏性、溶血性和局部刺激性试验，致突变试验，生殖毒性试验，致癌毒性试验，依赖性试验，动物药代动力学试验等。

4. 新药临床研究分为几期？各期研究的目的是什么？

参考答案：药物临床研究包括临床试验和生物等效性试验。临床试验分为Ⅰ、Ⅱ、Ⅲ、Ⅳ期。新药在批准上市前，应当进行Ⅰ、Ⅱ、Ⅲ期临床试验。

（1）Ⅰ期临床试验：初步的临床药理学及人体安全性评价试验。观察人体对于新药的耐受程度和药代动力学，为制订给药方案提供依据。病例数：20~30 例。

（2）Ⅱ期临床试验：治疗作用初步评价阶段。其目的是初步评价药物对目标适应证患者的治疗作用和安全卫生，也包括为Ⅲ期临床试验研究设计和给药剂量方案的确定提供依据。此阶段的研究设计可以根据具体的研究目的，采用多种形式，包括随机盲法对照临床试验。病例数：≥100 例。

（3）Ⅲ期临床试验：治疗作用确证阶段。其目的是进一步验证药物对目标适应证患者的治疗作用和安全性，评价利益与风险关系，最终为药物注册申请的审查提供充分的依据。试验一般应为具有足够样本量的随机盲法对照试验。病例数：≥300 例。

（4）Ⅳ期临床试验：新药上市后由申请人进行的应用研究阶段。其目的是考察在广泛使用条件下的药物的疗效和不良反应、评价在普通或者特殊人群中使用的利益与风险关系及改进给药剂量等。

（5）生物等效性试验：是指用生物利用度研究的方法，以药代动力学参数为指标，比较同一种药物的相同或者不同剂型的制剂，在相同的试验条件下，其活性成分吸收程度和速度有无统计学差异的人体试验。病例数：≥2000 例。

5. 说明《药品注册管理办法》、GLP、GCP 等规章的立法目的和适用范围？

参考答案：《药品注册管理办法》的立法目的是为规范药品注册行为，保证药品的安全、有效和质量可控。在中华人民共和国境内以药品上市为目的，从事药品研制、注册及监督管理活动，适用本办法。GLP 的目的是提高药物非临床研究质量，确保试验资料的真实性、完整性和可靠性，保证人们用药安全。适用于申请药品注册而进行的非临床安全性研究。GCP 是为保证药物临床试验过程规范，结果科学可靠，保护受试者的利益，并保障其安全，根据《药品管理法》，并参照国际公认原则而制定的。凡药品进行各期临床试验，包括人体生物利用度或生物等效性试验，均需按规范执行。

6. 简述新药生产申请审批的流程。

参考答案：新药生产申请审批流程如下。

（1）省级药品监督管理部门负责初审，主要内容是对申报资料进行形式审查，组织对研制情况及条件进行现场考察，抽取检验用样品，向指定的药品检验所发出注册检验通知。

（2）省级药品监督管理部门将初步审查意见、考察报告、申报材料上报国家药品监督管理局药品审批中心。

（3）国家药品监督管理局药品审批中心负责对新药进行技术审评和所有资料的全面审评，提出审评意见，连同有关资料报送国家药品监督管理局。国家药品监督管理局依据技术审评意见做出审批规定。对符合要求的予以批准，发给新药证书，并发布该药品的注册标准和说明书，对有药品生产许可证且符合生产条件的企业现场检查和抽样检验合格的，发给药品批准文号。

7. 药品注册申请有哪些情形不予批准？

参考答案：药品注册申请有下列情形之一的，不予批准。

（1）药物临床试验申请的研究资料不足以支持开展药物临床试验或者不能保障受试者安全的。

（2）申报资料显示其申请药品安全性、有效性、质量可控性等存在较大缺陷的。

（3）申报资料不能证明药品安全性、有效性、质量可控性，或者经评估认为药品风险大于获益的。

（4）申请人未能在规定时限内补充资料的。

（5）申请人拒绝接受或者无正当理由未在规定时限内接受药品注册核查、检验的。药品注册过程中认为申报资料不真实，申请人不能证明其真实性的。

（6）药品注册现场核查或者样品检验结果不符合规定的。

（7）法律法规规定的不应当批准的其他情形。

四、论述题

论述什么是同情用药原则，同情用药如果在我国实施会有哪些新问题与挑战？

参考答案（略）

（陈　纭）

第六章　药品上市后再评价与监测管理

一、名词解释

参考答案

1. 药品不良反应：是指合格药品在正常用法用量下出现的与用药目的无关的有害反应。

2. 新的药品不良反应：是指药品说明书中未载明的不良反应。说明书中已有描述，但不良反应发生的性质、程度、后果或者频率与说明书描述不一致或者更严重的，按照新的药品不良反应处理。

3. 药品召回：是指药品生产企业，包括进口药品的境外制药厂商，按照规定程序收回已上市销售的存在安全隐患的药品，已经确认为假药劣药的，不适用召回程序。

4. 主动召回：是指药品生产企业对收集的信息进行分析，对可能存在安全隐患的药品进行调查评估，发现药品存在安全隐患的，由该药品生产企业决定召回。

5. 责令召回：是指药品监督管理部门经过调查评估，认为存在安全隐患，药品生产企业应当召回药品而未主动召回的，责成药品生产企业召回药品。

二、选择题

（一）A 型题（最佳选择题）（每题的备选项中，只有 1 个最符合题意）

1. 参考答案：B

答案解析：药品安全风险包括自然风险和人为风险，其中的关键因素是人为风险。

2. 参考答案：C

答案解析：我国药品上市后再评价的主要内容包括有效性评价、安全性评价、经济性评价及药品质量评价等。其中，运用药物经济学的理论和方法的是经济性评价。

3. 参考答案：D

答案解析：药品质量评价主要通过制定控制标准和检验方法来控制药品生产质量，采取的方法如制剂稳定性、生物利用度、生物等效性研究等。

4. 参考答案：B

答案解析：药品评价中心（国家药品不良反应监测中心）的主要职责：组织制订药品不良反应、医疗器械不良事件监测与再评价及药物滥用、化妆品不良反应监测的技术标准和规范；组织开展药品不良反应、医疗器械不良事件、药物滥用、化妆品不良反应监测工作；开展药品、医疗器械的安全性再评价工作等。

5. 参考答案：A

答案解析：药品重点监测的主体和实施单位是药品生产企业。

6. 参考答案：C

答案解析：根据《药品不良反应报告和监测管理办法》，药品生产、经营企业和医疗机构发现或者获知新的、严重的药品不良反应应当在 15 日内报告，其中死亡病例须立即报告。

7. 参考答案：A

答案解析：根据《药品不良反应报告和监测管理办法》，新药监测期内的国产药品应当报告该药品的所有不良反应。

8. 参考答案：B

答案解析：药品上市后再评价采取定期系统评价和不定期专题评价相结合的模式。其中，不定期专题评价是根据国家基本药物和 OTC 遴选提出的需要及不良反应时间的因果分析等的需要进行的评价。

9. 参考答案：A

答案解析：药品召回是指药品生产企业（包括进口药品的境外制药厂商）按照规定的程序收回已上市销售的存在安全隐患的药品。因此，召回主体为药品生产企业（包括进口药品的境外制药厂商）。

10. 参考答案：D

答案解析：根据《药品召回管理办法》，药品生产企业、经营企业和使用单位应当建立和保存完整的购销记录，保证销售药品的可溯源性。

（二）B 型题（配伍选择题）（题目分为若干组，每组题目对应同一组备选项，备选项可重复选用，也可不选用。每题只有 1 个备选项最符合题意）

【1~3】

参考答案：ABC

答案解析：根据《药品召回管理办法》，根据药品安全隐患的严重程度，药品召回分为以下几种。①一级召回：使用该药品可能引起严重健康危害的。②二级召回：使用该药品可能引起暂时的或者可逆的健康危害的。③三级召回：使用该药品一般不会引起健康危害，但由于其他原因需要收回的。

【4~6】

参考答案：ACD

答案解析：药品生产企业在做出药品召回决定后，应当制订召回计划并组织实施，一级召回在 24h 内，二级召回在 48h 内，三级召回在 72h 内，通知到有关药品经营企业、使用单位停止销售和使用，同时向所在地省、自治区、直辖市药品监督管理部门报告。

【7~9】

参考答案：ABD

答案解析：药品生产企业在启动药品召回后，一级召回在 1 日内，二级召回在 3 日内，三级召回在 7 日内，应当将调查评估报告和召回计划提交给所在地省、自治区、直辖市药品监督管理部门备案。

【10~12】

参考答案：ABD

答案解析：药品生产企业在实施召回的过程中，一级召回每日，二级召回每 3 日，三级召回每 7 日，向所在地省、自治区、直辖市药品监督管理部门报告药品召回进展情况。

（三）C 型题（综合分析选择题）（题目分为若干组，每组题目基于同一个临床情景、病例、实例或者案例的背景信息逐题展开。每题的备选项中，只有 1 个最符合题意）

1. 参考答案：A

答案解析：使用该药品可能引起严重健康危害，故应启动一级召回。

2. 参考答案：A

答案解析：召回主体为药品生产企业（包括进口药品的境外制药厂商）。

3. 参考答案：B

答案解析：被污染的药品，属于劣药。

4. 参考答案：A

答案解析：药品经营企业、使用单位拒绝配合药品生产企业或者药品监督管理部门开展有关药品安全隐患调查、拒绝协助药品生产企业召回药品的，予以警告，责令改正，可以并处 2 万元以下罚款。

5. 参考答案：C

答案解析：使用该药品一般不会引起健康危害，但由于其他原因需要收回的，应启动三级召回。

6. 参考答案：D

答案解析：药品召回是指药品生产企业（包括进口药品的境外制药厂商）按照规定的程序收回已上市销售的存在安全隐患的药品。

7. 参考答案：D

答案解析：药品生产企业在做出药品召回决定后，应当制订召回计划并组织实施，一级召回在24h内，二级召回在48h内，三级召回在72h内，通知有关药品经营企业、使用单位停止销售和使用，同时向所在地省、自治区、直辖市药品监督管理部门报告。

8. 参考答案：D

答案解析：药品生产企业在实施召回的过程中，一级召回每日，二级召回每3日，三级召回每7日，向所在地省、自治区、直辖市药品监督管理部门报告药品召回进展情况。

（四）X型选择题（多项选择题）（每题的备选项中，有2个或2个以上符合题意。错选、少选均不得分）

1. 参考答案：ABCD

答案解析：新药在经过了严格的动物实验和临床研究后才被批准上市，但药品上市前的研究受到许多因素的限制，存在着局限性。主要原因：动物实验的结果不足以用于预测人类用药的安全性；临床试验对象人数有限，试验对象年龄范围太窄；用药条件控制严格；研究时间短；试验目的单纯等。

2. 参考答案：AB

答案解析：药品上市后应用的风险包括自然风险和人为风险。

3. 参考答案：ABCD

答案解析：药品上市后再评价是根据医药学的最新学术水平，从药理学、药学、临床医学、药物流行病学、药物经济学及药物政策等主要方面，对已批准上市的药品在社会人群中的疗效、不良反应、用药方案、稳定性及费用等是否符合药品的安全性、有效性、经济性、合理性原则做出科学评价。我国药品上市后再评价的主要内容包括有效性评价、安全性评价、经济性评价及药品质量评价等。

4. 参考答案：ABCD

答案解析：药品不良反应是药品的固有（自然）属性，应排除人为因素。

5. 参考答案：ABCD

答案解析：药品上市后再评价的处理方式包括责令修改药品说明书，限制其使用范围，暂停生产、销售和使用，将非处方药转换为处方药等。

6. 参考答案：ABD

答案解析：根据《药品不良反应报告和监测管理办法》，国家实行药品不良反应报告制度。药品生产企业（包括进口药品的境外制药厂商）、药品经营企业、医疗机构应当按照规定报告所发现的药品不良反应。

7. 参考答案：BC

答案解析：根据《药品不良反应报告和监测管理办法》，药品生产企业应当经常考察本企业生产药品的安全性，对新药监测期内的药品和首次进口5年内的药品，应当开展重点监测，并按要求对监测数据进行汇总、分析、评价和报告。

8. 参考答案：BC

答案解析：根据《药品不良反应报告和监测管理办法》，严重药品不良反应，是指因使用药品引起以下损害情形之一的反应：①导致死亡；②危及生命；③致癌、致畸、致出生缺陷；④导致显著的或者永久的人体伤残或者器官功能的损伤；⑤导致住院或者住院时间延长；⑥导致其他重要医学事件，如不进行治疗可能出现上述所列情况的。

9. 参考答案：ABC

答案解析：《药品召回管理办法》中，根据药品安全隐患的严重程度，药品召回分为一级召回、二级召回、三级召回。

10. 参考答案：AD

答案解析：新药监测期内的国产药品应当报告该药品的所有不良反应；其他国产药品，报告新的和严重的不良反应。进口药品自首次获准进口之日起 5 年内，报告该进口药品的所有不良反应；满 5 年的，报告新的和严重的不良反应。

三、简答题

1. 简述药品召回的意义。

参考答案：药品召回可以有效降低缺陷药品所导致的风险，最大限度地保障公众用药安全；还可降低行政执法成本，简化由严重药品不良反应造成的复杂经济纠纷，降低可能发生的更大数额的赔偿；同时维护了企业的良好形象，维护消费者对企业的信赖，为广大消费者安全用药建立了一道保护屏障。

2. 简述召回分类管理制度。

参考答案：①主动召回：是指药品生产企业对收集的信息进行分析，对可能存在安全隐患的药品进行调查评估，发现药品存在安全隐患的，由该药品生产企业决定召回。②责令召回：是指药品监管部门经过调查评估，认为存在安全隐患，药品生产企业应当召回药品而未主动召回的，责成药品生产企业召回药品。

3. 简述药品召回分级。

参考答案：根据药品安全隐患的严重程度，药品召回分为

（1）一级召回：使用该药品可能引起严重健康危害的。

（2）二级召回：使用该药品可能引起暂时的或者可逆的健康危害的。

（3）三级召回：使用该药品一般不会引起健康危害，但由于其他原因需要收回的。

4. 根据《药品召回管理办法》，药品召回主体包括哪些？

参考答案：药品生产企业是药品召回的责任主体。进口药品的境外制药厂商与境内药品生产企业一样也是药品召回的责任主体，履行相同的义务。进口药品需要在境内进行召回的，由进口的企业负责具体实施。

四、论述题

沙利度胺于 1956 年开始上市销售，由于它能在妇女妊娠期控制精神紧张，防止妊娠期妇女恶心，并且有安眠作用，又被称为反应停。20 世纪 60 年代前后，全球至少 15 个国家的医生都在使用这种药品，但随即而来的是，许多出生的婴儿都是短肢畸形，形同海豹，被称为“海豹肢”，这样的畸形婴儿病死率达 50%以上。1961 年，这种症状终于被证实是妊娠期妇女服用沙利度胺所导致的。然而，受其影响的婴儿已多达 1.2 万名。该事件被公认为史上最大的药害事件。请结合沙利度胺事件，论述药品不良反应监测的意义。

参考答案（略）

（洪　亮）

第七章　特殊管理药品的管理

一、名词解释

参考答案

1. 特殊管理药品：特殊管理药品是指国家制定法律制度，实行比其他药品更加严格的管制的药品。特殊管理药品在管理和使用过程，应严格执行国家有关管理规定，包括麻精毒放，即麻醉药品、精神药品、毒性药品、放射性药品、药品类易制毒化学品，兴奋剂及含特殊药品类复方制剂。

2. 麻醉药品：是指对中枢神经有麻醉作用，连续使用、滥用或者不合理使用，易产生生理依赖性和精神依赖性，能成瘾癖的药品。

3. 精神药品：精神药品是指直接作用于中枢神经系统，使之兴奋或抑制，连续使用能产生依

赖性的药品。依据人体对精神药品产生的依赖性和危害人体健康的程度,将其分为一类和二类精神药品。

4. 疫苗:是指为预防、控制疾病的发生、流行,用于人体免疫接种的预防性生物制品,包括免疫规划疫苗和非免疫规划疫苗。

二、选择题

(一) A 型题(最佳选择题)(每题的备选项中,只有 1 个最符合题意)

1. 参考答案:B

答案解析:麻醉药品专用账册保存期限为 5 年,麻醉药品处方保存 3 年。

2. 参考答案:A

答案解析:麻醉药品、第一类精神药品购用印鉴卡有效期 3 年,提前 3 个月,向设区的市级卫生部门重新提出申请。

3. 参考答案:D

答案解析:麻醉药品、第一类精神药品购用印鉴卡变更医疗机构名称、地址、法人代表、医疗管理部门负责人、药学负责人、采购人员等,需要在变更发生之日起 3 日内到市级卫生部门办理变更手续。

4. 参考答案:D

答案解析:疫苗收货验货记录保存超有效期 2 年,销毁回收记录超有效期 5 年。

5. 参考答案:C

答案解析:毒性药品凭处方销售,每次处方剂量不得超过 2 日极量。

6. 参考答案:B

答案解析:蛋白同化制剂属于兴奋剂,严禁药品零售企业销售胰岛素以外的蛋白同化制剂。按处方药管理,处方保存 2 年。

7. 参考答案:B

答案解析:毒性药品凭处方销售,每次处方剂量不得超过 2 日极量。处方保存 2 年,生产记录保存 5 年。

8. 参考答案:D

答案解析:毒性药品凭处方销售,每次处方剂量不得超过 2 日极量。处方保存 2 年,生产记录保存 5 年。

9. 参考答案:B

答案解析:2 年内没有违反禁毒的法律、行政法规规定的行为。

10. 参考答案:C

答案解析:罂粟壳属于麻醉药品,麻醉药品处方保存 3 年备查,精神药品处方保存 2 年备查。

11. 参考答案:B

答案解析:审批麻醉药品、精神药品生产企业的是省级药品监督管理局。

12. 参考答案:D

答案解析:批发企业布局归国家药品监督管理局管,全国批发企业审批归国家管,区域批发企业归省管。

13. 参考答案:A

答案解析:批发企业布局由国家药品监督管理局负责,全国批发企业审批由国家药品监督管理局负责,区域批发企业由省药品监督管理局负责审批。

14. 参考答案:D

答案解析:麻精毒放,易制毒、特殊药品复方制剂、兴奋剂及疫苗等。

15. 参考答案:B

答案解析:国家根据麻醉药品和精神药品的医疗、国家储备及企业生产所需原料确定总需求。

16. 参考答案:A

答案解析:药品使用单位可以设置专柜。

17. 参考答案：B

答案解析：托运第二类精神药品无须取得运输证明，邮寄才需要。托运第一类精神药品，麻醉药品才需要运输证明。

18. 参考答案：B

答案解析：毒性药品由省级药品监督管理局管理。

19. 参考答案：D

答案解析：每次处方剂量不得超过2日极量。

（二）B型题（配伍选择题）（题目分为若干组，每组题目对应同一组备选项，备选项可重复选用，也可不选用。每题只有1个备选项最符合题意）

【1～4】

参考答案：DADC

答案解析：印签卡审核及变更归市级卫生部门，通报省级卫生部门，运输证明邮寄证明归市级药品监督管理局。

【5～8】

参考答案：BCDA

答案解析：麻醉药品、精神药品账册保存期5年，麻醉药品处方保存3年，精神药品处方保存2年。特殊药品运输证明需保存1年。

（三）C型题（综合分析选择题）（题目分为若干组，每组题目基于同一个临床情景、病例、实例或者案例的背景信息逐题展开。每题的备选项中，只有1个最符合题意）

1. 参考答案：A

答案解析：二氢埃托啡为麻醉药品。

2. 参考答案：B

答案解析：马丁三司哌氯酸，即马吲哚、丁丙诺啡、三唑仑、司可巴比妥、哌甲酯、氯胺酮以及 γ-羟丁酸属于第一类精神药品。

3. 参考答案：C

答案解析：比妥西泮唑仑辛，即巴比妥类（司可巴比妥除外）、西泮类、唑仑类，地辛类属于第二类精神药品。

4. 参考答案：D

答案解析：阿托品是毒性药品。

5. 参考答案：B

答案解析：毒性药品处方2年备查。

6. 参考答案：D

答案解析：毒性药品生产记录5年备查。

7. 参考答案：A

答案解析：A型肉毒素属于医疗用毒性药品。

8. 参考答案：A

答案解析：药品类易制毒化学品购用证明有效期为3个月。

9. 参考答案：B

答案解析：药品类易制毒化学品购用证明必须出示原件。

10. 参考答案：C

答案解析：麦角胺咖啡因片含咖啡因故属于第二类精神药。

（四）X型选择题（多项选择题）（每题的备选项中，有2个或2个以上符合题意。错选、少选均不得分）

1. 参考答案：ABCD

答案解析：兴奋剂目录品种：蛋白同化制剂、肽类激素、麻醉药品、精神药品、药品类易制毒化学品、医疗用毒性药品等。

2. 参考答案：ABC

答案解析：不可以向未成年出售。

3. 参考答案：ACD

答案解析：自费属于非免疫规划疫苗。

4. 参考答案：AB

答案解析：专人专柜专账，双人双锁是第一类精神药品的要求，专库报警装置，专库应使用保险柜。

5. 参考答案：BC

答案解析：麻醉药品不可以零售，医疗机构借用从区域批发企业或者其他医疗机构借用。

6. 参考答案：AC

答案解析：麻醉药品目录由国家药品监督管理部门、公安部门及卫生行政部门共同制定，非法行为由公安部查处。

7. 参考答案：AB

答案解析：生产企业只能将麻醉药品出售给批发企业及经批准购用的其他单位。

8. 参考答案：ABD

答案解析：科学研究必须经所在地省级药品监督管理局批准，从定点批发企业与定点生产企业处购买。

9. 参考答案：ABC

答案解析：药品类易制毒化学品原料药的购销要求：①购买药品类易制毒化学品原料药的，必须取得药品类易制毒化学品购用证明。②药品类易制毒化学品生产企业应当将药品类易制毒化学品原料药销售给已取得购用证明的药品生产企业、药品经营企业和外贸出口企业。③药品类易制毒化学品经营企业应当将药品类易制毒化学品原料药销售给本省、自治区、直辖市行政区域内取得药品类易制毒化学品购用证明的单位。④药品类易制毒化学品经营企业之间不得购销药品类易制毒化学品原料药。科研单位能够从麻醉药品全国批发企业、区域性批发企业和药品类易制毒化学品经营企业购买药品类易制毒化学品。

10. 参考答案：ABC

答案解析：申请经营药品类易制毒化学品原料药的药品经营企业，应具有麻醉药品和第一类精神药品定点经营资格或者第二类精神药品定点经营资格，否则，药品监督管理部门将不予受理。

三、简答题

1. 第一类精神药品包括哪些品种？

参考答案：第一类精神药品包括马丁三司哌氯酸，即马吲哚、丁丙诺啡、三唑仑、司可巴比妥、哌甲酯、氯胺酮及 γ-羟丁酸。

2. 麻醉药品和精神药品定点批发企业除应当具备《药品管理法》第十五条规定的药品经营企业的开办条件外，还应当具备下列哪些条件？

参考答案：有符合本条例规定的麻醉药品和精神药品储存条件，有通过网络实施企业安全管理和向药品监督管理部门报告经营信息的能力，单位及其工作人员 2 年内没有违反有关禁毒的法律、行政法规规定的行为，符合国务院药品监督管理部门公布的定点批发企业布局，麻醉药品与第一类精神药品的定点批发企业，还应当具有保证供应责任区域内医疗机构所需麻醉药品和第一类精神药品的能力，具有保证麻醉药品与第一类精神药品安全经营的管理制度。

（金文彬）

第八章 中药管理

一、名词解释

参考答案

1. 中药饮片：是指以中医药理论为指导，根据辨证施治和调剂、制剂的需要，按照传统加工方法将中药材炮制成具有一定规格，供中医临床配方使用的制成品。

2. 中药材：是指药用植物、动物、矿物的药用部分采收后经产地初加工形成的原料药材。

3. 中成药：系指根据疗效确切、应用广泛的处方、验方或秘方，以中药材、中药饮片为原料，按照严格的质量标准和生产工艺加工而成的中药成方制剂。

4. 中药：指传统医药基础理论指导下用以防病治病的药品，包括中药材、中药饮片、中成药和民族药等。

二、选择题

（一）A 型题（最佳选择题）（每题的备选项中，只有 1 个最符合题意）

1. 参考答案：D

答案解析：《中药品种保护条例》制定的目的是提高中药品种的质量、保护中药生产企业的合法权益、促进中药事业的发展。

2. 参考答案：C

答案解析：《中药品种保护条例》适用于中国境内生产制造的中药品种，包括中成药、天然药物的提取物及其制剂和中药人工制成品。

3. 参考答案：A

答案解析：根据《中药品种保护条例》第三条："国家鼓励研制开发临床有效的中药品种，对质量稳定、疗效确切的中药品种实行分级保护制度。"

4. 参考答案：B

答案解析：根据《中药品种保护条例》第五条："依照本条例受保护的中药品种，必须是列入国家药品标准的品种。"

5. 参考答案：D

答案解析：根据《中药品种保护条例》第六条："符合下列条件之一的中药品种，可以申请一级保护：（一）对特定疾病有特殊疗效的；（二）相当于国家一级保护野生药材物种的人工制成品；（三）用于预防和治疗特殊疾病的。"

6. 参考答案：A

答案解析：根据《中药品种保护条例》第五条："……受保护的中药品种分为一、二级。"

7. 参考答案：B

答案解析：根据《中药品种保护条例》第十二条："……中药二级保护品种为七年。"

8. 参考答案：C

答案解析：根据《中药品种保护条例》第十五条："中药一级保护品种因特殊情况需要延长保护期限的，由生产企业在该品种保护期满前六个月，依照本条例第九条规定的程序申报。"

9. 参考答案：B

答案解析：根据《中药品种保护条例》第十六条："中药二级保护品种在保护期满后可以延长七年。"

10. 参考答案：C

答案解析：根据《野生药材资源保护管理条例》第四条："国家重点保护的野生药材物种分为三级。"

11. 参考答案：D

答案解析：根据《国家重点保护野生药材物种名录》，梅花鹿茸为国家一级保护野生药材物种。故选 D。

12. 参考答案：D

答案解析：根据《国家重点保护野生药材物种名录》，甘草列入国家二级保护野生药材物种。故选 D。

13. 参考答案：A

答案解析：根据《野生药材资源保护管理条例》第六条："禁止采猎一级保护野生药材物种。"即濒临灭绝状态的稀有珍贵野生药材物种。

14. 参考答案：C

答案解析：根据《野生药材资源保护管理条例》，禁止采猎一级保护野生药材物种。

15. 参考答案：D

答案解析：根据《野生药材资源保护管理条例》第九条："采猎二、三级保护野生药材物种的，必须持有采药证。取得采药证后，需要进行采伐或狩猎的，必须分别向有关部门申请采伐证或狩猎证。"

（二）B 型题（配伍选择题）（题目分为若干组，每组题目对应同一组备选项，备选项可重复选用，也可不选用。每题只有 1 个备选项最符合题意）

【1～3】

参考答案：BAD

答案解析：新发现和从国外引种的药材经国务院药品监督管理部门审核批准后方可销售；在中国境内上市的药品，应当经国务院药品监督管理部门批准，取得药品注册证书；鼓励培育道地中药材。

【4～5】

参考答案：DB

答案解析：申请专利的中药品种，依照《中华人民共和国专利法》的规定办理，对特定疾病有特殊疗效的，可以申请一级保护。

【6～8】

参考答案：BCA

答案解析：一级管理的野生药材物种是梅花鹿茸；属于二级管理的野生药材物种是甘草；属于三级管理的野生药材物种是肉苁蓉。

【9～10】

参考答案：CD

答案解析：羚羊角属于禁止采猎的一级保护野生药材物种；资源严重减少的主要常用野生药材物种是连翘。

（三）C 型题（综合分析选择题）（题目分为若干组，每组题目基于同一个临床情景、病例、实例或者案例的背景信息逐题展开。每题的备选项中，只有 1 个最符合题意）

1. 参考答案：B

答案解析：依照《药品管理法》第六十条："城乡集市贸易市场可以出售中药材，国务院另有规定的除外。"

2. 参考答案：D

答案解析：西洋参片和熟地属于经加工炮制成一定规格的中药饮片。

3. 参考答案：C

答案解析：中成药严禁在中药专业市场内销售。

4. 参考答案：D

答案解析：熟地属于中药饮片类。

5. 参考答案：B

答案解析依照《药品管理法》第六十条："城乡集市贸易市场可以出售中药材，国务院另有规定的除外。"中药饮片除外。

6. 参考答案：C

答案解析：根据《野生药材资源保护管理条例》，蛤蚧属于国家二级保护野生药材物种，不能在城乡集市贸易市场出售。

7. 参考答案：B

答案解析：参考本章 C 型题第 6 题解析。

8. 参考答案：C

答案解析：制何首乌属于经加工炮制成的中药饮片。

9. 参考答案：C

答案解析：根据国家《野生药材资源保护管理条例》，羚羊角属于国家一级保护野生药材物种，禁止个人采猎和销售，故本题答案为 C。

10. 参考答案：B

答案解析：参考本章 C 型题第 9 题解析，故选 B。

（四）X 型选择题（多项选择题）（每题的备选项中，有 2 个或 2 个以上符合题意。错选、少选均不得分）

1. 参考答案：AD

答案解析：根据国务院制定的《野生药材资源保护管理条例》，一级保护野生药材物种包括虎骨、豹骨、羚羊角、鹿茸（梅花鹿）。故选 AD。

2. 参考答案：CD

答案解析：根据《野生药材资源保护管理条例》，熊胆和麝香属于二级保护野生药材物种。

3. 参考答案：ABD

答案解析：根据《野生药材资源保护管理条例》，连翘、川贝母、黄芩属于三级保护野生药材物种。

4. 参考答案：ACD

答案解析：根据《中药品种保护条例》第六条："符合下列条件之一的中药品种，可以申请一级保护：（一）对特定疾病有特殊疗效的；（二）相当于国家一级保护野生药材物种的人工制成品；（三）用于预防和治疗特殊疾病的。"

5. 参考答案：BCD

答案解析：根据《中药品种保护条例》第十二条："中药保护品种的保护期限：中药一级保护品种的保护期限分别为三十年、二十年、十年。"

6. 参考答案：ABC

答案解析：根据《野生药材资源保护管理条例》，采猎、收购二、三级保护野生药材物种的，必须按照批准的计划执行。该计划由县以上（含县）医药管理部门（含当地人民政府授权管理该项工作的有关部门）会同同级野生动物、植物管理部门制定，报上一级医药管理部门批准。不得在禁止采猎区、禁止采猎期进行采猎，不得使用禁用工具进行采猎。

7. 参考答案：BCD

答案解析：根据《野生药材资源保护管理条例》，采猎二、三级保护野生药材物种的，必须持有采药证。取得采药证后，需要进行采伐或狩猎的，必须分别向有关部门申请采伐证或狩猎证。

8. 参考答案：AB

答案解析：根据《中药品种保护条例》，被批准保护的中药品种，在保护期内限于由获得中药保护品种证书的企业生产，对临床用药紧缺的中药保护品种的仿制，须经国务院药品监督管理部门批准并发给批准文号。仿制企业应当付给持有中药保护品种证书并转让该中药品种的处方组成、工艺制法的企业合理的使用费，其数额由双方商定；双方不能达成协议，由国务院药品监督管理部门裁决。

9. 参考答案：ABCD

答案解析：根据《野生药材资源保护管理条例》，采药证的格式由国家医药管理部门确定。二、三级保护野生药材物种的药用部分，除国家另有规定外，实行限量出口。二、三级保护野生药材物种属于国家计划管理的品种，由中国药材公司统一经营管理；野生药材的规格、等级标准，由国家医药管理部门会同国务院有关部门制定。

10. 参考答案：ABC

答案解析：《中药品种保护条例》适用于：中国境内生产制造的中药品种，包括中成药、天然药物的提取物及其制剂和中药人工制成品。故本题最佳答案为 ABC。

三、简答题

1. 中药保护品种的保护期限是多久？申请一级保护的中药品种应具备什么条件？

参考答案：中药一级保护品种的保护期限分别为三十年、二十年、十年；中药二级保护品种的保护期限为七年。

符合下列条件之一的中药品种,可以申请一级保护:①对特定疾病有特殊疗效的;②相当于国家一级保护野生药材物种的人工制成品;③用于预防和治疗特殊疾病的。

2. 我国对二、三级保护的野生药材物种的采猎、收购管理办法有哪些?

参考答案:采猎、收购二、三级保护野生药材物种的,必须按照批准的计划执行。采猎二、三级保护野生药材物种的,不得在禁止采猎区、禁止采猎期进行采猎,不得使用禁用工具进行采猎。采猎二、三级保护野生药材物种的,必须持有采药证。取得采药证后,需要进行采伐或狩猎的,必须分别向有关部门申请采伐证或狩猎证。

3. 中药保护品种延长保护期限的管理办法有哪些?

参考答案:中药一级保护品种因特殊情况需要延长保护期限的,由生产企业在该品种保护期满前 6 个月,依照《中药品种保护条例》申请办理中药品种保护的程序规定的程序申报。延长的保护期限由国务院药品监督管理部门根据国家中药品种保护审评委员会的审评结果确定;但是,每次延长的保护期限不得超过第一次批准的保护期限。中药二级保护品种在保护期满后可以延长 7 年。

4. 简述国家重点保护的野生药材物种分为几级?具体内容是什么?

参考答案:国家重点保护的野生药材物种分为三级。

一级:濒临灭绝状态的稀有珍贵野生药材物种(简称"一级保护野生药材物种"),目前国家界定有 4 种。

二级:分布区域缩小、资源处于衰竭状态的重要野生药材物种(简称"二级保护野生药材物种"),目前国家界定有 27 种。

三级:资源严重减少的主要常用野生药材物种(简称"三级保护野生药材物种"),目前国家界定有 45 种。

四、论述题

论述《药品管理法》(2019 年版)中有关中药饮片炮制管理的变化及带来的启示。

参考答案(略)

(张丽珠)

第九章 药品知识产权保护

一、名词解释

参考答案

1. 知识产权:指公民、法人或其他组织在科学技术或文学艺术等方面,对创造性的脑力劳动所完成的智力成果依法享有的专有权利。

2. 药品知识产权:指权利人对一切与药品相关的发明创造和智力劳动成果依法享有的权利。

3. 药品专利权:指药品专利权人在法定期限内对其发明创造依法享有的专有权。

4. 医药商业秘密:指在医药行业中,不为公众所知悉、能为权利人带来经济利益、具有实用性并经权利人采取保密措施的技术信息和经营信息。

5. 药品商标权:药品商标专用权人对自己注册的商标在法律规定范围内的专有使用、不受他人侵犯的权利。

二、选择题

(一)A 型题(最佳选择题)(每题的备选项中,只有 1 个最符合题意)

1. 参考答案:C

答案解析:药品知识产权是一种无形资产,属于民事权利的范畴,与其他民事权利相比,具有无形性、专有性、时效性、地域性、法定性和可复制性的特征。故选 C。

2. 参考答案:B

答案解析:《中华人民共和国专利法》第四十二条:"发明专利权的期限为二十年。"故选 B。

3. 参考答案:A

答案解析：《中华人民共和国商标法》规定仅有本商品的通用名称、图形、型号的不得作为商标注册。故选 A。

4. 参考答案：B

答案解析：授予专利权的发明应当具备新颖性，即指该发明不属于现有技术。故选 B。

5. 参考答案：D

答案解析：用于药品辅料的新化合物可以申请方法发明专利。故选 D。

6. 参考答案：B

答案解析：《中华人民共和国专利法》第四十二条："……实用新型专利权和外观设计专利权的期限为十年。"故选 B。

7. 参考答案：B

答案解析：医药商业秘密是指在医药行业中，不为公众所知悉、能为权利人带来经济利益、具有实用性并经权利人采取保密措施的技术信息和经营信息。故选 B。

8. 参考答案：D

答案解析：根据《中华人民共和国专利法》，授予专利权的发明和实用新型，应当不属于现有技术；或同已有的技术相比，有突出的实质性特点；或者公开发表过，但没有就同样的发明向专利行政部门提出过申请。故选 D。

9. 参考答案：B

答案解析：根据《中华人民共和国专利法》，申请专利的发明创造在申请日以前 6 个月内，在规定的学术会议或者技术会议上首次发表的，不丧失新颖性，故选 B。

10. 参考答案：B

答案解析：根据《中华人民共和国商标法》第三十九条："注册商标的有效期为十年，自核准注册之日起计算。"故选 B。

（二）B 型题（配伍选择题）（题目分为若干组，每组题目对应同一组备选项，备选项可重复选用，也可不选用。每题只有 1 个备选项最符合题意）

【1～3】

参考答案：BCA

答案解析：中国商标法规定，注册商标的有效期为 10 年；商业秘密保护在劳动合同期间及解除或终止劳动合同后一段期限内不得从事牟利活动。未披露的试验数据保护期限为 6 年。

【4～7】

参考答案：ACBD

答案解析：根据《中华人民共和国商标法》规定，由国家市场监督管理总局负责认证，在市场上有较高声誉并为相关公众所熟知的注册商标是驰名商标，商标所有人在同一类别的不同商品上注册几个相同或近似的商标是联合商标，由当地市场监督管理局认定和管理，在本地市场上享有较高声誉并为相关公众所熟知的注册商标是知名商标，经商标管理机构依法核准注册的商标，权利主体对其商标依法享有专有使用权的是注册商标。

【8～10】

参考答案：DAB

答案解析：国家知识产权局主要职责是负责拟订和组织实施国家知识产权战略；国家市场监督管理总局主要职责是负责统一管理、监督和综合协调全国认证认可工作，建立并组织实施国家统一的认证认可和合格评定监督管理制度；药品包装、标签、说明书必须依照《药品管理法》和国务院药品监督管理部门的规定印制。

（三）C 型题（综合分析选择题）（题目分为若干组，每组题目基于同一个临床情景、病例、实例或者案例的背景信息逐题展开。每题的备选项中，只有 1 个最符合题意）

1. 参考答案：B

答案解析：《药品管理法》第二十九条："列入国家药品标准的药品名称为药品通用名称。已经作为药品通用名称的，该名称不得作为药品商标使用。"

2. 参考答案：C

答案解析:《中华人民共和国商标法》第五十七条:"……(二)未经商标注册人的许可,在同一种商品……或者类似商品上使用与其注册商标相同或者近似的商标……"属于侵犯注册商标专用权的行为。

3. 参考答案:A

答案解析:公知技术包括专利技术、申请专利公开技术、失效专利技术和其他公知技术等。其中,专利技术在申请过程中已经向社会公开,专利权人的权利依法受有关专利的法律保护。故选 A。

4. 参考答案:B

答案解析:《中华人民共和国专利法》规定,发明专利的保护范围以其权利要求的内容为准,未经专利权人许可,实施其专利,即侵犯其专利权。故选 B。

(四)X 型选择题(多项选择题)(每题的备选项中,有 2 个或 2 个以上符合题意。错选、少选均不得分)

1. 参考答案:ACD

答案解析:《中华人民共和国专利法》第二十五条:"对下列各项不授予专利权:(一)科学发现;(二)智力活动的规则和方法;(三)疾病的诊断和治疗方法;(四)动物和植物品种……"

2. 参考答案:BCD

答案解析:参考本章 A 型题第 8 题解析。

3. 参考答案:BCD

答案解析:根据《中华人民共和国商标法》第十条:"下列标志不得作为商标使用:(一)同中华人民共和国的国家名称、国旗、国徽、国歌、军旗、军徽、军歌、勋章等相同或者近似的,以及同中央国家机关的名称、标志、所在地特定地点的名称或者标志性建筑物的名称、图形相同的标志……(六)带有民族歧视性的标志……"

4. 参考答案:ABC

答案解析:《中华人民共和国专利法》第二十六条:"申请发明或者实用新型专利的,应当提交请求书、说明书及其摘要和权利要求书等文件。"

5. 参考答案:ABC

答案解析:药品发明专利人依法享有其专利的独占实施权、专利许可权和专利标记权。

6. 参考答案:ABD

答案解析:医药商业秘密是指在医药行业中,不为公众所知悉、能为权利人带来经济利益、具有实用性并经权利人采取保密措施的技术信息和经营信息。

7. 参考答案:ABD

答案解析:根据《中华人民共和国专利法》第六十九条:"有下列情形之一的,不视为侵犯专利权:(一)专利产品或者依照专利方法直接获得的产品……(四)专为科学研究和实验而使用有关专利的;(五)为提供行政审批所需要的信息,制造、使用、进口专利药品或者专利医疗器械的……"

三、简答题

1. 简述药品知识产权的概念和种类。

参考答案:药品知识产权是人们对一切与药品有关的发明创造和智力劳动成果所依法享有的权利的统称。药品知识产权分为医药著作权和药品工业产权两大类。

2. 药品知识产权保护的意义是什么?

参考答案:药品知识产权保护的意义:①有利于激发医药科技创新的积极性;②有利于推动医药科技产业化发展;③有利于加强对外科技合作和交流;④有利于中药资源的保护和创新资源的合理配置。

3. 药品商标注册中的特殊要求有哪些?

参考答案:药品商标的特殊要求:①药品商标必须与医药行业的属性相吻合;②申请人用药品商标时应当附送药品批准证明文件;③药品商标不得使用药品通用名称。

4. 医药商业秘密的基本内容和特征是什么?

参考答案:医药商业秘密的基本内容包括技术秘密和经营秘密两大类,其中技术秘密包含产品信息，配方与工艺，机器设备的改进，研究开发的有关文件等内容。经营秘密包含与公司各种重要经营活动有关联的文件，客户情报和经营过程中的管理技术。医药商业秘密具有秘密性、经济性、保密性和合法性的基本特征。

5. 医药未披露数据的特征及保护的特点有哪些?

参考答案：医药未披露数据的特征及保护的特点：①医药未披露数据不具有独占性；②医药未披露数据获得的途径不具备创新性；③医药未披露数据保护，是在药品申请专利之后进行的知识产权保护形式，专利已公开的数据不在保护范围之内。

四、论述题

联系实际，论述药品知识产权保护的意义。

参考答案（略）

（张丽珠）

第十章　药品信息管理

一、名词解释

参考答案：

1. 药品标签：是指药品包装上印有或者贴有的内容，分为内标签和外标签。药品内标签指直接接触药品的包装的标签，外标签指内标签以外的其他包装的标签。

2. 药品说明书：是指药品生产企业印制并提供的，包含药理学、毒理学、药效学、医学等药品安全性、有效性重要科学依据和结论的，用以指导临床正确使用药品的技术资料。

3. 药品广告：凡利用各种媒介或者形式发布的广告含有药品名称、药品适应证（功能主治）或者与药品有关的其他内容，为药品广告。

4. 药品包装：指药品生产企业生产的药品和医疗机构配制的制剂所使用的直接接触药品的包装材料和容器，简称药包材。

5. 药品质量公告：是药品质量信息的重要来源，是国务院和省级药品监督管理部门向公众发布的有关质量抽查检验结果的公告

6. 药品标识物：是标识药品质量属性的载体，是药品监督管理的依据，也是医师和药师决定用药和指导消费者购买选择的重要信息来源，主要包括药品的包装、标签、说明书、药品编码和电子监管码等。

二、选择题

（一）A 型题（最佳选择题）（每题的备选项中，只有 1 个最符合题意）

1. 参考答案：B

答案解析：制定药品标签、说明书印制规定的部门是国家药品监督管理部门。

2. 参考答案：D

答案解析：药品说明书应列出全部活性成分或者组方中的全部中药药味。非处方药、注射剂还应列出全部辅料。

3. 参考答案：C

答案解析：药品标签中的有效期应当按照年、月、日的顺序标注，年份用四位数字表示，月、日用两位数表示。其具体标注格式为"有效期至××××年××月"或者"有效期至××××年××月××日"；也可以用数字和其他符号表示为"有效期至××××.××."或者"有效期至××××/××/××"等。

4. 参考答案：A

答案解析：【药品名称】项中内容及排列顺序应按通用名、商品名称、英文名称、汉语拼音顺序排列。

5. 参考答案：C

答案解析：药品标签中的有效期应当按照年、月、日的顺序标注，年份用四位数字表示，月、日用两位数表示。其具体标注格式为"有效期至××××年××月"或者"有效期至××××年××月××日"；也可以用数字和其他符号表示为"有效期至××××.××."或者"有效期至××××/××/××"等。有效期若标注到日，应当为起算日期对应年月日的前一天，若标注到月，应当为起算月份对应年月的前一月。

6. 参考答案：C

答案解析：化学药品处方药合并用药应列在【药物相互作用】。

7. 参考答案：A

答案解析：【注意事项】列出使用时必须注意的问题，包括需要慎用的情况（如肝、肾功能的问题），影响药物疗效的因素（如食物、烟、酒），用药过程中需观察的情况（如过敏反应，定期检查血常规、肝功能、肾功能）及用药对于临床检验的影响等。

8. 参考答案：B

答案解析：【孕妇及哺乳期妇女用药】仅处方药有此项。

9. 参考答案：C

答案解析：【注意事项】列出使用时必须注意的问题，包括需要慎用的情况（如肝、肾功能的问题），影响药物疗效的因素（如食物、烟、酒），用药过程中需观察的情况（如过敏反应，定期检查血常规、肝功能、肾功能）及用药对于临床检验的影响等。禁止应用该药品的疾病情况如患高血压、心绞痛等疾病应列在【禁忌】。

10. 参考答案：D

答案解析：药品的内标签应当包含药品通用名称、适应证或者功能主治、规格、用法用量、生产日期、产品批号、有效期、生产企业等内容。包装尺寸过小无法全部标明上述内容的，至少应当标注药品通用名称、规格、产品批号、有效期等内容。

11. 参考答案：C

答案解析：药品商品名称不得与通用名称同行书写，其字体和颜色不得比通用名称更突出和显著，其字体以单字面积计不得大于通用名称所用字体的1/2。

12. 参考答案：A

答案解析：药品商品名称不得与通用名称同行书写，其字体和颜色不得比通用名称更突出和显著，其字体以单字面积计不得大于通用名称所用字体的1/2。商标名称单字面积计不得大于通用名称单字面积的1/4。

13. 参考答案：B

答案解析：原料药标签可以不标注适应证。

14. 参考答案：A

答案解析：运输、储藏包装的标签没有适应证。

15. 参考答案：A

答案解析：处方药，则必须标准"请仔细阅读说明书并在医师指导下使用"忠告语，无须采用加粗字体印刷。

16. 参考答案：B

答案解析：核准日期为国家药品监督管理部门批准该药品注册的时间。修改日期为此后历次修改的时间。核准和修改日期应当印制在说明书首页左上角。修改日期位于核准日期下方，按时间顺序逐行书写。"特殊药品、非处方药、外用药品标识"等专用标识（如有的话）在说明书首页右上方标注。

17. 参考答案：A

答案解析：药品通用名称应当显著、突出，其字体、字号和颜色必须符合：①对于横版标签，必须在上1/3范围内显著位置标出；对于竖版标签，必须在右1/3范围内显著位置标出；除因包装尺寸的限制而无法同行书写的，不得分行书写；②不得选用草书、篆书等不易识别的字体，不得使用斜体、中空、阴影等形式对字体进行修饰；③字体颜色应当使用黑色或者白色，不得使用其他颜色。浅黑、灰黑、亮白、乳白等黑、白色号均可使用，但要与其背景形成强烈反差的要求。

18. 参考答案：A

答案解析:药品标签不得印制"×省专销""原装正品""进口原料""驰名商标""专利药品""×监制""×总经销""×总代理"等字样。但是，"企业防伪标识""企业识别码""企业形象标志"等文字图案可以印制。以企业名称等作为标签底纹的，不得以突出显示某一名称来弱化药品通用名称。

19. 参考答案：D

答案解析:【用法用量】应当包括用法和用量两部分。需按疗程用药或者规定用药期限的，必须注明疗程、期限。应当详细列出该药品的用药方法，准确列出用药的剂量、计量方法、用药次数及疗程、期限。药品的装量属于【规格】。

20. 参考答案：D

答案解析:兴奋剂没有专有标识。

（二）B 型题（配伍选择题）（题目分为若干组，每组题目对应同一组备选项，备选项可重复选用，也可不选用。每题只有 1 个备选项最符合题意）

【1~4】

参考答案：CBAD

答案解析:【注意事项】列出使用时必须注意的问题，包括需要慎用的情况（如肝、肾功能的问题），影响药物疗效的因素（如食物、烟、酒），用药过程中需观察的情况（如过敏反应，定期检查血常规、肝功能、肾功能）及用药对于临床检验的影响等。禁止应用该药品的疾病情况如患高血压、心绞痛等疾病应列在【禁忌】。原料药特有【执行标准】。【不良反应】应当实事求是地详细列出该药品不良反应，并按不良反应的严重程度、发生的频率或症状的系统性列出。

【5~9】

参考答案：ABBDD

答案解析:【注意事项】列出使用时必须注意的问题，包括需要慎用的情况（如肝、肾功能的问题），影响药物疗效的因素（如食物、烟、酒），用药过程中需观察的情况（如过敏反应，定期检查血常规、肝功能、肾功能）及用药对于临床检验的影响等。禁止应用该药品的疾病情况如患高血压、心绞痛等疾病应列在【禁忌】。原料药特有【执行标准】。【不良反应】应当实事求是地详细列出该药品不良反应，并按不良反应的严重程度、发生的频率或症状的系统性列出。【用法用量】应当包括用法和用量两部分。需按疗程用药或者规定用药期限的，必须注明疗程、期限。应当详细列出该药品的用药方法，准确列出用药的剂量、计量方法、用药次数及疗程期限。【药物过量】详细列出过量应用该药品可能发生的毒性反应、剂量及处理方法。未进行该项实验且无可靠参考文献的，应当在该项下予以说明。

【10~12】

参考答案：BAC

答案解析:执行标准原料药特有。药品的内标签应当包含药品通用名称、适应证或者功能主治、规格、用法用量、生产日期、产品批号、有效期、生产企业等内容。包装尺寸过小无法全部标明上述内容的，至少应当标注药品通用名称、规格、产品批号、有效期等内容。用于运输、储藏的包装标签，其至少应当注明药品通用名称、贮藏、规格、生产批号、有效期、生产日期、批准文号、生产企业，也可以根据需要标明包装数量、运输注意事项。

【13~15】

参考答案：BCD

答案解析:药品标签中的有效期应当按照年、月、日的顺序标注，年份用四位数字表示，月、日用两位数表示。其具体标注格式为"有效期至××××年××月"或者"有效期至××××年××月××日"；也可以用数字和其他符号表示为"有效期至××××.××."或者"有效期至××××/××/××"等。有效期若标注到日，应当为起算日期对应年月日的前一天，若标注到月，应当为起算月份对应年月的前一月。

【16~18】

参考答案：AAC

答案解析：申请时如用假材料，私自更改申请内容罚 1 年内不能再提交申请，如申请成功骗到批号，则吊销批号三年内不准提交申请。

【19～20】

参考答案：AD

答案解析：企业所在地省级药品监督管理部门审核药品广告，跨省发布广告只需去广告地省级药品监督管理部门备案。广告监督部门是广告发布地的省级市场监督管理部门。

（三）C 型题（综合分析选择题）（题目分为若干组，每组题目基于同一个临床情景、病例、实例或者案例的背景信息逐题展开。每题的备选项中，只有 1 个最符合题意）

1. 参考答案：D

答案解析：申请时如用假材料，私自更改申请内容罚 1 年内不能再提交申请，如申请成功骗到批号，则吊销批号三年内不准提交申请。

2. 参考答案：B

答案解析：宣传的内容必须以药品说明书为准。

3. 参考答案：B

答案解析：药品广告批准文号有效期 1 年。

4. 参考答案：C

答案解析：广告审批为省级药监部门，没有国字号，跨省发布必须备案。文代表文字，声代表声音，视代表视频。

（四）X 型选择题（多项选择题）（每题的备选项中，有 2 个或 2 个以上符合题意。错选、少选均不得分）

1. 参考答案：AD

答案解析：麻醉药品、精神药品、非处方药品、外用药品、放射性药品、医疗毒性药品都有自己的专有标识。

2. 参考答案：ABC

答案解析：麻醉药品、精神药品、非处方药品、外用药品、放射性药品、医疗毒性药品都有自己的专有标识。999 皮炎平为外用药，非处方药。葡萄糖酸锌钙口服溶液为非处方药。哌甲酯为第一类精神药品。

3. 参考答案：AB

答案解析：药品的内标签应当包含药品通用名称、适应证或者功能主治、规格、用法用量、生产日期、产品批号、有效期、生产企业等内容。包装尺寸过小无法全部标明上述内容的，至少应当标注药品通用名称、规格、产品批号、有效期等内容。

4. 参考答案：AD

答案解析：药品标签中的有效期应当按照年、月、日的顺序标注，年份用四位数字表示，月、日用两位数表示。其具体标注格式为"有效期至××××年××月"或者"有效期至××××年××月××日"；也可以用数字和其他符号表示为"有效期至××××．××．"或者"有效期至××××／××／××"等。有效期若标注到日，应当为起算日期对应年月日的前一天，若标注到月，应当为起算月份对应年月的前一月。

5. 参考答案：ABCD

答案解析：药品包装必须按照规定印有或者贴有标签，药品说明书和标签的文字表述应当科学、规范、准确，药品包装不可夹带其他任何介绍或者宣传产品、企业的文字、音像及其他资料，非处方药说明书应当使用容易理解的文字表述，以便患者自行判断、选择和使用。

6. 参考答案：ABC

答案解析：药品标签不得印制"×省专销""原装正品""进口原料""驰名商标""专利药品""×监制""×总经销""×总代理"等字样。但是，"企业防伪标识""企业识别码""企业形象标志"等文字图案可以印制。

7. 参考答案：AC

答案解析：以企业名称等作为标签底纹的，不得以突出显示某一名称来弱化药品通用名称。生产企业才能出现在标签上。规格不同必须明显区别。处方药无专有标识。

8. 参考答案：ABCD

答案解析：处方药在指定的医学药学专业刊物上仅宣传药品名称（商品名与通用名），非处方药仅宣传药品名称（商品名与通用名）都无须审核。

9. 参考答案：ABC

答案解析：广告批准文号申请必须是药品生产企业，进出口代理公司或者经营企业。医疗机构不能宣传，院内制剂必须本单位内使用。

10. 参考答案：ABC

答案解析：药品广告不得含有不科学表示功效的断言及保证。处方药不得在大众媒体上发布广告，只能在专业期刊上发布广告。不得利用国家机关、科研单位、专家及患者名义形象作证明。用动漫形象表示功效法律没有明令禁止。药品经营发布药品广告必须经生产企业同意。

三、简答题

1. 药品广告内容中不能出现哪些情形？

参考答案：药品广告中禁止出现以下内容。①含有不科学地表示功效的断言或者保证的；②说明治愈率或者有效率的；③与其他药品的功效和安全性进行比较的；④违反科学规律，明示或者暗示包治百病、适应所有症状的；⑤含有"安全无毒副作用""毒副作用小"等内容的；含有明示或者暗示中成药为"天然"药品，因而安全性有保证等内容的；⑥含有明示或者暗示该药品为正常生活和治疗病症所必需等内容的；⑦含有明示或暗示服用该药能应付现代紧张生活和升学、考试等需要，能够帮助提高成绩、使精力旺盛、增强竞争力、增高、益智等内容的；⑧其他不科学的用语或者表示等。

2. 药品标签管理中，药品通用名应该注意哪些书写规范？

参考答案：药品通用名称应当显著、突出，其字体、字号和颜色必须符合如下规范。①对于横版标签，必须在上 1/3 范围内显著位置标出；对于竖版标签，必须在右 1/3 范围内显著位置标出；除因包装尺寸的限制而无法同行书写的，不得分行书写。②不得选用草书、篆书等不易识别的字体，不得使用斜体、中空、阴影等形式对字体进行修饰。③字体颜色应当使用黑色或者白色，不得使用其他颜色。浅黑、灰黑、亮白、乳白等黑、白色号均可使用，但要与其背景形成强烈反差的要求。

四、论述题

请结合实际生活中的药品标签、药品说明书或者药品广告来论述药品信息管理的重要性。

参考答案（略）

（金文彬）

第十一章　药品生产监督管理

一、名词解释

参考答案

1. **药品生产**：是指将药物原料加工制备成供临床使用的各种剂型药品的过程。

2. **药品委托生产**：是指药品生产企业（以下称委托方）在因技术改造暂不具备生产条件和能力或产能不足暂不能保障市场供应的情况下，将其持有药品批准文号的药品委托其他药品生产企业（以下称受托方）全部生产的行为，不包括部分工序的委托加工行为。

3. **验证**：证明任何操作规程（或方法）、生产工艺或系统能够达到预期结果的一系列活动。

4. **批**：经一个或若干加工过程生产的、具有预期均一质量和特性的一定数量的原辅料、包装材料或成品。

5. 质量控制：对原材料、中间品、产品的系统控制。主要办法是对这些物质进行质量检验，并随之产生了一系列工作质量管理。

6. 质量保证：对影响药品质量的所有因素进行系统严格管理，避免和减少生产过程中易产生的人为差错和污物异物引入，以保证生产合格药品。

二、选择题

（一）A 型题（最佳选择题）（每题的备选项中，只有 1 个最符合题意）

1. 参考答案：A

答案解析：根据《药品生产监督管理办法》第十五条："药品生产许可证载明事项分为许可事项和登记事项。许可事项是指生产地址和生产范围等。登记事项是指企业名称、住所（经营场所）、法定代表人、企业负责人、生产负责人、质量负责人、质量受权人等。"

2. 参考答案：A

答案解析：根据现行的《药品召回管理办法》，药品生产企业、经营企业和使用单位应当建立和保存完整的购销记录，保证销售药品的可溯源性。

3. 参考答案：C

答案解析：根据《药品委托生产监督管理规定》，药品委托生产批件有效期不得超过 3 年，且不得超过该药品批准证明文件规定的有效期限。

4. 参考答案：D

答案解析：并无对监测期内的新药应根据临床应用分级管理制度限制使用的规定。

5. 参考答案：A

答案解析：麻醉药品、精神药品、药品类易制毒化学品及其复方制剂，医疗用毒性药品，生物制品（疫苗、血液制品），多组分生化药品，中药注射剂和原料药不得委托生产。

6. 参考答案：C

答案解析：质量管理负责人和生产管理负责人不得互相兼任。质量管理负责人和质量受权人可以兼任。应当制订操作规程确保质量受权人独立履行职责，不受企业负责人和其他人员的干扰。

7. 参考答案：A

答案解析：根据《药品委托生产监督管理规定》，委托方负责委托生产药品的质量和销售。

8. 参考答案：B

答案解析：生产特殊性质的药品，如高致敏性药品（如青霉素类）或生物制品（如卡介苗或其他用活性微生物制备而成的药品），必须采用专用和独立的厂房、生产设施和设备。

9. 参考答案：B

答案解析：洁净区与非洁净区之间、不同级别洁净区之间的压差应当不低于 10Pa。

10. 参考答案：A

答案解析：根据《药品管理法》规定，生产药品所需原料、辅料和直接接触药品的包装材料及容器必须符合药用要求。

11. 参考答案：C

答案解析：美国国会于 1963 年颁布世界上第一部 GMP。

12. 参考答案：A

答案解析：企业负责人是药品质量的主要责任人，全面负责企业日常管理。

13. 参考答案：D

答案解析：根据《药品生产监督管理办法》，药品生产许可证分正本和副本，正本、副本具有同等法律效力，有效期为 5 年。

（二）B 型题（配伍选择题）（题目分为若干组，每组题目对应同一组备选项，备选项可重复选用，也可不选用。每题只有 1 个备选项最符合题意）

【1～4】

参考答案：DCAB

答案解析：GSP，GMP，GLP，GCP 分别是国家制定的对药品的经营、生产、新药非临床研究及新药临床试验等过程进行质量管理的规范性文件的简称(英文缩写),其中文全称:GSP 为《药品经营质量管理规范》;GMP 为《药品生产质量管理规范》;GLP 为《药物非临床研究质量管理规范》;GCP 为《药物临床试验质量管理规范》。

【5~7】

参考答案:ADC

答案解析:根据 GMP 中对相关概念的解释区分质量控制、质量保证和质量风险管理。

【8~10】

参考答案:ADB

答案解析:GMP 的要素可以分为硬件系统、软件系统、人员系统三部分。

(三)C 型题(综合分析选择题)(题目分为若干组,每组题目基于同一个临床情景、病例、实例或者案例的背景信息逐题展开。每题的备选项中,只有 1 个最符合题意)

1. 参考答案:C

答案解析:药品委托生产是指药品生产企业(以下称委托方)在因技术改造暂不具备生产条件和能力或产能不足暂不能保障市场供应的情况下,将其持有药品批准文号的药品委托其他药品生产企业(以下称受托方)全部生产的行为,不包括部分工序的委托加工行为。

2. 参考答案:C

答案解析:麻醉药品、精神药品、药品类易制毒化学品及其复方制剂,医疗用毒性药品,生物制品,多组分生化药品,中药注射剂和原料药不得委托生产。

3. 参考答案:B

答案解析:从事药品生产活动,应当经所在地省、自治区、直辖市药品监督管理部门批准,依法取得药品生产许可证,严格遵守药品生产质量管理规范,确保生产过程持续符合法定要求。

4. 参考答案:B

答案解析:该药品未按照批准的生产工艺进行生产,应定性为劣药。

5. 参考答案:A

答案解析:该药造成 99 例不良反应事件,10 人死亡,属于"使用该药品可能引起严重健康危害的",应启动一级召回。

6. 参考答案:B

答案解析:药品召回是指药品生产企业(包括进口药品的境外制药厂商,下同)按照规定的程序收回已上市销售的存在安全隐患的药品。

7. 参考答案:A

答案解析:药品生产企业在实施召回的过程中,一级召回每日,二级召回每 3 日,三级召回每 7 日,向所在地省、自治区、直辖市药品监督管理部门报告药品召回进展情况。

8. 参考答案:C

答案解析:从事药品生产活动,应当具备以下条件:①有依法经过资格认定的药学技术人员、工程技术人员及相应的技术工人;②有与药品生产相适应的厂房、设施和卫生环境;③有能对所生产药品进行质量管理和质量检验的机构、人员及必要的仪器设备;④有保证药品质量的规章制度,并符合国务院药品监督管理部门依据《药品管理法》制定的药品生产质量管理规范要求。

9. 参考答案:B

答案解析:根据《药品生产监督管理办法》,变更生产地址或者生产范围,药品生产企业应当按照本办法第六条的规定及相关变更技术要求,提交涉及变更内容的有关材料,并报经所在地省、自治区、直辖市药品监督管理部门审查决定。

10. 参考答案:A

答案解析:药品生产许可证的有效期为 5 年。有效期届满,需要继续生产药品的,药品生产企业应当在有效期届满前 6 个月,向原发证机关申请换发药品生产许可证。

(四)X 型选择题(多项选择题)(每题的备选项中,有 2 个或 2 个以上符合题意。错选、少选均不得分)

1. 参考答案:AC

答案解析：《药品召回管理办法》适用在中华人民共和国境内销售的药品的召回及其监督管理。

2. 参考答案：AB

答案解析：《药品召回管理办法》所称安全隐患，是指由于研发、生产等原因可能使药品具有的危及人体健康和生命安全的不合理危险。

3. 参考答案：AD

答案解析：药品召回，是指药品生产企业（包括进口药品的境外制药厂商，下同）按照规定的程序收回已上市销售的存在安全隐患的药品。

4. 参考答案：ABC

答案解析：药品生产企业、经营企业和使用单位应当建立和保存完整的购销记录，保证销售药品的可溯源性。

5. 参考答案：BCD

答案解析：药品生产企业违反规定，发现药品存在安全隐患而不主动召回药品的，责令召回药品，并处应召回药品货值金额 3 倍的罚款；造成严重后果的，由原发证部门撤销药品批准证明文件，直至吊销药品生产许可证。

6. 参考答案：ABCD

答案解析：GMP 作为质量管理体系的一部分，是药品生产管理和质量控制的基本要求，旨在最大限度地降低药品生产过程中污染、交叉污染及混淆、差错等风险，确保持续稳定地生产出符合预定用途和注册要求的药品。

7. 参考答案：ACD

答案解析：根据《药品委托生产监督管理规定》，委托方负责委托生产药品的质量。

8. 参考答案：ABCD

答案解析：根据《药品委托生产监督管理规定》，麻醉药品、精神药品、药品类易制毒化学品及其复方制剂，医疗用毒性药品，生物制品（疫苗、血液制品），多组分生化药品，中药注射剂和原料药不得委托生产。

9. 参考答案：ABCD

答案解析：关键人员应当为企业的全职人员，至少应当包括企业负责人、生产管理负责人、质量管理负责人和质量受权人。

10. 参考答案：ABCD

答案解析：质量管理负责人和生产管理负责人不得互相兼任。质量管理负责人和质量受权人可以兼任。应当制订操作规程确保质量受权人独立履行职责，不受企业负责人和其他人员的干扰。

11. 参考答案：ABCD

答案解析：生产管理负责人应当至少具有药学或相关专业本科学历（或中级专业技术职称或执业药师资格），具有至少 3 年从事药品生产和质量管理的实践经验，其中至少有 1 年的药品生产管理经验，接受过与所生产产品相关的专业知识培训。

12. 参考答案：ABCD

答案解析：质量管理负责人应当至少具有药学或相关专业本科学历（或中级专业技术职称或执业药师资格），具有至少 5 年从事药品生产和质量管理的实践经验，其中至少 1 年的药品质量管理经验，接受过与所生产产品相关的专业知识培训。

13. 参考答案：ABC

答案解析：质量受权人应当至少具有药学或相关专业本科学历（或中级专业技术职称或执业药师资格），具有至少 5 年从事药品生产和质量管理的实践经验，从事过药品生产过程控制和质量检验工作。

14. 参考答案：ABCD

答案解析：当影响产品质量的主要因素，如原辅料、与药品直接接触的包装材料、生产设备、生产环境（或厂房）、生产工艺、检验方法等发生变更时，应当进行确认或验证。必要时，还应当经药品监督管理部门批准。

三、简答题

1. 开办药品生产企业应具备哪些条件？

参考答案：从事药品生产活动，应当具备以下条件：①具有依法经过资格认定的药学技术人员、工程技术人员及相应的技术工人；②具有与其药品生产相适应的厂房、设施和卫生环境；③具有能对所生产药品进行质量管理和质量检验的机构、人员及必要的仪器设备；④具有保证药品质量的规章制度。

2. 委托生产有哪些品种限制？

参考答案：麻醉药品、精神药品、药品类易制毒化学品及其复方制剂，医疗用毒性药品，生物制品（疫苗、血液制品），多组分生化药品，中药注射剂和原料药不得委托生产。

3. 简述药品召回的分级管理。

参考答案：根据药品安全隐患的严重程度，药品召回分：①一级召回，使用该药品可能引起严重健康危害的；②二级召回，使用该药品可能引起暂时的或者可逆的健康危害的；③三级召回，使用该药品一般不会引起健康危害，但由于其他原因需要收回的。

四、论述题

请结合《药品委托生产监督管理规定》的有关内容，论述药品委托生产中委托方和受托方的权利和义务。

参考答案（略）

（洪　亮）

第十二章　药品经营监督管理

一、名词解释

参考答案

1. GSP：是《药品经营质量管理规范》的英文缩写，是药品经营企业统一的质量管理准则。

2. 药品零售企业：是指将购进的药品直接销售给消费者的药品经营企业。

3. 药品电子商务：是指药品生产者、经营者或使用者，通过信息网络系统以电子数据信息交换的方式进行并完成各种商务活动和相关的服务活动。

4. 药品批发企业：是指将购进的药品销售给药品生产企业、药品经营企业、医疗机构的药品经营企业。

5. 首营企业：指购进药品时，与本企业首次发生供需关系的药品生产企业或经营企业。

6. 首营品种：指本企业首次采购的药品。

二、选择题

（一）A 型题（最佳选择题）（每题的备选项中，只有 1 个最符合题意）

1. 参考答案：D

答案解析：从事药品零售活动，应当经所在地县级以上地方人民政府药品监督管理部门批准，取得药品经营许可证，故选 D。

2. 参考答案：B

答案解析：从事药品批发活动，应当经所在地省、自治区、直辖市人民政府药品监督管理部门批准，取得药品经营许可证，故选 B。

3. 参考答案：A

答案解析：批发企业申办人完成拟办企业筹建后，应当向原审批部门申请验收。原审批部门应当自收到申请之日起 30 个工作日内，按规定组织验收。故选 A。

4. 参考答案：C

答案解析：零售企业申办人完成拟办企业筹建后，应当向原审批机构申请验收。原审批机构自收到申请之日起 15 个工作日内，按规定组织验收，故选 C。

5. 参考答案：D

答案解析：根据非处方药的安全性，分为甲类非处方药和乙类非处方药。故选 D。

6. 参考答案：D

答案解析：经营乙类非处方药的药品零售企业，应当配备经设区的市级药品监督管理机构或者省、自治区、直辖市人民政府药品监督管理部门直接设置的县级药品监督管理机构组织考核合格的业务人员，故选 D。

7. 参考答案：B

答案解析：药品经营企业变更药品经营许可证许可事项的，应当在许可事项发生变更 30 日前，向原发证机关申请药品经营许可证变更登记。故选 B。

8. 参考答案：C

答案解析：交通不便的边远地区城乡集市贸易市场没有药品零售企业的，经所在地县（市）市场监督管理局办理登记注册后，可以在该城乡集市贸易市场内设点并在批准经营的药品范围内销售非处方药品。故选 C。

9. 参考答案：B

答案解析：药品经营许可证有效期届满，需要继续经营药品的企业，应当在许可证有效期届满前 6 个月，按照规定申请换发药品经营许可证。故选 B。

10. 参考答案：A

答案解析：根据《药品管理法实施条例》，药品经营许可证有效期为 5 年。故选 A。

11. 参考答案：A

答案解析：根据 GSP 规定，药品按批号堆码，不同批号的药品不得混垛，垛间距不小于 5cm。故选 A。

12. 参考答案：B

答案解析：处方药必须凭执业医师或执业助理医师处方才可调配、购买和使用。故选 B。

13. 参考答案：C

答案解析：药品生产、经营企业留存的资料和销售凭证，应当保存至超过药品有效期 1 年，但不得少于 3 年。故选 C。

（二）B 型题（配伍选择题）（题目分为若干组，每组题目对应同一组备选项，备选项可重复选用，也可不选用。每题只有 1 个备选项最符合题意）

【1～3】

参考答案：DCA

答案解析：GSP 规定，从事中药材、中药饮片验收工作的，应当具有中药学专业中专以上学历或者具有中药学中级以上专业技术职称；企业质量管理部门负责人应当具有执业药师资格和 3 年以上药品经营质量管理工作经历，能独立解决经营过程中的质量问题；从事采购工作的人员应当具有药学或者医学、生物、化学等相关专业中专以上学历。

【4～6】

参考答案：BAD

答案解析：根据 GSP，在人工作业的库房储存药品，按质量状态实行色标管理，合格药品为绿色，不合格药品为红色，待确定药品为黄色。

【7～8】

参考答案：BA

答案解析：根据《药品管理法》第六十、六十三条，城乡集市贸易市场可以出售中药材，国务院另有规定的除外；新发现和从境外引种的药材，经国务院药品监督管理部门批准后，方可销售。故选 BA。

【9～10】

参考答案：AC

答案解析：药品上市许可持有人可以自行销售其取得药品注册证书的药品，也可以委托药品经营企业销售；企业质量负责人应当由高层管理人员担任，全面负责药品质量管理工作，独立履行职责，在企业内部对药品质量管理具有裁决权。故选 AC。

【11~13】

参考答案：BAC

答案解析：疫苗类制品、血液制品等生物制品在销售前或者进口时，应当按照国务院药品监督管理部门的规定进行检验或者审核批准，合格后方可进口；医疗机构因临床急需进口少量药品的，应当持医疗机构执业许可证向国务院药品监督管理部门提出申请；经批准后，方可进口。一般进口药品应当从允许药品进口的口岸进口，并向口岸所在地药品监督管理部门备案，凭药品监督管理部门出具的进口药品通关单办理通关手续。

（三）C 型题（综合分析选择题）（题目分为若干组，每组题目基于同一个临床情景、病例、实例或者案例的背景信息逐题展开。每题的备选项中，只有 1 个最符合题意）

1. 参考答案：A

答案解析：从经营范围可以看出，药店的经营范围有抗生素制剂和中药饮片，所以可以向供货商购买。

2. 参考答案：D

答案解析：从经营范围可以看出，药店的经营范围没有化学原料药，所以不能从供货商处购买，故选 D。

3. 参考答案：B

答案解析：药店经营企业经营方式为药品零售，因此可以通过增加经营范围经营中药材。故选 B。

4. 参考答案：C

答案解析：医疗机构制剂不得在市场上销售或者变相销售，故选 C。

5. 参考答案：B

答案解析：根据《药品管理法实施条例》，医疗机构配制的制剂不得在市场上销售或者变相销售，故选 B。

6. 参考答案：A

答案解析：依照《药品管理法》规定，药品生产必须取得批准文号，未取得批准文号的原料药生产属于假药。

7. 参考答案：C

答案解析：医疗机构配制的制剂质检合格后，凭医师处方在本单位使用。经药品监督管理部门批准后，可以在指定的医疗机构之间调剂使用，不得在市场上销售。故选 C。

8. 参考答案：C

答案解析：药品上市许可持有人、药品经营企业和医疗机构必须从药品上市许可持有人或者具有药品生产、经营资格的企业购进药品。

9. 参考答案：A

答案解析：处方药是凭执业医师和执业助理医师处方方可购买、调配和使用的药品。

10. 参考答案：B

答案解析：执业药师或者其他依法经过资格认定的药学技术人员不在岗时，应当挂牌告知，并停止销售处方药和甲类非处方药，故选 B。

（四）X 型选择题（多项选择题）（每题的备选项中，有 2 个或 2 个以上符合题意。错选、少选均不得分）

1. 参考答案：ACD

答案解析：根据《药品管理法》，从事药品经营活动应当具备以下条件：①有依法经过资格认定的药师或者其他药学技术人员；②有与所经营药品相适应的营业场所、设备、仓储设施和卫生环境；③有与所经营药品相适应的质量管理机构或者人员；④有保证药品质量的规章制度，并符合国务院药品监督管理部门依据本法制定的 GSP 要求。故选 ACD。

2. 参考答案：ABD

答案解析：从事药品经营活动，应当遵守 GSP，建立健全药品经营质量管理体系，保证药品经营全过程持续符合法定要求。从事药品经营活动应当有依法经过资格认定的药师或者其他药学技术人员；药品经营企业的法定代表人、主要负责人对本企业的药品经营活动全面负责。故选 ABD。

3. 参考答案：BC

答案解析：国家对药品实行处方药与非处方药分类管理制度。具体办法由国务院药品监督管理部门会同国务院卫生健康主管部门制定。故选 BC。

4. 参考答案：ACD

答案解析：国务院药品监督管理部门对下列药品在销售前或者进口时，应当指定药品检验机构进行检验；未经检验或者检验不合格的，不得销售或者进口：①首次在中国境内销售的药品；②国务院药品监督管理部门规定的生物制品；③国务院规定的其他药品。

5. 参考答案：ACD

答案解析：根据 GSP 第六十一条："企业的采购活动应当符合以下要求：（一）确定供货单位的合法资格；（二）确定所购入药品的合法性；（三）核实供货单位销售人员的合法资格……"

6. 参考答案：ABC

答案解析：根据《药品管理法》第三十四条："药品上市许可持有人可以自行销售其取得药品注册证书的药品，也可以委托药品经营企业销售。药品上市许可持有人从事药品零售活动的，应当取得药品经营许可证……委托销售的……应当签订委托协议……"故选 ABC。

7. 参考答案：AC

答案解析：根据《药品管理法》第六十一条："……麻醉药品、精神药品……等国家实行特殊管理的药品不得在网络上销售。"第六十二条："药品网络交易第三方平台提供者应当按照国务院药品监督管理部门的规定，向所在地省、自治区、直辖市人民政府药品监督管理部门备案。"故选 AC。

8. 参考答案：ABC

答案解析：根据《药品管理法》，药品经营企业购进药品，应当建立并执行进货检查验收制度；购销药品应当有真实、完整的购销记录；应当从药品上市许可持有人或者具有药品生产、经营资格的企业购进药品。故选 ABC。

9. 参考答案：ACD

答案解析：根据《药品管理法》第五十八条："药品经营企业零售药品应当准确无误，并正确说明用法、用量和注意事项；调配处方应当经过核对，对处方所列药品不得擅自更改或者代用。对有配伍禁忌或者超剂量的处方，应当拒绝调配。"故选 ACD。

10. 参考答案：ABCD

答案解析：药品经营企业经营范围：麻醉药品、精神药品、医疗用毒性药品；生物制品；中药材、中药饮片、中成药、化学原料药及其制剂、抗生素原料药及其制剂、生化药品。

三、简答题

1. 简述开办药品经营企业必须具备的条件。

参考答案：开办药品经营企业必须具备以下条件：①具有依法经过资格认定的药学技术人员；②具有与所经营药品相适应的营业场所、设备、仓储设施、卫生环境；③具有与所经营药品相适应的质量管理机构或者人员；④具有保证所经营药品质量的规章制度。

2. 简述 GSP 的特点。

参考答案：GSP 具备以下特点：①提高了药品经营企业的软硬件标准和要求；②引入质量风险管理理念；③引入供应链管理理论；④实施计算机管理信息系统；⑤增加了冷链管理要求。

3. 简述药品经营企业中对从事质量管理、验收及养护等岗位人员的要求。

参考答案：从事药品经营活动的人员应当具备以下条件：①从事质量管理工作的，应当具有药学中专或者医学、生物、化学等相关专业大学专科以上学历或者具有药学初级以上专业技术职称；②从事验收、养护工作的，应当具有药学或者医学、生物、化学等相关专业中专以上学历或者具有药学初级以上专业技术职称。

4. 简述药品经营许可证的申请程序。

参考答案：药品经营许可证的申请程序如下：①开办药品经营企业的申请人，应当向拟办企业所在地省、自治区、直辖市人民政府药品监督管理部门提出申请，并提交相关材料；②取得同意后方可开始筹建工作；③筹建工作结束后提出验收申请，省级或市（区）县级人民政府药品监督管理部门受理申请并组织验收，验收合格发给药品经营许可证。

5. 简述储存、运输冷藏、冷冻药品应当配备的设施设备。

参考答案：储存、运输冷藏、冷冻药品的，应当配备以下设施设备：①与其经营规模和品种相适应的冷库，储存疫苗的应当配备两个以上独立冷库；②用于冷库温度自动监测、显示、记录、调控、报警的设备；③冷库制冷设备的备用发电机组或者双回路供电系统；④对有特殊低温要求的药品，应当配备符合其储存要求的设施设备；⑤冷藏车及车载冷藏箱或者保温箱等设备。

四、论述题

1. 论述《药品管理法》（2019 年版）中有关药品网络交易第三方平台提供者的责任和义务。

参考答案：药品网络交易第三方平台提供者应当按照国务院药品监督管理部门的规定，向所在地省、自治区、直辖市人民政府药品监督管理部门备案。第三方平台提供者应当依法对申请进入平台经营的药品上市许可持有人、药品经营企业的资质等进行审核，保证其符合法定要求，并对发生在平台的药品经营行为进行管理。第三方平台提供者发现进入平台经营的药品上市许可持有人、药品经营企业有违反本法规定行为的，应当及时制止并立即报告所在地县级人民政府药品监督管理部门；发现严重违法行为的，应当立即停止提供网络交易平台服务。

2. 论述药品批发企业销售药品时应提供何种材料。

参考答案：药品批发企业销售药品时，应当提供下列资料：①加盖本企业原印章的药品经营许可证和营业执照的复印件；②加盖本企业原印章的所销售药品的批准证明文件复印件；③销售进口药品的，按照国家有关规定提供相关证明文件。此外，药品批发企业派出销售人员销售药品的，还应当提供加盖本企业原印章的授权书复印件。授权书原件应当载明授权销售的品种、地域、期限，注明销售人员的身份证号码，并加盖本企业原印章和企业法定代表人印章（或者签名）。销售人员应当出示授权书原件及本人身份证原件，供药品采购方核实。

（张丽珠）

第十三章　医疗机构药事管理

一、名词解释

参考答案

1. 处方：是指由注册的执业医师和执业助理医师在诊疗活动中为患者开具的，由取得药学专业技术职务任职资格的药学专业技术人员审核、调配核对，并作为患者用药凭证的医疗文书。处方包括医疗机构病区用药医嘱单。

2. 医疗机构制剂：是指医疗机构根据本单位临床需要经批准而配制、自用的固定处方制剂。医疗机构配制的制剂，应当是市场上没有供应的品种。

3. 医疗机构药事管理：是指医疗机构以患者为中心，以临床药学为基础，对临床用药全过程进行有效的组织实施与管理，促进临床科学、合理用药的药学技术服务和相关的药品管理工作。

4. 静脉用药集中调配：是指医疗机构药学部门根据医师处方或用药医嘱，经药师进行适宜性审核，由药学专业技术人员按照无菌操作要求，在洁净环境下对静脉输液药物进行加药混合调配，使其成为可供临床直接静脉输注使用的成品输液操作过程。静脉用药集中调配是药品调剂的一部分。

二、选择题

（一）A 型题（最佳选择题）（每题的备选项中，只有 1 个最符合题意）

1. 参考答案：D

答案解析：医疗机构应当开展细菌耐药监测工作，建立细菌耐药预警机制，并采取下列相应措施：①主要目标细菌耐药率超过 30% 的抗菌药物，应当及时将预警信息通报本机构医务人员；②主要目标细菌耐药率超过 40% 的抗菌药物，应当慎重经验用药；③主要目标细菌耐药率超过 50% 的抗菌药物，应当参照药敏试验结果选用；④主要目标细菌耐药率超过 75% 的抗菌药物，应当暂停针对此目标细菌的临床应用，根据追踪细菌耐药监测结果，再决定是否恢复临床应用。

2. 参考答案：C

答案解析：处方一般不得超过 7 日用量；急诊处方一般不得超过 3 日用量；对于某些慢性病、老年病或特殊情况，处方用量可适当延长，但医师应当注明理由。

3. 参考答案：C

答案解析：药品用法可用规范的中文、英文、拉丁文或者缩写体书写，但不得使用"遵医嘱""自用"等含糊不清字句。药品名称应当使用规范的中文名称书写，没有中文名称的可以使用规范的英文名称书写。

4. 参考答案：B

答案解析：根据《医院处方点评管理规范（试行）》，有下列情况之一的，应当判定为用药不适宜处方：①适应证不适宜的；②遴选的药品不适宜的；③药品剂型或给药途径不适宜的；④无正当理由不首选国家基本药物的；⑤用法、用量不适宜的；⑥联合用药不适宜的；⑦重复给药的；⑧有配伍禁忌或者不良相互作用的；⑨其他用药不适宜情况的。

5. 参考答案：D

答案解析：药学服务（pharmaceutical care），就是药学人员利用药学专业知识和工具，向社会公众（包括医药护人员、患者及其家属、其他关心用药的群体等）提供与药物使用相关的各类服务。

6. 参考答案：B

答案解析：二级以上医院应当设立药事管理与药物治疗学委员会；其他医疗机构应当成立药事管理与药物治疗学组。

7. 参考答案：C

答案解析：根据《医疗机构制剂配制质量管理规范》（试行），制剂室和药检室的负责人不得互相兼任。

8. 参考答案：C

答案解析：根据《处方管理办法》，处方开具当日有效。特殊情况下需延长有效期的，由开具处方的医师注明有效期限，但有效期最长不得超过 3 天。

9. 参考答案：B

答案解析：医疗机构药学专业技术人员不得少于本机构卫生专业技术人员的 8%。建立静脉用药调配中心（室）的，医疗机构应当根据实际需要另行增加药学专业技术人员数量。

10. 参考答案：B

答案解析：医疗机构应当根据本机构性质、任务、规模配备适当数量临床药师，三级医院临床药师不少于 5 名，二级医院临床药师不少于 3 名。

11. 参考答案：B

答案解析：根据《处方管理办法》，具有药师以上专业技术职务任职资格的人员负责处方审核、评估、核对、发药及安全用药指导；药士从事处方调配工作。

12. 参考答案：B

答案解析：省、自治区、直辖市药品监督管理部门负责本辖区医疗机构制剂的审批和监督管理工作。

（二）B 型题（配伍选择题）（题目分为若干组，每组题目对应同一组备选项，备选项可重复选用，也可不选用。每题只有 1 个备选项最符合题意）

【1～4】

参考答案：CBDA

答案解析：根据《处方管理办法》，药师调剂处方时必须做到"四查十对"：查处方，对科别、姓名、年龄；查药品，对药名、剂型、规格、数量；查配伍禁忌，对药品性状、用法用量；查用药合理性，对临床诊断。

【5～8】

参考答案：CBAA

答案解析：根据《处方管理办法》，普通处方、急诊处方、儿科处方保存期限为 1 年，医疗用毒性药品、第二类精神药品处方保存期限为 2 年，麻醉药品和第一类精神药品处方保存期限为 3 年。

【9～11】

参考答案：DAC

答案解析：根据《处方管理办法》，为门（急）诊癌症疼痛患者和中、重度慢性疼痛患者开具的麻醉药品、第一类精神药品注射剂，每张处方不得超过 3 日常用量；控缓释制剂，每张处方不得超过 15 日常用量；其他剂型，每张处方不得超过 7 日常用量。为住院患者开具的麻醉药品和第一类精神药品处方应当逐日开具，每张处方为 1 日常用量。

（三）C 型题（综合分析选择题）（题目分为若干组，每组题目基于同一个临床情景、病例、实例或者案例的背景信息逐题展开。每题的备选项中，只有 1 个最符合题意）

1. 参考答案：C

答案解析：医院药学部门应当会同医疗管理部门，根据医院诊疗科目、科室设置、技术水平、诊疗量等实际情况，确定具体抽样方法和抽样率，其中门急诊处方的抽样率不应少于总处方量的 1‰，且每月点评处方绝对数不应少于 100 张。

2. 参考答案：B

答案解析：西药、中成药与中药饮片未分别开具处方的，应当判定为不规范处方。

3. 参考答案：D

答案解析：根据《抗菌药物临床应用管理办法》，医疗机构遴选和新引进抗菌药物品种，应当由临床科室提交申请报告，经药学部门提出意见后，由抗菌药物管理工作组审议。抗菌药物管理工作组 2/3 以上成员审议同意，并经药事管理与药物治疗学委员会 2/3 以上委员审核同意后方可列入采购供应目录。

4. 参考答案：C

答案解析：根据《抗菌药物临床应用管理办法》，抗菌药物分为三级：非限制使用级、限制使用级与特殊使用级。

5. 参考答案：D

答案解析：根据《医疗机构制剂注册管理办法》（试行），有下列情形之一的，不得作为医疗机构制剂申报：①市场上已有供应的品种；②含有未经国家食品药品监督管理局批准的活性成分的品种；③除变态反应原外的生物制品；④中药注射剂；⑤中药、化学药组成的复方制剂；⑥麻醉药品、精神药品、医疗用毒性药品、放射性药品；⑦其他不符合国家有关规定的制剂。

6. 参考答案：A

答案解析：医疗机构制剂批准文号的格式：X 药制字 H（Z）+4 位年号+4 位流水号。X 为省、自治区、直辖市简称，H 为化学制剂，Z 为中药制剂。

7. 参考答案：C

答案解析：根据《医疗机构制剂注册管理办法》（试行），医疗机构制剂是指医疗机构根据本单位临床需要经批准而配制、自用的固定处方制剂。医疗机构配制的制剂应当是市场上没有供应的品种。

8. 参考答案：D

答案解析：《医疗机构制剂配制质量管理规范》（试行）适用于制剂配制的全过程。

9. 参考答案：A

答案解析：根据《医疗机构制剂配制质量管理规范》（试行），医疗机构负责人对《医疗机构制剂配制质量管理规范》（试行）的实施及制剂质量负责。

（四）X 型选择题（多项选择题）（每题的备选项中，有 2 个或 2 个以上符合题意。错选、少选均不得分）

1. 参考答案：ABC

答案解析：根据《医疗机构药事管理规定》，二级以上医院应当设立药事管理与药物治疗学委员会；其他医疗机构应当成立药事管理与药物治疗学组。

2. 参考答案：ABC

答案解析：医疗机构是指按照《医疗机构管理条例》批准登记的从事疾病诊断、治疗活动的医院、社区卫生服务中心（站）、妇幼保健院、卫生院、疗养院、门诊部、诊所、卫生室（所）、急救中心（站）、专科疾病防治院（所、站）及护理院（站）等医疗机构。

3. 参考答案：ABC

答案解析：处方由前记、正文、后记三部分组成。

4. 参考答案：ABD

答案解析：每张处方不得超过5种药品。

5. 参考答案：BCD

答案解析：根据《医疗机构药事管理规定》，医疗机构临床使用的药品应当由药学部门统一采购供应。

6. 参考答案：ABD

答案解析：药品剂量与数量用阿拉伯数字书写。剂量应当使用法定剂量单位：重量以克（g）、毫克（mg）、微克（μg）、纳克（ng）为单位；容量以升（L）、毫升（ml）为单位；国际单位（IU）、单位（U）；中药饮片以克（g）为单位。

7. 参考答案：ABC

答案解析：不合理处方包括不规范处方、用药不适宜处方及超常处方。

8. 参考答案：AC

答案解析：重复给药的应当判定为用药不适宜处方；无正当理由开具高价药的应当判定为超常处方。

9. 参考答案：AD

答案解析：有下列情况之一的，应当判定为超常处方：①无适应证用药；②无正当理由开具高价药的；③无正当理由超说明书用药的；④无正当理由为同一患者同时开具2种以上药理作用相同药物的。

10. 参考答案：ABCD

答案解析：根据《医疗机构制剂注册管理办法》（试行），有下列情形之一的，不得作为医疗机构制剂申报：①市场上已有供应的品种；②含有未经国家药品监督管理局批准的活性成分的品种；③除变态反应原外的生物制品；④中药注射剂；⑤中药、化学药组成的复方制剂；⑥麻醉药品、精神药品、医疗用毒性药品、放射性药品；⑦其他不符合国家有关规定的制剂。

三、简答题

1. 根据《处方管理办法》，简述处方的格式与内容。

参考答案：按照卫生部统一规定的处方标准，处方由前记、正文和后记三部分组成。

（1）前记：包括医疗机构名称、患者姓名、性别、年龄、门诊或住院病历号，科别或病区和床位号、临床诊断、开具日期等，可添列特殊要求的项目。麻醉药品和第一类精神药品处方还应当包括患者身份证明编号，代办人姓名、身份证明编号。

（2）正文：以 Rp 或 R（拉丁文 ReCipe "请取"的缩写）标示，分列药品名称、剂型、规格、数量、用法用量。此部分是处方的核心内容，直接关系到患者用药的安全有效。

（3）后记：医师签名或者加盖专用签章，药品金额及审核、调配，核对、发药药师签名或者加盖专用签章。

2. 根据《处方管理办法》，简述处方的颜色要求。

参考答案：处方颜色规定：①普通处方的印刷用纸为白色；②急诊处方印刷用纸为淡黄色，右上角标注"急诊"；③儿科处方印刷用纸为淡绿色，右上角标注"儿科"；④麻醉药品和第一类精神药品处方印刷用纸为淡红色，右上角标注"麻、精一"；⑤第二类精神药品处方印刷用纸为白色，右上角标注"精二"。

3. 根据《处方管理办法》，简述处方的书写规则。

参考答案：处方书写规则：患者一般情况、临床诊断填写清晰、完整，并与病历记载相一致；每张处方限于一名患者的用药。字迹清楚，不得涂改；如需修改，应当在修改处签名并注明修改日期；药品名称应当使用规范的中文名称书写，没有中文名称的可以使用规范的英文名称书写；医疗机构或者医师、药师不得自行编制药品缩写名称或者使用代号；书写药品名称、剂量、规格、用法、用量要准确规范，药品用法可用规范的中文、英文、拉丁文或者缩写体书写，但不得使用"遵医嘱""自用"等含糊不清字句；药品用法用量应当按照药品说明书规定的常规用法用量使用，特殊情况需要超剂量使用时，应当注明原因并再次签名；处方医师的签名式样和专用签章应当与院内药学部门留样备查的式样相一致，不得任意改动，否则应当重新登记留样备案。

4. 简述处方审核的"四查十对"原则。

参考答案："四查十对"原则：查处方，对科别、姓名、年龄；查药品，对药名、剂型、规格、数量；查配伍禁忌，对药品性状、用法用量；查用药合理性，对临床诊断。

四、论述题

我国是世界上最大的抗生素生产和使用国，同时也是抗生素滥用和细菌耐药性的重灾区。抗生素滥用所导致的"超级细菌"风险、环境污染加重等问题，正在挑战国人健康底线。请结合实际论述抗菌药物分级管理的基本原则及其应用。

参考答案：抗菌药物临床应用应当遵循安全、有效、经济的原则。抗菌药物临床应用实行分级管理。根据安全性、疗效、细菌耐药性、价格等因素，将抗菌药物分为三级：非限制使用级、限制使用级与特殊使用级。具体划分标准如下。

（1）非限制使用级：经长期临床应用证明安全、有效，对细菌耐药性影响较小，价格相对较低的抗菌药物。

（2）限制使用级：经长期临床应用证明安全、有效，对细菌耐药性影响较大，或者价格相对较高的抗菌药物。

（3）特殊使用级：主要包括以下几类：具有明显或者严重不良反应，不宜随意使用的抗菌药物；需要严格控制使用，避免细菌过快产生耐药的抗菌药物；疗效、安全性方面的临床资料较少的抗菌药物；价格昂贵的抗菌药物。

（洪　亮）

第十四章　其　　他

一、名词解释题

参考答案

1. 药物经济学：是一门科学，它评价药品、服务及规划的总的价值，强调在预防、诊断、治疗和疾病管理干预措施中的临床、经济和人文的结果，提供最优化配置卫生资源的信息。

2. 成本：药物经济学研究中的成本是指社会在实施某一药物治疗方案所投入的财力、物质和人力资源，又称费用，通常包括直接成本、间接成本和隐性成本。

3. 收益：是指实施预防、诊断或治疗措施所产生的有利或有益的结果，包括直接收益和间接收益。

4. 药品的需求：是指在一定时期、一定价格水平下，消费者愿意并能够实现购买的药品总量。

5. 药品供给：是指生产者在一定时期内，在各种可能的价格下愿意而且能够提供出售的药品的数量。

6. 合理用药：合理用药要求患者接受的药物适合他们的临床需要，药物的剂量符合他们个体需要，疗程足够，药价对患者及其社区最为低廉。

7. 成本-效益分析法（CBA）：是一种将成本和结果均以货币单位进行测量与评估，并据此计算和比较成本得失净值或成本与效益比值的经济学分析方法。

8. 成本-效果分析法（CEA）：是一种结果以某一特定的临床治疗目标（如症状缓解、疾病治愈或延长生命的时间等）为衡量指标，并据此计算和比较与效果比率或每单位所需成本的经济学分析方法。

9. 成本-效用分析法（CUA）：旨在评估和比较改进生命质量所需成本的相对大小或质量调整生命年所需成本的多少，以此描述人们在改进健康上每花费一定成本所获得的最大满意程度。

10. 最低成本分析法（CMA）：是指当两种或多种方案效益相等时从中选出成本最低方案的一种分析方法。

11. 质量调整生命年（QALY）：是指用健康满意的生活年数来衡量患者实际的生命年数。

二、选择题

（一）A 型题（最佳选择题）（每题的备选项中，只有 1 个最符合题意）

1. 参考答案：C

答案解析：效益是指实施药物治疗方案的有用结果，以货币单位表示，即转化为货币的用药结果。

2. 参考答案：C

答案解析：间接收益是指实施预防、诊断或治疗措施间接产生的有利或有益的结果，如疾病疗程缩短而减少的工资损失和家人陪护损失等。

3. 参考答案：A

答案解析：直接收益是指实施预防、诊断或治疗措施直接产生的有利或有益的结果，如患者的健康恢复和促进等。

4. 参考答案：D

答案解析：影响药品需求量的核心因素是个人的健康观念和生活方式。

5. 参考答案：B

答案解析：间接成本指由于疾病、伤残或死亡所造成的收入损失，包括休学、停工、早亡所造成的工作损失。

（二）B 型题（配伍选择题）（题目分为若干组，每组题目对应同一组备选项，备选项可重复选用，也可不选用。每题只有 1 个备选项最符合题意）

【1～3】

参考答案：AAB

答案解析：药物经济学研究中，直接成本指提供医疗服务的代价或资源的消耗，由直接医疗成本和直接非医疗成本两部分组成。直接医疗成本是指实施某方案或项目所消耗的医疗资源，如医疗费、药费、检验费、医生的时间、工资和其他保健成本。直接非医疗成本是指患者寻求医疗服务而导致的个人损耗，如差旅费、食宿费、营养食品费等。间接成本指由于疾病、伤残或死亡所造成的收入损失，包括休学、停工、早亡所造成的工作损失。

【4～7】

参考答案：CBAD

答案解析：成本-效益分析法（CBA）是一种将成本和结果均以货币单位进行测量与评估，并据此计算和比较成本得失净值或成本与效益比值的经济学分析方法。成本-效果分析法（CEA）是一种结果以某一特定的临床治疗目标（如症状缓解、疾病治愈或延长生命的时间等）为衡量指标，并据此计算和比较与效果比率或每单位所需成本的经济学分析方法。成本-效用分析法（CUA）旨在评估和比较改进生命质量所需成本的相对大小或质量调整生命年所需成本的多少，以此描述人们在改进健康上每花费一定成本所获得的最大满意程度。最低成本分析法（CMA）是指当两种或多种方案效益相等时从中选出成本最低方案的一种分析方法。

（三）X 型选择题（多项选择题）（每题的备选项中，有 2 个或 2 个以上符合题意。错选、少选均不得分）

1. 参考答案：ABCD

答案解析：药物经济学的主要分析方法建立在成本分析（CA）的基础上，因此常用的分析方法均以货币金额作为成本指标，主要评价方法包括：成本-效果分析（CEA）、成本-效益分析（CBA）、成本-效用分析（CUA）、最低成本分析（CMA）。

2. 参考答案：BD

答案解析：药品需求的特征：集中性、信息不对称性、缺乏弹性、波动性大、消费结构多样化、复杂性。

3. 参考答案：ABCD

答案解析：药品需求量的影响因素：经济承受能力影响、疾病的严重程度及其认知水平、社会环境影响、家庭因素的影响、社会阶层的影响、相关群体的影响、药品质量的影响。

4. 参考答案：ABD

答案解析：药品供给量的影响因素：药品价格、生产成本、生产技术水平、相关商品的价格、生产者预期。

5. 参考答案：ABC

答案解析：从用药的过程和结果考虑，合理用药应当包括安全性、有效性、经济性和适当性四大要素。

6. 参考答案：ABCD

答案解析：当前我国不合理用药的主要有以下几个方面的表现：①有病症未得到治疗；②选用药物不当；③用药不足；④用药过量或过分；⑤不适当的合并用药；⑥无适应证用药；⑦无必要地使用价格昂贵的药品；⑧给药时间、间隔、途径不适当；⑨重复给药。

三、简答题

1. 效果、效用、效益的区别是什么？

参考答案：在药物经济学研究中，三者的计量指标不同：效益是指实施药物治疗方案的有用结果，以货币单位表示，即转化为货币的用药结果；效果是指实施药物治疗方案的临床结果，即在一定人群中实施一项干预措施，达到预期目标的程度，可用治愈率、好转率、不良反应发生率等客观指标表示；效用是以人们对实施预防、诊断或治疗措施所产生结果的满意程度来计量的收益，是患者对自身接受治疗后健康状况的主观判断。

2. 简述药物经济学的主要评价方法。

参考答案：参考本章多项选择题第1题答案解析。

3. 简述药物经济学的作用。

参考答案：药物经济学有以下几个方面的作用：①提高药物资源的技术效率和配置效率；②促进临床合理用药；③控制药品成本的不合理增长；④药物定价与报销补偿；⑤提供市场营销依据；⑥提供药品政策决策依据。

四、论述题

1. 论述药物经济学在促进合理用药中有何作用？

参考答案：对于治疗药物而言，由于其使用目的是治疗各种疾病，因此，药物经济学评价的任务是评价多个临床药物治疗方案之间，或者药物治疗方案与其他方案（如手术及其他各种治疗项目和临床药学服务项目）的相对成本与疗效的比较结果，为临床合理、经济、科学地使用药物提供依据。药物经济学评价的作用体现在以下几点。

（1）不同药物治疗方案的比较：药物经济学评价首先可以比较不同药物治疗方案的经济学差别。不同的药物治疗方案，在疗效、不良反应、成本等方面具有差别，药物经济学评价可以综合考虑这些因素，找出最优的治疗方案。对不同的药物治疗方案的经济学评价还可帮助临床医师和患者在取得相同治疗结果的情况下获得更加经济的治疗方案。

（2）药物治疗与其他疗法的经济学评价：药物经济学同样可以评价药物治疗与其他疗法的经济学差别。例如，抗癌药物的全身治疗与局部介入用药治疗方案的比较，药物治疗与手术治疗的比较等。

（3）实施临床药学服务经济效益评价：临床药师参与制订药物治疗方案，可提高药物治疗合理性，从而减少药费开支；实施治疗药物监测可降低不良反应发生率，从而节省住院时间和相关治疗费用；实施合理用药宣传，可提高患者服药依从性和药物治疗效率等。

2. 新药研发中开展药物经济学评价有何意义？

参考答案：为防范风险、提高新药上市的成功概率，除了在技术上降低研究和生产成本以外，更需要研究者对市场情况、政策环境等因素进行充分的论证和估算，才能提高药品的上市成功率。一个新药的产生不仅要在科学领域具有先进性，还要在临床上有可行性，在市场上有经济合理性。也就是说，一个成功的药物产品要在制药企业利益不受损的前提下同时具备适应消费者"少花钱，用好药"的心理，满足医疗机构以低成本提供高质量卫生保健的需求，满足社会和政府部门分配卫生资源实现全社会医疗卫生保健水平不断提高的要求。药物经济学研究可以帮助人们更好地达成上述任务。

（杨　雁）